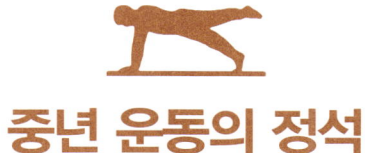

중년 운동의 정석

중년 운동의 정석

THE ESSENCE OF
MIDDLE-AGED EXERCISE

수피 지음

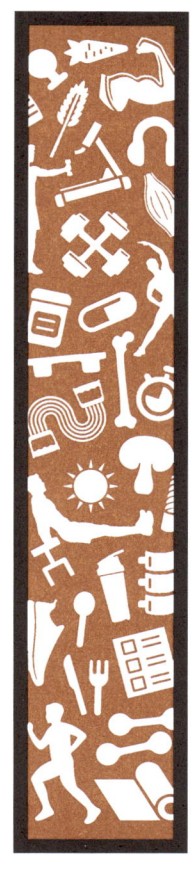

한문화

머리말

이젠 자신을 좀 더 알고
사랑하며 운동할 때

제가 운동 칼럼니스트로 본격적인 활동을 시작한 2006년 무렵은 당시까지 헬스장 운동으로 불리던 근력운동과 피트니스 트레이닝이 폭발적으로 저변을 넓히던 시기였습니다. 블로그를 운영하다 보니 그 이후 20여 년간 원하든 원하지 않든 방문자와 독자의 연령대와 키워드를 끊임없이 확인했습니다. 초기에는 절대다수가 20대였고, 30대가 약간 있었고, 40대만 해도 각종 카페 등에서 원로 대접을 받았습니다.

하지만 2025년이 된 지금 생활 운동을 하는 사람들의 연령 구성은 그때와는 완전히 다릅니다. 이젠 30대를 정점으로 거의 전 세대에 피라미드 모양으로 독자층이 퍼져 있죠. 40대는 원로는커녕 핵심을 이루는 세대입니다. 여기에는 20~30대에 운동을 시작한 사람들이 시간이 지나 40~50대가 된 영향이 가장 큽니다. 운동이 몸에 밴 세대가 나이를 먹어가면서 점점 비중을 넓혀가는 것이죠.

그렇다 보니 지금의 40~50대는 20년 전 그 세대와는 완전히 다릅니다. 이젠 중년 이후에도 자기 몸 관리는 기본적인 스펙의 하나가 되었죠. 헬스, 골프, 테니스든 혹은 주기적으로 공원에서 걷거나 달리든 웬만한 운동 한두 종목은 몸에 밴 사람들이 대부분입니다.

 하지만 현실에서 40~50대는 젊을 때부터 활기차게 운동을 해 온 분들이 슬슬 신체적인 한계를 느끼기 시작할 때이기도 합니다. 젊은 시절에 배운 운동의 개념, 방법, 지식으로 계속 몸을 한계까지 몰아 붙이는 것이 이젠 힘들다는 뜻입니다. 이젠 내 자신의 몸의 변화와 한계를 알고, 좀 더 아끼고 사랑하며 운동해야 할 때가 되었습니다.

 사실 온·오프 상에 나도는 운동과 헬스에 관한 자료들 대부분은 20~30대의 젊은 층 혹은 트레이너나 보디빌더의 눈높이에서 만들어졌습니다. 그래서 이번에는 30대 후반 이후를 중심으로 새로운 운동 지침을 만들어보고 싶었습니다.

 이 책은 '중년 운동의 정석'이라는 제목을 붙였지만, 내용은 30대부터 알아야 할 것들로 구성했습니다. 세월의 벽을 머리로 자각하기 시작했다면, 몸은 이미 그보다 한참 전부터 조금씩 무너졌을 가능성이 큽니다. 그러니 적어도 30대부터 자신의 몸이 앞으로 갈 길을 미리 알고 대비해야 하나밖에 없는 내 귀한 몸을 자연 수명이 다하는 날까지 알뜰살뜰 사용할 수 있습니다.

이 책은 저 자신을 위해 모은 자료들의 결과물이기도 합니다. 저는 2000년대 초반 운동의 저변이 한창 넓어지던 당시, 젊은 사람들에게 운동을 활발하게 전파한 1세대 인플루언서 중 한 사람입니다. 그런 저도 이제 50대 중반이 되었습니다. 제 나이대 혹은 저보다 조금 늦게 중년에 접어든 분들에게 몇 발짝 앞서간 저의 경험을 나누고, 시중의 책에서 찾을 수 없는 중년의 몸에 맞는 운동과 식단, 건강 정보를 제공하고자 합니다. 한발 더 나아가 70~80대까지 지금의 신체 능력을 최대한 보존할 수 있는 방법도 제시합니다.

  첫 장에서는 나이가 들면서 내 몸에서 변하는 것들을 주로 다룹니다. 어떤 면이 빠르게 혹은 느리게 변하는지, 어떤 능력을 길러야 미래에 조금이라도 먼저 대비할 수 있는지 알아봅니다. 한마디로 80대까지 써먹을 수 있는 몸을 만드는, 큰 그림의 사전 오리엔테이션입니다.

  두 번째 장은 식단입니다. 이 장은 영양학의 기본과 함께 젊은이들이 근육과 체력에 올인할 때의 식단과, 건강관리의 중요도가 높아진 중년 이후의 식단은 어떻게 달라야 하는지 중점적으로 다룹니다. 스포츠 보조제를 사용할 때도 어떻게 달라야 하는지 알아봅니다.

세 번째 장은 기초체력을 위한 운동으로 스트레칭이나 유산소운동처럼 기초적인 신체 능력, 심폐 단련과 체력 강화가 주된 목적인 운동을 설명합니다. 유산소운동을 제일 앞에 둔 이유는 돈이 적게 들고, 누구나 실행하기 쉬워 접근성이 좋으며, 가장 많은 사람이 하고 있기 때문입니다. 실제로도 유산소운동은 혈압이나 혈당 등의 건강지표에 가장 빠르고 직접적인 영향을 줍니다.

네 번째는 근력운동에 관한 장입니다. 이 부분은 순수한 근력운동에 관한 챕터 두 개와, 레저 스포츠의 근력운동에 관한 챕터 한 개로 구성했습니다. 최근 노화하면서 근육량과 파워를 잃는 문제가 큰 이슈인 만큼, 근육의 양과 질을 모두 향상하기 위해 익혀야 할 운동을 중년 이후의 관점에서 알아봅니다. 헬스장을 다니면서 해야 하는 운동과 집에서 할 수 있는 운동, 관절이나 몸에 문제가 있을 때 피해야 할 운동, 추천하는 운동도 함께 다룹니다.

마지막 장에서는 달리기나 골프, 테니스 등 레저 스포츠를 위주로 건강을 관리하는 분들에게 도움이 되는 근력운동과 운동 구성을 제시합니다.

지금까지 제가 출간한 여러 '~ 정석' 시리즈들처럼, 이 책에도 지난 30여 년간 운동하며 모은 노하우와 수많은 지식을 담았습니다. 지금 되돌아보면 잘한 것도 많았고, 실수하거나 잘못한 것들도 많습니다. 그런 실패와 후회의 경험을 다른 분들은 겪지 않았으면 합니다. 이 책을 펼쳐 드는 여러분은 건강한 40~50대뿐 아니라 80세를 넘길 때까지도 지금의 몸을 건강하고 활기차게 유지하시기를 기원합니다.

2025년 늦여름에

수피

CONTENTS

머리말 이젠 자신을 좀 더 알고 사랑하며 운동할 때 4

Part 01 0세부터 100세까지

chapter 01 나이에 따라 변하는 것들 19

'나'라는 캐릭터의 능력치 변화 20
동작을 배우는 능력 20 | 균형감각, 신체 제어 능력 21 | 파워, 순간적으로 큰 힘을 내는 능력 21 | 회복 능력 23 | 근육 감소와 근력 저하 24 | 지구력 저하 25

나이에 따라 근육은 어떻게 변할까? 27
근섬유의 변화 27 | 콜라겐은 증가하고 탄력은 떨어지고 29 | 운동신경의 문제 29

20대부터 노년까지 최적의 운동은? 31
20대 후반~30대 초반, 아직은 전성기 31 | 30대 중반~40대 중반, 관리했는지 아닌지가 나뉘는 때 32 | 40대 후반~50대, 갱년기 33 | 60대 이후, 근육을 지켜라 35

운동을 많이 하면 오래 살까? 37

남성 호르몬과 여성 호르몬 42

chapter 02 내 몸에 핸디캡이 있다면 46

당뇨와 인슐린 47

혈압이 높다면 어떻게 운동할까? 50
[케이스1] 다른 건강 문제가 없는 젊고 가벼운 고혈압 환자 53 | [케이스2] 나이는 많지만

운동능력은 건재한 고혈압 환자 53 | [케이스3] 나이가 많고, 운동능력도 크게 떨어진 고혈압 환자 54

허리에 문제가 있어도 운동할 수 있을까? 56
허리를 괴롭히는 3대 빌런 - 염좌, 디스크, 협착 56 | 허리가 아플 때 제일 먼저 할 것 58 | 걷기와 감압요법 58 | 다른 유산소운동은 문제가 없을까? 60 | 허리 아픈 사람들의 근력운동 61

운동을 했더니 무릎이 아파요! 64
문제가 생기기 전에는 어땠는지? 64 | 무릎의 어디가 아픈지? 65 | 충격과 마찰로 생기는 손상 67 | 잘못된 힘의 방향이 문제가 될 때 68

chapter 03 스무 살 때보다 신경 쓸 것들 70

피로 관리 71
운동 후에 내 몸은 어떤 상태일까? 71 | 운동 후에 피로를 줄이는 법 72 | 중년 이후에는 어떤 운동을 얼마나 해야 할까? 73

흡연과 음주 75
흡연이 유산소운동과 지구력에 미치는 영향 75 | 흡연이 근성장과 근력에 미치는 영향 76 | 음주는 몸짱 계획을 어떻게 망가뜨릴까? 77

관절 보호대를 써야 할까? 79
무릎 보호대 79 | 허리 보호대 82

Part 02 중년에도 피할 수 없는 영양 공부

chapter 01 어떤 영양소를 먹어야 할까? 89

운동할 때 단백질이 중요한 이유 90

좋은 단백질 VS 나쁜 단백질 90 | 단백질을 어떻게, 얼마나 먹어야 할까? 92 | 단백질 잘 먹는 법 93

탄수화물 바르고 건강하게 먹기 98

탄수화물 쉽게 이해하기 98 | 빠른 탄수화물과 느린 탄수화물 100 | 우리 주변의 탄수화물 식품들 101 | 탄수화물 식품을 그나마 건강하게 먹으려면? 103

지방, 아주 나쁘거나 좋거나(Feat.콜레스테롤) 104

지방이라고 다 같은 지방이 아니다 104 | 지방과 탄수화물의 우선순위 106 | 콜레스테롤도 지방일까? 108 | 몸에 좋은 지방은 뭘까? 109

미량 영양소 111

chapter 02 40대 이상을 위한 최선의 식단 114

체중과 체지방 관리는 뭐가 다를까? 115

나이가 들수록 쓰는 에너지는 줄어든다 115 | 체지방 116 | 혈당과 혈중지질 관리 117 | 운동보다 식단이 먼저 117

영양성분표만 제대로 봐도 속지 않는다 119

[1단계] 기준량 확인하기 119 | [2단계] 열량 확인하기 120 | [3단계] 3대 영양소 확인하기 120 | 영양성분표에는 오차가 있음을 기억하자 122 | 가공식품은 '원재료'의 순서를 반드시 확인하자 122

내가 하루에 쓰는 에너지는? 125

TDEE의 구성 항목 125 | 나에게 적절한 식사량을 어떻게 알 수 있을까? 127 | TDEE 실제로 적용하기 128 | 얼마만큼 먹어야 할까? 130 | 케이스에 따른 식사 관리 131

중년 이후에 더 필요한 스포츠 보조제 135

단백질 보충제와 류신 – 가장 유용한 보조제 135 | 크레아틴 – 가장 검증된 수행능력 보조제 139 | 아르기닌, 시트룰린, 레드비트 – 산화질소 삼총사 140 | 카페인 – 강력하고 다재다능하지만 위험한 한 방 142 | 콜라겐 – 이걸 먹어, 말아? 143 | 베타 알라닌 – 근지구력 향상제 144

Part 03 건강 체력부터 다지기

chapter 01 기초체력과 건강운동 149

이젠 유산소가 아닌 기초체력 운동 150
유산소운동의 한계와 안전성 150

유산소운동, 어떻게 해야 할까? 153
LISS 방식과 인터벌 방식 그리고 그 중간 153 | 유산소운동의 강도는 어떻게 판단할까? 156 | 유산소운동은 열량을 얼마나 소모할까? 158

운동 전 워밍업과 스트레칭 161
워밍업을 하는 이유 161 | 전신 기본 워밍업 162 | 부위별 워밍업 164 | 근력운동만의 준비 과정 167

chapter 02 기초체력을 위한 운동 169

걷기와 등산 – 모든 활동과 운동의 기본값 170
어떤 자세로 걸을까? 170 | 파워 워킹과 트레드밀 걷기 173 | 얼마나 숨차게 걸어야 할까? 174 | 걷기운동 전에 준비할 것들 176 | 나이에 맞는 걷기운동 세팅 177 | 스틱을 이용한 걷기 179 | 등산을 해도 될까? 180

달리기 – 할 수는 있지만 조심해야 할 때 183
중년 이후에 달리기를 해도 될까? 184 | 달리는 자세 184 | 초보자를 위한 달리기 팁 186 | 어떤 길에서 달릴까? 187 | 달리기 운동 시작하는 법 187 | 건강과 체중 관리가 목적이라면 188 | 러닝화는 무조건 신어보고 살 것 189 | 중년 이후라면 무릎 보호대를 191

자전거, 야외와 실내에 가상현실까지 192
입식 자전거와 좌식 자전거 193 | 실내 자전거 타는 자세 195 | 약하고 빠르게 돌리기 VS 강하고 느리게 돌리기 195 | 슬렁슬렁 하지 않으려면 196 | 스피닝을 할까, 즈위프트를 할까? 197

수영, 좋은 운동이지만 5퍼센트 부족한 200

장점도 크고, 단점도 크다 200 | 그래도 수영을 해야 하는 이유 201

계단오르기, 계단실 또는 천국의 계단? 203

계단오르기를 할 때 주의할 것들 203 | 너구리굴을 피해 천국의 계단으로 205

그 밖의 운동들, 일립티컬 / 줌바(에어로빅) / 로잉머신 208

일립티컬과 스텝퍼는 어떨까? 208 | 줌바, 댄스 스포츠 - 신도 나고, 운동도 되고 209 | 로잉머신 - 머신보다 머신 놓을 자리가 문제? 211

Part 04 힘과 근육을 위한 운동

chapter 01 근력운동, 이 정도는 알고 시작하자 219

중년 이후 근력운동 기구 선택하기 220

맨몸운동 220 | 프리웨이트(바벨, 덤벨, 기타 등등) 222 | 머신과 케이블 머신 224 | 밴드 운동 225 | 공원 운동기구(aka. 산스장) 226 | 홈트레이닝 기구들 228

근력운동은 영양을 더해야 완성된다 231

1단계 - 잉여 열량과 일일 총 단백질 231 | 2단계 - 언제, 어떻게 먹을까? 232

내게 맞는 무게와 횟수, 휴식은? 235

근력운동을 하기 전에 결정할 것들 236 | 주당 총 몇 세트가 적당할까? 238 | 오늘 운동은 끝났고, 이제 며칠을 쉴까? 239

운동량을 나누는 방법 1 - 무분할법 241

운동량을 나누는 방법 2 - 분할법 245

이런저런 근력운동 상식들 248

근력운동 호흡법 248 | 기구를 잡는 법 - 언더그립, 오버그립, 뉴트럴그립 249 | 근육통은 근성장의 신호일까? 251 | 근력운동 직후에 유독 몸짱처럼 보이는 이유는? 253

chapter 02 근육량과 힘을 위한 기본 근력운동 255

하체운동 256
하체운동의 종류와 우선순위 259 | 스쿼트 263 | 런지 264 | 레그 프레스 266 | 힙 쓰러스트 267 | 레그 익스텐션 268 | 레그컬 270 | 카프레이즈 272 | 스텝업 273

코어와 복근운동 274
중년 이후에 유용한 코어 운동 275 | 플랭크 276 | 슈퍼맨, 프론코브라 277 | 데드버그, 할로우바디 홀드 278 | 버드독 279 | 크런치 280 | 니레이즈 281 | 몸통 트위스트(상체 돌리기) 282

등운동 284
등운동의 종류와 우선순위 286 | 데드리프트 287 | 루마니안 데드리프트 289 | 턱걸이(풀업, 친업) 290 | 랫 풀다운 292 | 로우 294 | 백 익스텐션 296 | 스트레이트 암 풀다운 297 | 페이스풀 298 | 슈러그 299

가슴과 어깨운동 300
가슴과 어깨운동의 종류와 우선순위 302 | 벤치프레스 303 | 오버헤드 프레스(밀리터리 프레스) 305 | 푸시업 307 | 딥스 309 | 체스트 플라이 310 | 사이드 래터럴 레이즈 312 | 벤트오버 래터럴 레이즈 313 | 프론트 레이즈 315 | 업라이트 로우 316

팔과 전완 운동 318
팔운동의 종류와 우선순위 320 | 이두 컬 321 | 삼두 익스텐션 323 | (리버스) 리스트컬 325 | 악력기 327 | 추 감기 328

chapter 03 실전 체력과 스포츠를 위한 근력운동 329

근력운동의 세 가지 길 – 근벌크, 근력, 파워 330

근육을 위한 근력운동 VS 경기를 위한 근력운동 335

달리기, 걷기, 등산을 위한 근력운동 337
하체 338 | 코어와 상체 340

사이클링을 위한 근력운동 342

수영을 위한 근력운동 345

골프, 테니스 등 라켓 스포츠를 위한 근력운동 348

축구를 위한 근력운동 352

맺음말 　하루 30분만 투자하면 인생이 달라집니다　354

쉬어가기

비만의 역설 39 | 운동으로 혈압이 오를 수도 있을까? 54 | 어떤 섹스 체위가 허리 부담이 적을까? 62 | 콩으로 단백질을 채울 수 있을까? 97 | 멜라민과 아미노산 스파이크 사건 123 | 나잇살까지 모조리 없애려면? 215 | 중년 이후에는 왜 더 자주 다칠까? 230 | 스쿼트를 못 하는 사람도 가능한 하체운동 260 | 편측성 운동을 꼭 해야겠다면 334

[부록] 음식별 열량 표

가정식과 외식 메뉴(밥/면류) 356 | 가정식과 외식 메뉴(탕/죽/찜류) 357 | 가정식과 외식 메뉴(구이/전/볶음/튀김류) 358 | 가정식과 외식 메뉴(떡/기타 간식류) 359 | 주요 농산물 360 | 육류와 어패류 361

Part 01

THE ESSENCE OF
MIDDLE-AGED EXERCISE

0세부터
100세까지

THE ESSENCE OF MIDDLE-AGED EXERCISE

Part 01

누구나 나이가 들면 몸이 변합니다. 생명체라면 피할 수 없는 과정이죠. 누군가는 아직 그 과정을 실감할 정도까지는 아닐 테고, 누군가는 한참 그 변화를 겪고 있을 테고, 누군가는 이미 그 과정을 담담하게 받아들이는 단계까지 왔을 수도 있습니다.

이 책은 내 몸의 단계에 맞춘 적당한 운동법을 찾아주기 위해 썼습니다. 그 시작으로, 나이에 따른 몸의 변화 패턴부터 짚어봅니다. 내가 겪어 온 변화, 혹은 앞으로 겪게 될 변화를 미리 알 수 있다면 지금의 생활이나 운동 방식을 그에 맞추거나 미리 대비할 수 있으니까요.

chapter 01
나이에 따라 변하는 것들

제가 흔히 받는 질문 하나를 여기서 제시해 볼 테니 답을 생각해 보세요.

"30대 중반인데 스쿼트와 데드리프트 중량 기록이 이전만큼 나오지 않습니다. 서른 살이 넘어서 그런 걸까요?"

이 질문에 혹시 고개가 끄덕여지시나요? 그런데 제 답변은 단호합니다. "아니오, 휴식이 부족하셨나 봅니다."

누구나 나이가 들면 신체 능력이 떨어집니다. 그런데 모든 능력이 동시에 떨어지지는 않습니다. 먼저 떨어지는 능력이 있고, 나중에 떨어지는 능력이 있습니다. 이때 제일 먼저 생각나는 것이 힘이나 지구력이겠지만, 사실 그 둘은 노력만 한다면 가장 늦게까지 유지할 수 있는 능력 중 하나죠. 그렇다면 어떤 능력이, 어떤 순서로 떨어질까요? 본문을 읽은 후, 위 질문의 답을 다시 생각해 보기로 합니다.

'나'라는 캐릭터의 능력치 변화

흔히 노화라고 하면 청년기 이후의 변화만을 생각하지만, 실상 우리의 신체 능력 변화는 세상에 태어난 순간부터 시작됩니다. 이 말은 유치원도 안 들어간 아주 어린 시기부터 떨어지는 능력도 있다는 뜻입니다.

동작을 배우는 능력

새로운 동작을 배우는 능력은 유아기 이후 일평생 떨어집니다. 이 능력은 몸을 뒤집고, 팔다리를 움직이고, 손놀림과 걸음마를 배울 때 최고조를 이룹니다. 그 후로는 평생에 걸쳐 조금씩 떨어지죠. 환경 때문이든 혹은 신체적인 문제 때문이든 비슷한 연령의 아동이 수행해야 할 기능을 제때 체득하지 못하면 늦어질수록 점점 어려워지고, 나중에는 전문적인 도움이 필요할 수도 있습니다.

   이 능력은 운동에도 똑같이 작용합니다. 같은 운동도 10대에는 1년이면 배울 것을 20대가 되면 2년, 40대가 되면 4년이 걸리거나 아예 불가능할 수도 있습니다. 그러니 필요한 신체 조건만 갖췄다면 뭐든 일찍 시작할수록 빨리 배웁니다. 특히 복합적인 동작일수록 한 살이라도 젊을 때 배워두는 것이 좋습니다. 댄스나 체조처럼 섬세하고 빨리 제어해야 하는 운동, 공이나 기구를 다루는 운동 등이 그렇습니다.

균형감각, 신체 제어 능력

균형감각도 아동기에 정점을 이루고 일평생 조금씩 떨어집니다. 20대만 되어도 10대보다 중심을 잡는 능력이 확연히 떨어지고, 60대가 되면 아동기의 5분의 1로 떨어진다고 하죠. 고도의 균형감각과 근력이 필요한 기계체조는 10대 후반에서 20대 초반에 전성기가 끝날 만큼 선수 생명이 유독 짧은 것도 이런 이유입니다.

하지만 이미 배운 동작은 반복할수록 점점 노련해집니다. 이런 노련함은 신체 제어 능력이 본격적으로 떨어지는 노년기까지는 비교적 일정하게 유지됩니다. 체조 같은 예외적인 종목을 뺀 대부분의 종목에서 선수들의 전성기가 신체적 전성기인 20대 초반이 아니라 20대 후반~30대 초반인 것도 같은 이유입니다. 아직 체력도 짱짱한데 여기에 노련함까지 더해지기 때문이죠.

하지만 노년기가 되면 균형감각이 떨어지고, 외부 상황을 인식하는 능력이나 반응속도도 저하합니다. 실생활에서는 낙상사고나 교통사고 위험이 높아지는데, 최근 쟁점이 되는 고령자 운전과도 연관이 있죠. 이 변화는 완전히 피할 수는 없지만, 훈련으로 상당한 수준까지 늦출 수 있습니다.

파워, 순간적으로 큰 힘을 내는 능력

이론 설명은 인기가 없는 줄 알면서도 시작부터 '파워'를 설명하는 이유가 있습니다. 생애 마지막 순간까지 가장 적극적으로 맞서 싸워야 할 문제가 '파워 하락'이기 때문입니다. 파워는 이 책의 시작부터 끝까지 귀에 못이 박힐 만큼 계속 듣게 될 단어이니 이 단락만은 참고 봐주세요.

파워는 우리말로 '힘'인데, 자칫 근력과 혼동하기 쉽습니다. 여기서 말하는 파워는 좀 더 친숙한 단어로는 순발력으로, 짧은 시간에 힘을 발산하는 능력입니다. 예를 들어, 100kg이 넘는 바벨로 스쿼트를 할 만큼 다리 근력은 엄청 좋지만 움직임이 둔해 점프나 달리기는 지지리 못한다면 그 사람은 하체의 파워가 떨어지는 것입니다. 반대로 스쿼트 기록은 고만고만하지만 제자리에서 1m 가까이 뛰어 농구 골대를 짚을 수 있다면 파워가 좋은 사람이죠.

보통은 근력이 좋은 사람이 파워도 좋습니다. 왜냐하면 파워를 이루는 핵심이 근력이기 때문이죠. 하지만 결합조직의 탄력, 운동신경이나 몸의 에너지 시스템, 심지어 선천적인 요소까지 복합적으로 작용합니다. 힘이 센지는 잘 모르겠는데 신기하게도 빠른 친구가 아마 학창 시절에도 있었을 겁니다. 그런데 여기에 또 하나 중요한 것은 나이의 영향입니다. 파워는 20대 초반 정도에 정점을 찍고, 30대만 되어도 확연히 떨어지죠.

실제로 우리가 아는 대부분의 경기종목 스포츠에서 경기력을 결정하는 것은 바로 파워입니다. 그중에서도 역도나 전력달리기처럼 '빠른 운동'일수록 파워가 승부를 결정합니다. 반면, 스쿼트나 데드리프트 같은 '느린 운동'은 근력이 중요해서, 파워가 떨어진 30대 이후에도 영향이 크지 않습니다. 실제로 이런 종목으로 다투는 파워리프터는 30~40대까지도 전성기를 구가합니다.

그런데 현실에서는 파워가 떨어지는 것은 허리나 고관절, 무릎처럼 몸의 큰 관절에서 힘의 발동이 더뎌진다는 뜻이기도 합니다. 똑같이 중심을 잃은 상황에서 젊은 사람은 순간적으로 힘을 주어 버틸 수 있지만, 고령자는 제때 힘을 주지 못해서 넘어져 크게 다칠 수 있습니다. 파워는 이렇게 삶의 질과 직결되다 보니 건강을 위한 운동에서도 점점 중요도가 높아지고 있습니다.

회복 능력

운동을 하면 체력이든, 근육량이든 일단 발달은 합니다. 그런데 이런 변화가 일정하게 일어나지는 않습니다. 운동 직후에는 신체 능력이 감퇴하고, 심지어 근육도 일부 손상되죠. 하지만 그 뒤에 초과 회복을 거치면서 운동 전보다 조금 더 나은 상태가 됩니다. 즉 몸은 1보 후퇴와 2보 전진을 반복하며 조금씩 발달합니다.

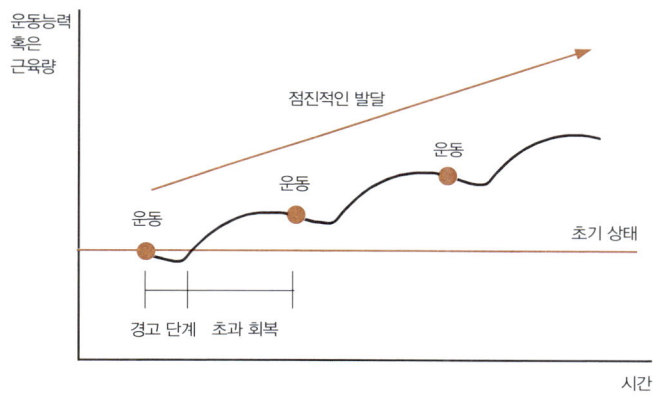

운동능력의 향상

회복 능력은 운동으로 손상된 몸이 정상 상태까지 복구되는 기간과 발달 속도를 결정합니다. 회복력이 너무 떨어지거나, 회복력이 미처 감당할 수 없을 만큼 운동을 너무 자주 한다면 1보 후퇴에 1보 전진밖에 못 합니다. 결국 제자리걸음을 하거나, 때로는 아예 뒷걸음질을 칠 수도 있습니다.

회복 능력도 일생에 걸쳐 떨어집니다. 당장 초등학생과 20대 청년이 똑같이 다쳤을 때 누구의 상처가 빨리 낫는지만 비교해도 알 수 있죠. 회복력은 자연적인 노화와 함께 영양 상태, 수면, 음주나 흡연, 스트레스 같은 생활 습관, 전반적인 건강 상태와도 큰 관련이 있습니다. 그래서 회복 능력은 겉으로 보이는 체력보다도 실질적인 건강 상태를 반영한다고 할 수 있습니다.

그럼 회복 능력을 어떻게 기를 수 있냐고요? 운동을 하면 회복 능력도 좋아지기는 합니다. 하지만 그보다는 나이와 생활 습관, 그중에서도 수면과 식사 습관의 영향이 훨씬 크기 때문에 어느 하나로 딱 잘라 말할 수는 없습니다.

근육 감소와 근력 저하

최근 나이와 관련해서 매스컴 등에 가장 많이 등장하는 이슈가 근육량 문제입니다. 우리의 근육은 자연적으로 감소하는 것과 운동으로 증가하는 것 사이에서 균형점을 바꾸며 끊임없이 변합니다. 운동을 통해 증가하는 양이 자연적인 감소치를 압도한다면 근육량이 증가하고, 그 반대라면 근육량이 감소하죠.

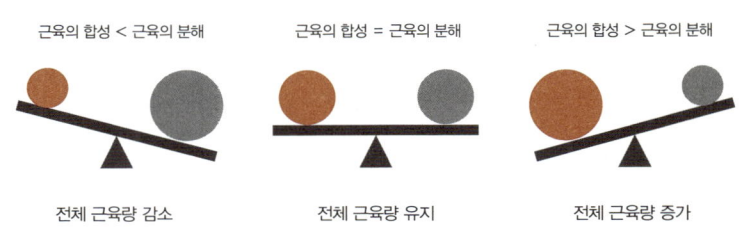

근육량의 증가와 감소

이 중 운동으로 근육량 늘리기는 나이가 들어서도 충분히 할 수 있기 때문에 70대, 80대가 되어서도 운동만 하면 근육이 늘 수 있습니다. 관건은 그렇게 얻는 근육량이 자연적인 감소량을 넘어설 수 있느냐입니다. 노년기가 되면 근육의 자연 감소가 갑자기 빨라지는데, 이를 '근감소(Sarcopenia)'라고 합니다. 하지만 소실량이 많은 만큼 증가량도 많다면, 근육은 절대량을 지키거나 최소한 감소하는 것을 늦출 수는 있죠.

그럼 근력은 어떨까요? 나이가 들면 같은 근육량에서 낼 수 있는 근력도 조금 떨어지지만 감소하는 폭은 매우 더딥니다. 평생 육체노동을 해온 70대 노인은 컴퓨터만 다룬 웬만한 대학생보다 기운이 더 좋을 수도 있죠. 근육량과 근력은 본인의 노력이 노화를 압도할 수 있는 몇 안 되는 능력치 중 하나입니다. 노인에게 유산소 운동만 강조했던 트렌드가 최근에는 근력운동으로 급속히 무게가 기운 것도 이런 이유입니다.

근육 자체의 노화에 관해서는 이후 다른 장에서 자세히 다룹니다.

지구력 저하

지구력은 크게 두 가지로 볼 수 있습니다. 첫 번째는 몸 곳곳에 산소와 영양소를 공급하고, 노폐물을 빠르게 제거해 운동을 계속할 수 있게 하는 심폐지구력이 있습니다. 심폐지구력이 좋아지려면 심장과 혈관, 호흡기관과 이를 보조하는 근육이 잘 발달해야 합니다. 혈액의 조성, 간이나 신장 등 내장 기관의 역할도 중요합니다. 심폐지구력을 위해서는 오래달리기나 장거리 자전거, 빠른 걷기 같은 장시간 유산소운동을 하죠. 심폐지구력은 관리하기에 따라 노년기까지도 충분히 유지되는 능력입니다.

두 번째는 개별 근육 단위에서 움직임을 지속할 수 있는 근지구력입니다. 철봉에 1분을 매달려 있어야 하는데, 30초 만에 떨어졌다면 숨이 차서 그런 것은 아닐 겁니다. '악력이 털려서', 유식한 말로는 전완근의 지구력이 한계에 다다른 거죠.

근육에는 에너지를 내는 미토콘드리아가 있고, 산소와 에너지를 공급하는 모세혈관 같은 보조 조직이 있습니다. 미토콘드리아와 모세혈관은 운동으로 충분히 늘릴 수 있는데, 한편으로는 노화나 대사증후군, 비만, 흡연 등으로 퇴행하기도 합니다. 발달과 퇴행 모두 내 행동으로 결정되기 때문에 이 역시 본인의 노력이 중요합니다.

근지구력이 발달하려면 해당 근육을 여러 차례, 장시간 극한까지 사용하는 근력운동이 중요합니다. 유산소운동도 거기에 쓰이는 근육의 입장에서는 근지구력 운동이 될 수 있습니다.

 이것만은 꼭 기억합시다!

신체 능력, 그중에서도 동작을 학습하는 능력과 신경계가 크게 관여하는 운동 능력일수록 빨리 감퇴합니다. 그래서 어떤 운동이든 되도록 일찍 배워두는 것이 좋습니다.

그나마 감퇴 속도가 더디고, 운동으로 감퇴를 확실히 멈출 수 있는 능력은 근력과 지구력입니다. 파워는 감퇴 속도는 빠르지만, 이것 역시 파워를 강조하는 운동으로 감퇴를 멈출 수 있습니다. 그래서 요즘은 중년 이후에 권장하는 운동 방식도 과거와는 사뭇 달라지고 있습니다.

나이에 따라 근육은 어떻게 변할까?

이번에는 근육에 주목해 보겠습니다. 근육에는 주로 내장을 이루는 민무늬근(평활근)이 있고, 골격근과 심근 같은 가로무늬근(횡문근)이 있습니다. 운동 차원에서 근육이라고 하면 골격근을 말하는데, 크게 보면 심근도 운동으로 발달하니 관련이 있다고 봐야겠죠.

피트니스 업계의 오래된 격언 중 '근육은 늙지 않는다'라는 말이 있습니다. 몸의 다른 기능이 다 떨어져도 근육 자체는 변하지 않고, 힘도 더디게 감퇴하다 보니 나온 이야기죠. 앞서 다뤘듯이, 근육 자체는 몸의 다른 기관에 비해 굉장히 노화가 더딘 기관입니다.

하지만 각종 검사 기술이 발전하고, 연구 결과가 축적되면서 나이에 따라 근육도 변한다는 사실이 밝혀지고 있습니다. 이번에는 이 내용을 살펴보겠습니다.

근섬유의 변화

노화를 설명하기 전에, 일단 근육에 관한 기본 지식을 짚고 넘어갑니다. 우리의 근육은 마치 국수 다발처럼 여러 개의 근섬유가 다발로 이루어져 있습니다. 근섬유는 근육의 핵심 기관으로, 신경을 통해 전기 자극이 들어가면 수축해서 기능을 수행합니다. 근섬유 주변에는 이를 보조하는 신호전달 시스템, 근섬유 사이를 연결하는 결합조직, 근막 등의 기관도 있습니다.

근섬유는 크게 두 가지로 나눕니다. 수축 속도는 느리지만 지구력이 강한 1형 근섬유(지근)와, 수축 속도가 매우 빠르지만 금세 지치는 2형 근섬유(속근)입니다.

근섬유의 구성은 종에 따라 조금씩 다른데, 인간의 경우 2형 속근 섬유는 지근과 속근의 중간 성격인 2a형과 빠르고 폭발적인 힘을 내는 전형적인 속근인 2x형이 있습니다. 뒤로 갈수록 파워는 점점 강해지지만, 그만큼 지구력은 떨어집니다. 과거에는 지근과 속근을 무 자르듯 딱 나눴지만, 최근 밝혀진 바에 따르면 매 근섬유마다 지근 성향과 속근 성향이 조금씩 다른 스펙트럼을 이룬다고 하죠.

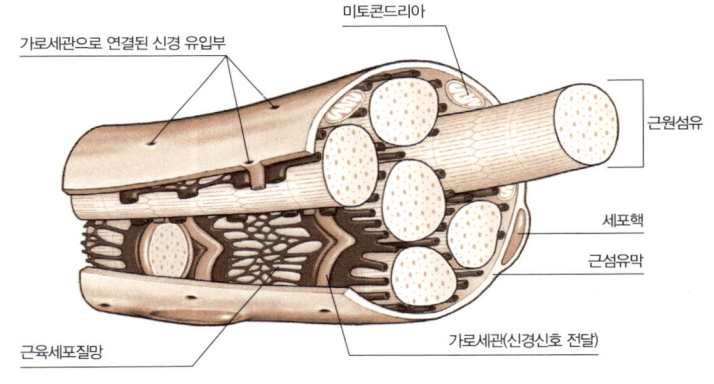

근섬유의 구조

나이가 들면 근섬유 일부가 감소하는데, 그중에도 속근, 또 그중에서도 가장 빠르게 수축하는 2x형이 제일 먼저 감소합니다. 그에 비해 1형 지근은 가장 더디게 감퇴하다 보니 결과적으로 나이가 들수록 지근 비중이 점점 높아집니다. 그에 따라 같은 근육량에서도 힘이 떨어지는데, 특히나 '순간적인 수축력', 즉 앞서 다룬 파워도 감소합니다. 반면, 지구력이나 단순 근력은 상대적으로 더디게 감소합니다.

그렇다면 파워를 담당하는 2x형 근섬유의 감소를 막을 방법은 없을까요? 2x형 근섬유는 빠른 운동을 할 때 주로 발달합니다. 그래서 과거에는 '노인들은 무조건 천천히 움직이는 운동을 해야 한다'고 믿었지만, 최근에는 '다치지 않는 한도에서 빠른 동작의 운동'을 추가하는 추세로 변했습니다.

콜라겐은 증가하고 탄력은 떨어지고

근육에는 직접 수축하는 조직만 있는 것은 아닙니다. 근육과 뼈를 잇는 힘줄, 뼈와 뼈를 잇는 인대, 근육을 덮은 근막 같은 조직도 중요합니다. 이런 결합조직은 근육의 형태를 유지할 뿐만 아니라 그 자체에 고무줄 같은 탄력을 줍니다. 근육의 중요한 기능 중에는 힘을 주어 수축하는 것 말고도 새총의 고무줄처럼 늘어나며 힘을 저장했다가 탄력으로 돌려주는 역할도 있습니다.

근육과 이어진 힘줄도 이와 비슷한 역할을 하는데, 뒤꿈치의 아킬레스건은 달릴 때와 걸을 때 탄력을 모았다가 되돌려주는 중요한 기관이죠.

그런데 나이가 들면 근육과 결합조직에서 수분이 감소하고 콜라겐의 비중이 높아지면서 전반적으로 뻣뻣해지고 탄력이 줄어듭니다. 이렇게 탄력이 떨어지면 파워가 감소하는 것은 물론 부상의 위험도 높아집니다.

운동신경의 문제

근육에 신호를 전달하는 신경에도 변화가 일어납니다. 근육은 신경의 전기신호에 따라 수축의 강도와 속도를 조절하는데, 신호의 강도가 강하고 주파수가 짧을수록 근육은 더 강한 힘을 내죠. 그런데 나이가 들수록 이 신호가 차츰 약해지고, 근육 자체의 반응속도도 느려집니다.

다행히 운동신경과 근육의 연결망은 운동을 지속하는 만큼 유지되고, 설사 감퇴했더라도 상당한 정도는 복구할 수 있죠. 즉 효율적인 운동을 했느냐에 따라 개인차가 있습니다. 다만 중장년과 시니어의 운동은 아직 지구력과 단순 근력에 치중해 있어 운동신경과 순발력, 반응속도를 높이는 운동은 거의 하지 않는 것이 현실입니다.

 이것만은 꼭 기억합시다!

모든 노화 증상을 합친 결과가 파워와 탄력의 감소입니다. 단순 근력을 대표하는 데드리프트, 지구력을 대표하는 오래달리기 등의 기록은 비교적 오래 유지할 수 있지요. 하지만 단거리 달리기나 점프처럼 순간적으로 움직여야 하는 동작일수록 퇴행이 빠릅니다.

이런 변화는 일상의 안전에도 매우 중요합니다. 젊은이는 충분히 대처할 수 있는 상황에서도 순간 대응이 느린 고령자는 사고로 직결될 수 있습니다.

20대부터 노년까지 최적의 운동은?

생각만 해도 암울해지는 노화 이야기는 일단 이쯤에서 접고, 지금이라도 권장하는 운동이 무엇인지 알아봅니다. 젊어서부터 미리 준비해 두면 노년에도 비슷한 나이의 사람보다 강한 몸으로 활동적인 삶을 즐길 수 있습니다.

여기서는 혹시라도 이 책을 이른 나이에 보고 계실 분들을 위해 20대 후반부터 시작합니다. 그보다 젊다면 어떤 운동을 해야 하냐고요? 하고 싶은 것 다 하세요. 시간이 지날수록 점점 선택지가 줄어드니 할 수 있을 때 최대한 많이, 다양하게 해두시면 좋습니다. 하지만 언젠가는 닥쳐올 미래인 만큼, 이 장을 그냥 넘기지 말고 나중을 위해 예습해 둘 것을 권합니다.

20대 후반~30대 초반, 아직은 전성기

당신은 이제 막 신체적인 정점을 넘겼습니다. 20대 중반을 지나며 순발력이 떨어지고, 반응 속도가 더뎌지고, 새로운 동작을 익히는 능력도 전 같지 않습니다. 쉽게 말해 운동신경이 아주 느리게나마 떨어집니다. 대신 이미 배운 운동에는 노련해집니다. 체력이 떨어지는 속도보다 숙련도 향상이 빠르기 때문에 대부분의 종목 선수들은 이 맘때 전성기를 맞습니다.

체력도 체력이지만 몸 안에서의 변화가 눈에 띕니다. 이맘때부터는 몸에 체지방이 잘 붙기 시작합니다. 특히 남성은 여성보다 성장이 오래 지속되다 보니 20대 초반까지는 체지방이 덜 붙지만, 20대 중후반쯤 되면 본격적으로 배가 나오기 시작하죠. 한때 먹어도 먹어도 살이 안 찐다며 불평하던 사람도 슬슬 뱃살을 걱정하는 쪽으로 처지가 바뀝니다. 그래도 아직은 운동을 하고 최소한의 지킬 선만 지키면 몸 관리가 그리 어렵지는 않습니다.

일반인이라면 아직은 어떤 운동을 시작해도 상관없지만, 웬만하면 걷기 같은 가벼운 운동보다는 이종격투기, 달리기, 역도나 구기종목처럼 '격한 운동'을 권합니다. 격한 운동이 싫다면 복잡한 동작을 하는 댄스 계열도 좋은 선택입니다. 이런 운동들은 순발력과 전신의 협응력이 많이 필요합니다. 그 말은 새로 배우려는 이들에게 나이의 장벽이 빠르게 높아진다는 뜻입니다. 나중엔 돈이 많고 배우고 싶어도 못 배우는 때가 옵니다. 걷기 같은 운동은 나이 들어 시작해도 충분합니다.

30대 중반~40대 중반, 관리했는지 아닌지가 나뉘는 때

이때쯤 되면 과거 같은 날렵한 순발력은 없겠지만 운동을 제대로 했다면 근력이나 근육량은 별 차이가 없을 겁니다. 체지방 관리도 아직은 그리 어렵지 않습니다. 관리 여하에 따라 겉으로 보이는 몸은 젊을 때와 전혀 차이가 나지 않거나 더 좋을 수도 있죠. 그러니 관리한 사람과 아닌 사람은 누가 봐도 쉽게 구분이 됩니다.

다만 근력을 제외한 다른 체력에서는 감퇴를 느낍니다. 대부분의 경기종목 스포츠는 순발력과 파워가 생명이라 이때쯤이면 은퇴했거나 은퇴 직전입니다. 반면, 근육량과 근력으로 승부를 내는 보디빌더나 파워리프터는 이때까지도 전성기를 유지할 수 있습니다.

일반인이 취미로 한다면 이 시기에도 난이도 높은 운동을 새로 배울 수는 있지만 시간이 좀 더 걸린다는 사실은 각오하고 시작합시다. 체력에 자신이 있다면 크로스핏이나 격투기 같은 격한 운동도 최대한 주의하는 선에서 할 수 있습니다. 하지만 이 시기에 투자 시간 대비 안전하고 효율적인 운동은 헬스장에서의 근력운동입니다. 경기 스포츠에 비해 배우기 쉬우면서도 근육량과 힘을 기르기에는 좋기 때문이죠.

40대 후반~50대, 갱년기

갱년기는 노년기로 넘어가는 문턱입니다. 이 시기에 가장 큰 변화는 호르몬입니다. 갱년기를 제2의 사춘기라고도 하는데, 사춘기에 급증한 성호르몬이 이때는 급감한다는 차원에서 극과 극은 통한다는 말이 딱 들어맞죠. 여성은 에스트로겐 같은 여성호르몬이 급변동하면서 생리가 불규칙해지다가 어느 순간 끝이 납니다. 남성의 테스토스테론도 점차 감소하지만 여성만큼 급감하지는 않아서 관리하기에 따라 젊을 때와 큰 차이가 나지 않을 수도 있습니다.

이 시기에 많은 이들이 예민하고 감정 기복도 심해지지만, 모두가 그렇지는 않습니다. 하지만 신체적인 변화는 거의 비슷한데, 근성장이 더디고 회복 능력도 급속히 떨어집니다. 중년 이후 근성장이 더뎌지는 현상을 '아나볼릭 레지스턴스', 즉 근성장 저항성이라고 하는데, 근력운동을 해도 효과를 덜 보는 큰 이유입니다.

여성은 골밀도 저하가 두드러지고, 내장지방이 늘면서 허리가 굵어져 11자에 가까워집니다. 허리나 무릎, 어깨 등 근골격계 퇴행성 질환도 본격적으로 드러납니다. 어깨의 가동 범위가 줄어드는, 소위 오십견이라는 말이 생겨난 것도 같은 이유고요. 헬스장에서 하는 근력운동 프로그램은 갱년기 무렵까지는 청년기와 구성이 비슷하지만, 주당 휴식일 배분과 총 운동량은 미세하게 조절합니다.

이때는 고혈압이나 당뇨 등 대사증후군의 빈도도 높아지면서 본격적으로 건강을 염려하기 시작합니다. 운동을 안 하던 사람도 빠른 걷기나 사이클 같은 유산소운동 위주로 시작하곤 합니다. 하지만 유산소운동은 혈압이나 혈당은 몰라도 근육량을 확보하기엔 부족하기 때문에 다른 운동을 병행하는 것이 좋습니다.

이 시기에 주짓수 같은 난이도 높고 격렬한 경기 스포츠를 처음부터 새로 배우기는 어렵습니다. 배우는 속도도 더디지만, 요통이나 견통, 무릎 통증 중 한두 가지 이상은 대부분 갖고 있기 때문입니다. 다만 몸 상태에 따라 사이클이나 수영, 테니스나 골프 같은 대중화한 레저 스포츠는 새로 시작해도 괜찮습니다. 혼자 하는 운동보다는 단체나 대결 구도의 운동이 동기 유발이나 지속성 면에서는 유리합니다. 스피닝이나 줌바댄스처럼 흥을 돋우는 단체운동도 좋은 선택지입니다.

혼자 하는 운동이라면 개인 지도를 받으며 시작하길 권합니다. 헬스장의 근력운동은 근육량 관리 차원에서는 좋지만, 초심자라면 개인 강습이 초반의 시행착오나 부상 위험을 줄일 수 있습니다. 젊을 때는 치고받는 과정도 하나의 경험이 될 수 있지만, 이 시기는 시간 여유도 적고, 잘못된 선택이 자칫 돌이킬 수 없는 부상으로 이어질 수도 있습니다. 유연성이나 근골격계의 문제가 크다면 필라테스 강습을 먼저 받는 것도 좋습니다.

60대 이후, 근육을 지켜라

갱년기가 지나면 오락가락하는 몸의 변덕은 멈추지만, 대신 근감소증이 본격화하면서 근육이 빠르게 감소합니다. 젊을 때 충분한 운동으로 근육을 많이 확보해 두었다면 그만큼의 근육량이 미래에 남은 여유분이 됩니다. 이제부터는 그 근육을 지키기 위한 전쟁을 시작해야 합니다. 이 시기의 근력운동은 겉으로 보기 좋은 몸도 만들어 주지만, 남은 삶의 질을 얼마나 높일 수 있는지도 가름합니다.

이 시기의 운동에서 근육량 다음으로 중요한 문제는 감각이 전반적으로 저하된다는 점입니다. 특히 시각과 평형감각이 떨어지면서 중심을 잃기 쉬운데, 근육의 파워와 반응속도까지 저하되면서 낙상사고 등을 겪기 쉽습니다. 회복 능력도 떨어진 만큼, 어떡해서든 사고 위험을 최소화하며 운동해야 합니다.

근력운동은 안전을 우선시해 중량은 적절히 낮추는 것이 좋습니다. 헬스장에 가면 어르신들이 소싯적 생각에 중량 욕심은 못 버리고 과한 무게로 '깔짝깔짝' 운동하는 안타까운 모습을 자주 보는데, 고령자일수록 중량보다는 바른 자세와 적절한 속도가 더 중요합니다. 이 시기는 단순 근력보다는 유연성과 빠르게 움직이는 능력이 먼저 떨어집니다.

노년기의 유산소운동으로 가장 좋은 것은 빠르게 걷기입니다. 일상의 느린 걷기는 하체가 주도하지만, 빠른 걷기는 허리를 포함한 몸 전체의 근육도 리드미컬하게 사용합니다. 야외 자전거는 반응속도가 떨어지는 고령자의 경우 사고 위험이 크기 때문에 이미 숙련된 상태가 아니라면 새로 시작하는 것은 권하지 않습니다.

무릎 관절이 좋지 않은 고령자는 수영과 실내 자전거가 비교적 안전합니다. 실내 자전거는 단체 운동인 스피닝으로 할 수 있는 것이 장점입니다. 수영은 관절의 부담은 가장 적지만, 골격에 적절한 압박이 가해지지 않아 골밀도에 도움이 안 된다는 단점이 있습니다. 그러니 수영만 하기보다는 근력운동이나 빠른 걷기처럼 '체중의 압박을 이겨내야 하는' 운동을 병행해야 합니다.

> **이것만은 꼭 기억합시다!**
>
> 나이가 많아질수록 '할 수 있는 운동'과 '배울 수 있는 운동' 사이의 격차가 점점 커집니다. 빠르거나 복잡한 동작의 운동일수록 나이가 들면 배우기 어려워집니다. 그러니 복잡하고 어려운 운동일수록 한 살이라도 젊을 때 배워두는 것이 좋습니다. 나이가 든 후에도 감당할 수 있는 선에서 가장 빠르고 복잡한 운동을 하는 것이 근육과 운동능력을 최대한 오래 보존하는 데 유리합니다.

운동을 많이 하면 오래 살까?

어느 정도로 운동을 하면 질병 예방과 장수에 도움이 될까요? 건강 관점의 운동 효과는 근육성장의 관점과는 다소 차이가 날 수도 있습니다. 근성장을 최대화하려면 건강 관점에서 최적의 운동량을 넘어서야 하는 경우가 많기 때문입니다. 그래서 의사가 권하는 운동량과, 트레이너나 보디빌더가 권하는 주간 운동량은 다를 수밖에 없습니다.

결론부터 말하자면, 건강 관점에서 일정 수준까지는 운동하는 만큼 효과가 있습니다. 단, 어떤 선을 넘는 순간부터는 효과가 거꾸로 갈 수 있습니다. 그럼 지금부터 운동량의 기준을 정해보죠. 그러려면 일단 'MET'라는 지표를 알아야 합니다. MET는 Metabolic Equivalent Task의 약자로, 단위 시간당 소모하는 산소량을 기준으로 운동 강도를 나타내는 지표입니다. 피트니스 업계에서는 잘 쓰지 않지만, 연구나 의학적인 용도로는 널리 쓰입니다.

1MET는 체중 1kg당 3.5ml/분의 산소를 소모한다는 뜻입니다. 쉽게 말하면, 체중 70kg의 40세 남성이 가만히 쉬고 있는 수준의 활동량에 해당합니다. 총운동량을 따질 때는 이만큼에 해당하는 운동 시간을 분 단위로 합산합니다.

3MET 이하는 가벼운 집안일이나 서류 작업, 산책 같은 일상 활동이지 운동으로 볼 수준은 아닙니다. 3~6MET는 저강도 운동으로 빠른 걷기, 오르막 걷기, 골프, 일반적인 근력운동 등이 해당합니다. 6MET를 넘으면 비로소 고강도 운동으로 달리기, 등산, 수영, 축구나

활동	MET	활동	MET
서류 업무	1.5	격한 댄스, 에어로빅	6.0
천천히 걷기	2.0	자전거 타기(16km/h)	6.0
걷기(5km/h)	3.0	가벼운 등산	7.0
청소	3.3	계단오르기	8.0
배드민턴	4.0	농구	8.0
느린 댄스	4.0	수영	8~11
가벼운 근력운동	5.0~6.0	노젓기	8.5
걸으면서 하는 골프	4.4	달리기(9km/h)	8.8
빠른 걷기(6km/h)	5.0	축구	10.3

운동별 MET

테니스 등이 해당합니다.

 그렇다면 이런 운동을 얼마나 하면 좋을까요? 어느 운동이든 처음에는 하는 만큼 건강 지표가 확 좋아집니다. 운동을 아주 안 하는 사람보다는 주당 1시간이라도 하는 사람이 100배 낫고, 주당 2시간을 한다면 150배쯤 나아질 겁니다.

 하지만 효과가 마냥 좋아지지는 않습니다. 건강 차원에서 주간 MET의 총량은 500~1,000을 최적치로 봅니다. 젊고 활력이 있다면 1,000으로, 고령이거나 기력이 떨어진 상태라면 그 절반으로 보면 적당합니다. 예컨대 40세의 건강한 중년 남성이 MET 5.0의 빠른 걷기 운동이나 근력운동을 한다면 1,000을 5로 나눠 주당 200분이 최적의 시간이 됩니다. 40분씩 5일 혹은 50분씩 4일, 아니면 1시간씩 3~4일 운동하면 되겠네요.

 2022년 하버드대에서 나온 연구에 따르면, 6MET까지의 저강도 운동은 주당 200분까지, 그 이상의 고강도 운동은 주당 100분까지 총 사망률이 급속히 낮아졌습니다. 그보다 운동량이 늘면 추가적인 효과가 미미해집니다. 그래도 저강도 운동은 사망률이 꾸준히 감소하지만, 고강도 운동은 주당 150분을 넘으면 거꾸로 심혈관 질환의 사망률이 높아지고 전체 사망률은 정체 구간에 접어들죠.

정리하면, 저강도 운동은 오래 해도 추가적인 위험은 적지만, 고강도 운동은 너무 장시간 하지 않는 편이 좋습니다.

사실 6MET 이상의 고강도 운동은 심혈관계 외에 근골격계에도 큰 부담을 줍니다. 특히 중장년층 이상에서 혹시 부상이라도 입으면 회복도 더디다 보니 거동이 어려워지고 삶의 질이 확 나빠지는 최악의 결과가 올 수도 있죠.

여기서 예외적인 경우는 당뇨병인데, 근육은 다량으로 들어온 당분을 흡수해 혈당이 갑자기 변하는 것을 막습니다. 그래서 근육이 많을수록 혈당을 관리하기가 쉬워지죠. 즉 보디빌딩처럼 근육량을 늘리는 데 최적화한 운동 방식이 당뇨 관리에는 유리합니다.

 쉬어가기 비만의 역설

일반적으로 비만은 건강에 좋지 않다는 인식이 있습니다. 그런데 현실적으로는 꼭 그렇지만은 않다는 주장이 있는데, 이런 내용을 통틀어 '비만의 역설'이라고 합니다. 비만의 역설에는 여러 에피소드가 있습니다.

- 적당히 뚱뚱해야 사망률이 낮다.
- 심혈관질환 발병률은 비만일수록 높지만, 일단 발병한 후에는 약간 비만한 사람이 예후가 더 좋다.
- 암 치료 과정에서도 약간 비만한 사람이 치료를 잘 버텨낸다. 기타 등등….

앞의 내용들로 한정하면 사실일 수도 있지만, 덮어놓고 살쪄야 건강하다고 생각해서는 곤란합니다.

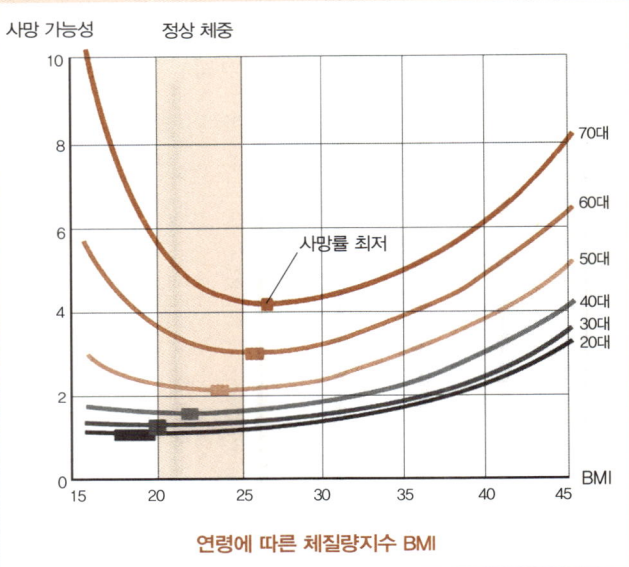

연령에 따른 체질량지수 BMI

당장 수명에 관한 연구를 자세히 보면 체중과 수명은 U자 곡선을 그립니다. 일단 저체중은 고령자일수록 사망률이 높고, 젊을 때는 날씬할수록 사망률이 낮습니다. 그런데 나이가 들수록 가장 사망률이 낮은 '최적의 체중'이 점점 높아집니다. 50대를 넘기면 BMI 25 이상, 쉬운 말로 '통통한 사람들'의 사망률이 가장 낮습니다. 하지만 70대까지 봐도 BMI 30 이상의 뚱뚱한 사람들은 여전히 정상 체중보다는 사망률이 높습니다. 그러니 뚱뚱해야 오래 산다는 것은 명백히 잘못된 해석이죠.

사실 중장년쯤 되면 '내 컨디션이 가장 좋은' 체중을 대개 다 압니다. 누군가는 조금 말랐을 때 가장 몸이 좋고, 누군가는 살이 조금 붙었을 때 몸이 훨씬 가볍고 잔병치레가 없기도 하죠. 비과학적일지는 몰라도, 개인적으로는 이런 주관적인 느낌이 실생활에선 가장 정확한 잣대가 아닐까 생각합니다.

이것만은 꼭 기억합시다!

운동은 건강에 좋지만 무조건 많이 한다고 좋은 것은 아닙니다. 중년 이후라면 빠른 걷기나 보통의 근력운동 같은 가벼운 운동은 주당 3~4시간 하는 편이 안전하고 시간 대비 효율도 가장 좋습니다. 달리기나 축구 같은 강도 높은 운동은 그 절반의 시간을 투자하는 것이 가장 좋고, 주당 3시간은 넘기지 않기를 권합니다.

남성 호르몬과 여성 호르몬

나이가 들면서 체감하는 변화의 상당 부분은 호르몬이 원인입니다. 그중 운동과 관련해 알아두어야 할 것이 남성 호르몬과 여성 호르몬 그리고 인슐린입니다. 이 중 인슐린은 뒤의 당뇨 편에서 다룰 예정이니 두 개의 성호르몬을 먼저 알아봅니다.

남성의 주된 성호르몬은 안드로겐이라고 하는데, 테스토스테론, 안드로스테론, DHT 등등 남성의 특성에 많이 관여하는 스테로이드계 호르몬의 통칭입니다. 이 중 테스토스테론이 가장 유명하고, 탈모나 전립선 질환을 일으키는 문제아 DHT도 테스토스테론을 통해 만들어집니다. 그래서 남성 호르몬이라고 하면 대개는 테스토스테론을 먼저 생각하죠.

테스토스테론의 정상치는 전문가에 따라 기준이 다소 다르지만 남성은 3~11ng/mL, 여성은 0.1~1.0ng/mL로, '뭐 이래?' 싶을 만큼 정상 범위가 넓습니다. 이는 사람마다 호르몬의 활성도와 사용하는 능력에 큰 차이가 있기 때문입니다. 그래서 서로 다른 두 사람 중 테스토스테론 수치가 조금 더 높은 사람을 더 남성적이라거나, 더 근육질이라고 단언할 수는 없습니다. 다만 같은 사람이 어떤 이유로든 수치가 크게 낮아지거나 높아진다면 그때는 몸 상태에 차이가 생길 수 있죠.

여성의 주된 성호르몬은 크게 에스트로겐과 프로게스테론이 있습니다. 이 둘은 완전히 별개의 호르몬입니다. 여성호르몬이라고 하면 대개는 에스트로겐을 말하죠. 에스트로겐도 에스트론(E1), 에스트라디올(E2), 에스트리올(E3)의 세 종류가 있고, 이 중에는 E2 에스트라디올이 가장 강한 호르몬입니다. 여성 호르몬은 남성 호르몬과 달리 월경 주기에 따라 수치가 크게 오르내립니다. 여성의 에스트로겐은 생리 직후에 가장 높고, 생리 직전에는 거의 제로로 떨어지죠.

여성 호르몬과 남성 호르몬은 해당 성별에만 있는 것이 아니라 양쪽 성별에 다 있습니다. 다만 농도가 다르고, 역할도 조금씩 다릅니다. 여성은 에스트로겐이 만들어지는 중간 과정에서 테스토스테론이 나오고, 남성은 테스토스테론의 일부가 체지방 세포에서 에스트로겐으로 전환되죠. 이 말은 체지방이 많은 남성일수록, 그러니까 비만할수록 남성도 에스트로겐이 많아진다는 뜻입니다.

남성의 테스토스테론과 여성의 에스트로겐은 근육량과 골밀도를 높이고 전반적인 체력도 높인다는 공통의 효과가 있습니다. 에스트로겐은 결합조직이나 근육을 유연하게 만들고, 회복을 강화하는 효과도 있습니다. 테스토스테론은 근육량이나 힘, 성욕을 높이는 측면에서는 에스트로겐보다 강하지만, 심혈관을 강화하고 순환기를 보호하는 효과에서는 에스트로겐이 우월합니다.

결론적으로, 남성이든 여성이든 각자의 주된 성호르몬이 충분할 때 대체로 긍정적인 변화를 보입니다. 실제로 여성의 상당수는 에스트로겐 수치가 높은 생리 직후에는 컨디션이 매우 좋다가, 생리를 앞둔 며칠간 컨디션이 급하락하는 것을 체감합니다.

운동 측면에서 보자면, 테스토스테론은 사람마다 가질 수 있는 근육량의 '기본값'을 세팅하는 역할을 합니다. 남성이 여성보다 10% 정도 많은 골격근량을 가질 수 있는 것도 10배 많은 테스토스테론 때문이죠.

그렇다고 테스토스테론이 높다고 무조건 근육이 많은 것은 아닙니다. 사람마다 테스토스테론을 활용하는 능력이 제각각이라 정상 범위인 3~11ng/mL 내에서는 누가 근육이 많고 적은지 판단하기는 불가능합니다. 그저 같은 사람에게서 질병 등으로 수치가 급감하거나, 불법 약물 투여 등으로 수치가 몇 배 이상 급등한다면 근육량에 영향을 줄 수 있습니다. 불법 약물을 투여하는 운동선수들은 여기서 수치가 10배 이상 올라가기도 합니다.

남녀 모두 노화와 함께 테스토스테론은 감소합니다. 통계에 따르면 30세 정도를 기점으로 테스토스테론은 매년 1% 정도 감소하는데, 이 변화가 꼭 노화 때문만은 아닙니다. 나이가 들수록 비만하기 쉽고, 각종 스트레스나 운동 부족 등 테스토스테론을 낮추는 환경에 노출되기 때문입니다.

사실 테스토스테론은 나이보다는 체중, 수면이나 스트레스와 연관이 큽니다. 근력운동을 하면 운동을 할 때에는 일시적으로 테스토스테론이 증가하는데, 몇 시간 후에는 도로 떨어집니다. 여성의 에스트로겐은 가임기 중에는 완만하게 감소하다가 완경이 되는 갱년기 언저리에 급감합니다. 그래서 이 무렵에 적절한 운동을 하지 않거나 활동량이 없으면 근육량이나 골밀도에 문제가 생기기 쉽습니다.

남녀 모두 갱년기를 넘길 무렵에는 호르몬 수치를 높일 방법을 찾곤 합니다. 시중에는 남성 호르몬, 여성 호르몬을 높여준다는 수많은 보조제와 식품, 심지어 말도 안 되는 비법이 많이 나와 있습니다. 그나마 여성 호르몬 쪽은 일부 식품에 든 유사 호르몬이 효과가 있는 사례도 있지만, 테스토스테론과 관련해서는 그나마도 찾기 어렵습니다. 아르기닌, 아스파르트산, 비타민D, 트리뷸러스, 아연 등등 수많은 성분이 연구 대상에 올랐지만, 어떤 것도 정상인의 테스토스테론을 의미 있게 올려주지는 못했죠. 잘못된 민간요법이나 과도한 보양식 섭취는 자칫 체지방만 늘려 상태를 더 나쁘게 만들 수도 있습니다.

호르몬 수치가 정말 치료가 필요할 만큼 나쁘다면 차라리 전문가와 상의해 합법적으로 투여하는 것이 나을 수도 있습니다. 다만 부작용의 위험도 있는 만큼 신중하게 결정해야 합니다.

 이것만은 꼭 기억합시다!

여성과 남성의 몸에서 성호르몬은 각 성별 모두에게 중요한 역할을 합니다. 시중에는 이런 호르몬을 높인다는 각종 보조제, 비법이나 보양식 등이 많이 나와 있지만, 대부분은 검증도 안 되었고 효과를 보기 어렵습니다. 특히나 남성 호르몬을 높인다는 보조제는 거의 근거가 없다고 봐도 됩니다. 적절한 체중을 유지하고, 생활 습관을 개선하는 것이 가장 확실한 방법이고, 필요하다면 병원을 찾아 의학적인 도움을 받을 수도 있습니다.

chapter 02
내 몸에 핸디캡이 있다면

40대만 넘어도 건강검진에서 100% 완벽한 건강체로 나오는 사람은 드뭅니다. 관절 한두 군데는 시원찮은 곳이 있고, 젊을 때는 걱정도 안 했던 혈당이나 혈압, 혈중지질 등이 속을 썩이기도 합니다. 운이 없다면, 건강을 위해 운동하고 싶은데 건강 때문에 운동이 방해받는 얄궂은 경우가 될 수도 있죠.

그러니 중년 이후, 혹은 본인이 질병이나 취약점을 지닌 상태로 운동을 시작한다면 반드시 그 위험을 미리 짚어봐야 합니다. 필요하다면 의사나 물리치료사, 운동 전문가 등 전문가와 상담 후 시작하기를 권합니다.

당뇨와 인슐린

당뇨는 잘 알려진 대로 혈당이 제대로 제어되지 않는 질병입니다. 보통은 무언가를 먹은 후 혈당이 과도하게 치솟지만, 때에 따라서는 혈당이 과도하게 떨어져 쇼크가 오기도 하죠.

당뇨는 결국엔 인슐린이라는 호르몬의 문제입니다. 인슐린은 혈당을 제어하는 대표적인 호르몬으로, 근육과 체지방 등이 핏속의 혈당을 흡수하도록 자극합니다. 적당한 식사를 하고, 여기에 인슐린이 정상 분비되고 작동한다면 혈당은 일정한 수치를 유지합니다.

그런데 선천적 혹은 후천적으로 인슐린 분비 기능이 손상되거나(1형 당뇨), 분비된 인슐린이 정상 작동하지 않는, 즉 인슐린 저항성이 있는 경우(2형 당뇨)는 혈당이 잘 제어되지 않습니다. 한국인에게는 분비 능력도 불완전하고, 저항성까지 있는 1.5형 당뇨도 많습니다. 당뇨는 비만할수록 빈도가 높아지지만 실제로 비만하지 않은 당뇨인도 많습니다.

혈당치는 정상인도 식사에 따라 기복이 크고, 당뇨인이라고 항상 높지만은 않기 때문에 특정 타이밍의 혈당치만 재어서는 정확도가 떨어집니다. 자신의 혈당이 얼마나 잘 관리되는지 정확하게 확인하려면 지난 3개월간의 혈당 평균치가 반영된 당화혈색소라는 수치를 함께 살펴야 하죠. 최근에는 24시간 혈당을 추적하는 연속 혈당 측정기도 많이 사용하는 추세고요.

여기까지는 당뇨에 관한 일반 상식이라 매스컴이나 각종 자료를 통해 흔히 아는 내용일 겁니다. 이미 당뇨가 있는 분들은 다양한 경로로 정보를 얻을 테니, 이 책에서는 당뇨와 운동, 근육량과의 관계를 설명해 보겠습니다.

앞서 인슐린이 근육과 체지방 세포에 당분을 밀어 넣는 호르몬이라고 했습니다. 근육과 체지방은 인슐린이 문을 열어줘야 비로소 당분을 쓸 수 있지만, 생존에 직결된 뇌나 심장, 간 같은 핵심 내장 기관은 인슐린이 없어도 당분을 쓸 수 있죠. 인슐린은 혈당에 비례해 분비량도 많아지는 만큼, 근육과 체지방은 당분을 쓰는 권리에서 뒷순위라는 뜻입니다.

그런데 근육도 성장하려면 충분한 영양소가 필요합니다. 인슐린은 혈당 관리 호르몬이면서 근성장을 자극하는 역할도 합니다. 불법 약물을 쓰는 보디빌더가 인슐린을 함께 쓰는 것도 같은 이유인데, 해외에서는 보디빌더가 인슐린을 과용했다가 저혈당 쇼크로 사망하는 사고도 자주 발생합니다.

그러니 인슐린이 잘 분비되지 않거나 인슐린 저항성이 있는 당뇨인은 근성장에 다소 불리합니다. 하지만 불가능하다는 의미는 아닙니다. 당뇨는 그 어느 대사질환보다 근력운동이 절실합니다. 근육은 혈당이 급상승했을 때 바로 흡수해 완충하는 탱크가 됩니다. 근육은 워낙 양이 많아 일단 발동만 걸리면 어마어마한 당분을 순식간에 흡수할 수 있거든요.

과거에는 당뇨인에게 식사를 줄이고 유산소운동으로 살을 빼는 것이 능사라고 가르쳤지만, 최근에는 근육이 혈당 변화의 완충 장치라는 것이 알려지면서 근력운동을 필수로 권장합니다. 특히 하체 근육량과 가장 연관이 큽니다.

당뇨인이 운동을 처음 시작한다면 운동할 때 혈당이 어떻게 변하는지 확인해야 합니다. 연속 혈당 측정이 좋기는 하지만 격한 근력 운동에서 쓰기 곤란하다면 운동 전, 도중, 직후에 혈당을 확인하는 방법도 있습니다. 인슐린을 투여하고 있다면 운동에 맞춰 투여량을 조절해야 합니다. 어느 쪽이든 일단 담당 의사와 상의가 필요하죠. 당뇨인에게 일반적으로 권하는 가이드라인은 일단 공복 상태로 운동하는 것은 추천하지 않습니다. 정상적인 식사를 한 후 최소 30분 정도 지나 운동을 시작하는 것이 좋지만, 최근에는 가벼운 산책 수준이라면 식후에 바로 하는 것이 낫다는 권고도 있습니다.

> **이것만은 꼭 기억합시다!**
>
> 당뇨나 인슐린 저항성을 다스리는 데에 근육의 역할이 크게 주목받고 있습니다. 근육량이 많으면 같은 양의 당분을 먹어도 혈당의 기복이 줄어드는 만큼, 당뇨가 있다면 그 무엇보다 근육량 증가에 가장 신경 써야 합니다.

혈압이 높다면 어떻게 운동할까?

혈압은 운동을 했을 때 가장 직접적으로, 빨리 효과를 보는 지표입니다. 운동이 혈압을 낮추는 메커니즘은 어느 정도 알려졌습니다. 단기적으로는 운동을 할 때 몸에서 분비되는 산화질소 등이 혈관을 이완시켜 혈압을 떨어뜨린다고 합니다. 장기적으로는 체중 감소와 혈중지질 개선, 스트레스 완화 등 혈액순환을 개선하는 전반적인 지표 변화 덕분이기도 하고요. 그래서 운동을 하는 것만으로도 혈압약 하나를 먹는 수준의 효과를 기대할 수 있습니다.

그럼 언제 운동하는 것이 좋을까요? 당뇨를 제외한 대부분의 대사증후군에서는 식후 최소 2시간은 지난 뒤 운동하라고 권장합니다. 또한 이른 아침보다는 몸이 풀리고 식사도 하고 난 오후 시간대가 대체로 안전합니다.

하지만 이론이 그렇다는 것이고, 가장 좋은 때는 내 생활 패턴에서 꾸준히 운동할 수 있는 때입니다. 본인에게 아침 운동이 좋다면 그 때라도 운동을 하는 편이 타이밍 핑계 대고 운동을 안 하는 것보다 백배 천배 낫습니다.

그런데, 어떤 운동이 고혈압에 가장 효과가 좋을까요? 혈압을 낮추는 효과로는 유산소운동이 좋다고 알려졌습니다. 어떤 유산소운동인지가 문제인데, 우리나라에선 유산소운동이라면 대개 '걷기운동(?)'을 떠올리다 보니 고혈압이 있으면 무조건 많이 걸으면 된다고 생각하기 쉽습니다.

최근에 영국의 대규모 연구에서 여러 성격의 운동이 혈압을 떨어뜨리는 효과를 비교했습니다.* 순위가 어땠을까요? 괄호 안의 숫자는 심장이 피를 내보낼 때의 수축기 혈압(혈압을 나타내는 두 숫자 중 앞의 높은 숫자) 기준입니다.

- 1등 : 등척성(버티기) 운동(약 8.2mmHg 감소)
- 2등 : 달리기, 사이클, 인터벌 트레이닝 등 중강도 이상의 유산소운동(약 6.8mmHg 감소)
- 3등 : 근력운동 + 유산소운동(약 6.0mmHg 감소)
- 4등 : 근력운동(약 4.6mmHg 감소)
- 5등 : 걷기(약 2.9mmHg 감소)

등척성 운동은 다리를 굽힌 채 버티거나, 의자에 앉아 무릎을 편 채 버티는 동작 등을 말합니다. 요즘은 거의 사라졌지만, 나이가 좀 있는 분들은 학창 시절에 받던 벌을 생각하면 됩니다. '투명 의자, 엎드려뻗쳐' 등등 말이죠. 소싯적 받던 벌을 다 늙어 운동이랍시고 해야 하는 것이 기막히겠지만, 아무튼 그렇게 근육에 힘을 준 상태로 일정 시간 버티는 동작이 혈압을 낮추는 데는 가장 확실합니다.

등척성 월 스쿼트는 벽에 등을 딱 붙이고 기댄 뒤 30초~1분 이상 버틴 뒤 일어납니다. 이 동작을 3~5회 반복합니다. 등척성 레그 익스텐션은 의자에 앉아서 한쪽 다리를 들고 최대한 버틴 뒤 다른 다리도

* Exercise training and resting blood pressure: a large-scale pairwise and network meta-analysis of randomised controlled trials / Jamie R. Edwards / British Journal of Medicine, 2023

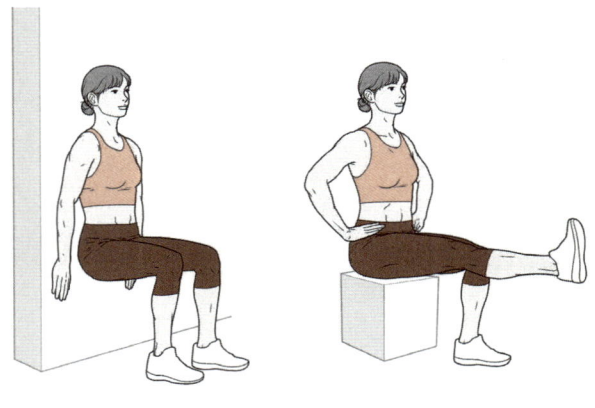

월 스쿼트로 버티기   레그 익스텐션으로 버티기

등척성 운동

같은 동작을 해줍니다. 시간이 너무 길어진다면 탄력밴드 등을 사용하거나 모래주머니를 걸어 강도를 높일 수도 있죠. 악력기나 아주 무거운 것을 꽉 쥐고 30초 이상 버티는 등척성 악력 운동도 좋습니다.

이런 등척성 운동은 체중 감소나 근육 단련 효과에서는 일반적인 근력운동이나 강도 높은 유산소운동에 비해서는 떨어집니다. 그래서 장기적으로 본다면 다른 근력운동이나 유산소운동을 함께 해야 합니다.

등척성 운동에 이어 두 번째로 혈압을 낮추는 데 좋은 운동은 달리기입니다. 달리기는 특히 수축기와 이완기 혈압을 둘 다 낮춘다고 알려졌습니다.

일반적인 근력운동도 혈압을 낮추는 효과가 나쁘지 않지만, 유산소운동과 병행했을 때 효과가 더 좋았습니다. 운동으로 체중이 감소하기 때문에 혈압 감소 효과도 기대할 수 있고요.

한편, 걷기만 하는 것은 다른 운동과 비교해서는 효과가 부진했습니다. 그래도 걷기는 누구나 할 수 있는 접근성 좋은 운동인 만큼, 유일한 선택지라면 당연히 최고의 선택이 됩니다. 빨리 걸을수록 달리기와 메커니즘이 유사해지는 만큼, 본인의 몸이 허락하는 만큼 최대한 빨리 걸어보고, 앞서 말했듯 근력운동도 병행하기를 권합니다.

그렇다면 지금까지 다룬 내용을 기반으로 나이와 몸 상태에 따른, '혈압 관리가 주목적인' 운동법을 정리해 봅니다.

[케이스1] 다른 건강 문제가 없는 젊고 가벼운 고혈압 환자

혈압이 조금 높은 것 외에 몸에 큰 문제가 없다면 원칙대로 근력운동을 하면서 달리기나 사이클로 유산소운동을 하는 편이 가장 좋습니다. 특히 젊은 고혈압 환자는 대개 비만하고, 이완기 혈압도 높은 편입니다. 이완기 혈압이 높다는 건 나이가 들면 본격적인 고혈압으로 갈 수 있는 전조로 보기도 합니다.

강도 높은 유산소운동은 살을 빼는 데는 가장 빠른 급행열차입니다. 다른 문제가 생기기 전에 지금 바로 고강도 운동으로 체중 관리를 시작해 나쁜 싹을 미리 잘라내는 것이 좋습니다. 등척성 운동이 혈압 관리에는 좋을지 몰라도 장기적인 체중 관리나 근육 단련에는 핸디캡이 있는 만큼 지금은 다양한 효과를 동시에 볼 수 있는 운동이 더 효과적입니다.

[케이스2] 나이는 많지만 운동능력은 건재한 고혈압 환자

이런 케이스라면 중간 강도의 근력운동과 유산소운동을 동시에 하면서 뒤에 다룰 등척성 운동을 매일 두세 종목 추가로 하는 것이 가장 좋습니다. 아직 운동할 능력이 충분하다면 굳이 혈압을 낮추는 성격의 운동만 할 필요는 없으니, 양쪽의 장점을 모두 취합니다.

[케이스3] 나이가 많고, 운동능력도 크게 떨어진 고혈압 환자

이 경우에는 등척성 운동이 주된 근력운동이 됩니다. 이전에 운동을 해왔거나 체력이 어느 정도 있다면 월 스쿼트 같은 난이도 있는 동작으로 시작합니다. 그 자세가 어렵다면 악력기나 의자에 앉아 다리를 펴는 레그 익스텐션처럼 난이도가 낮은 등척성 근력운동부터 시작합니다. 장기적으로는 근육 발달과 심폐 순환기 단련도 필수이므로 되도록 많이 걷고, 좌식 자전거 타기 같은 부담이 적은 유산소운동을 병행합니다.

 쉬어가기 **운동으로 혈압이 오를 수도 있을까?**

지금까지 운동이 혈압을 낮추는 좋은 면만 언급했는데, 사실 이것은 '운동의 결과'입니다. 그와 반대로 운동하는 도중에 혈압이 오르는 경우도 있습니다. 혈압을 조심해야 한다면 이것도 미리 알고 피해야겠죠.

혈압을 높이는 대표적인 운동이 마라톤처럼 장시간 몸을 극한으로 몰아붙이는 운동입니다. '엥? 마라톤이라고요?' 싶겠지만 과도한 스트레스 때문에 생기는 '운동 유발성 고혈압'이라는 게 있습니다. 운동 유발성 고혈압은 평상시에는 혈압이 정상이다가 운동만 하면 과도하게 오르는 것을 말하는데, 특히 50분~1시간 이상 길게 달리는 중년 남성에게서 흔하다고 알려졌습니다. 20~30분 남짓 살살 달리는 조깅 등은 혈압을 높이지 않습니다.

최근 삼성서울병원과 성신여대의 연구에 따르면, 중년 남성의 40%, 중년의 마라톤 동호인으로 한정하면 56%에서 운동 유발성 고혈압이 관찰된다니 만만한 문제는 아니죠. 더구나 심장이 불규칙하게 뛰는 부정맥도 더해질 수 있습니다. 마라톤을 즐기는 것은 좋지만 '달리기까지 하는데 심혈관은 당연히 건강하겠지?'라고 덮어놓고 믿지 말고 주기적으로 심혈관 건강을 확인하는 것이 좋습니다.

그럼 근력운동은 어떨까요? 일단 무겁게 드는 운동, 그중에서도 몸의 일부만 움직일 때는 나머지 부분의 혈압이 크게 올라갑니다. 예를 들어, 레그 프레스를 할 때 다리의 혈압이 올라가는 것이 아니라 손잡이를 잡은 손과 팔의 혈압이 올라갑니다. 머리가 몸통보다 낮게 내려가는 물구나무서기 같은 운동도 몸 윗부분 혈압이 순간적으로 오르는데, 동작을 끝내고 힘을 뺄 때 혈압이 급변하면서 실신하는 등 사고가 나기도 하죠.

그에 비해 스쿼트처럼 몸 전체를 리듬감 있게 움직이는 운동은 혈압이 크게 변하지 않습니다. 가벼운 유산소운동에서 혈압이 크게 변하지 않는 것과 비슷한 맥락이죠. 가벼운 무게로 운동한다면 더더욱 안전합니다.

그러니 혈압이 높다면 몸의 일부분만 운동하는 종목, 그중에서도 무거운 무게를 다루는 운동은 되도록 줄입니다. 대신 스쿼트나 런지처럼 몸 전체를 움직이는 운동을 위주로 하고, 한 번에 10회 이상 들 수 있는 비교적 가벼운 무게로 운동하는 것이 안전합니다.

 이것만은 꼭 기억합시다!

운동은 혈압을 낮추는 가장 확실한 방법입니다. 그중에서도 힘을 주고 버티는 등척성 운동이 그 자체로는 혈압을 가장 많이 낮춥니다. 하지만 장기적인 근육량 증가와 건강 측면까지 생각한다면 근력운동과 유산소운동을 병행하는 방식이 좀 더 효율적입니다.

허리에 문제가 있어도 운동할 수 있을까?

혈압이나 혈당 같은 내과적인 문제가 기본적인 건강을 해친다면, 몸의 물리적인 구조가 망가지는 문제는 특정 부위의 기능을 해칩니다. 손목이나 발목 같은 작은 부위라면 그 부위의 운동만 방해하지만, 허리나 고관절 같은 큰 부위는 사실상 모든 운동을 힘들게 만들죠. 무릎은 그 정도는 아니지만 인체의 가장 기본적인 기능인 '이동'을 어렵게 합니다.

운동과 관련해 가장 많이 다치는 부위는 허리와 무릎인데, 그중 몸의 중심축인 허리를 먼저 살펴봅니다.

허리를 괴롭히는 3대 빌런 – 염좌, 디스크, 협착

운동과 관련해 허리가 아픈 이유로는 크게 세 가지가 있습니다. 제일 흔한 것은 허리 주변 근육이 살짝 삐끗한 염좌입니다. 근육이나 주변 힘줄, 근막 등이 가볍게 손상된 상태를 말하죠. 염좌가 아주 심해지면 그때는 '파열'이 됩니다.

대부분의 가벼운 염좌는 2~3주 푹 쉬면 대개는 낫습니다. 그래서 염좌를 별것 아닌 일로 치부하기 쉽습니다. 하지만, 제대로 치료하지 않고 운동을 지속하거나 같은 부위가 반복적으로 손상되면 그 부위의 조직이 비정상적으로 변하면서 나중에는 '툭하면 이유 없이 아픈' 고질병이 되기도 합니다. 그러니 염좌가 반복된다면 내 운동 방법이나 자세에 문제가 있는지 돌아봐야 합니다.

두 번째는 허리 디스크, 정확히 말해 추간판 탈출증입니다. 척추뼈 사이에서 완충 역할을 하는 추간판이 손상되면서 주변 조직을 압박해 생기는 퇴행성 질환입니다. 디스크는 일상 혹은 작업장에서 생기기도 하고, 운동하다가 생기기도 합니다. 젊은 나이에도 있을 수 있지만, 아무래도 나이가 들수록 빈도가 높아집니다.

나이가 들수록 허리 디스크가 잘 생기는 이유는 두 가지인데, 먼저 디스크 자체의 문제입니다. 허리 디스크는 연골과 같은 결합조직입니다. 나이가 들면 결합조직의 탄력이 줄고 충격을 흡수하는 능력이 떨어져 작은 충격에도 쉽게 손상되고 회복도 더딥니다.

다른 하나는 척추를 받치는 주변 조직이 약해진 결과입니다. 인간의 허리는 공기를 채워 세워둔 풍선 인형 같은 조직입니다. 척추는 중간에서 심지 역할만 할 뿐이죠. 풍선이 질기고 공기의 압력도 높아야 풍선 인형이 똑바로 잘 서는 것처럼, 허리도 근육이 탄탄하고 올바른 자세로 복압을 유지해야 허리 상태가 좋아집니다. 디스크 자체의 노화는 피할 수 없지만, 적절한 운동으로 주변 근육이 발달하면 상당 부분 호전될 수 있습니다.

허리가 아픈 큰 원인 세 번째는 척추관협착증입니다. 척추 안쪽의 인대나 뼈 같은 조직이 변형되면서 신경관을 압박하는 증상을 말합니다. 협착증은 먼저 설명한 둘보다는 늦은 50대 이후에 집중적으로 나타나고, 수술이 필요한 경우가 많다 보니 치료나 회복도 쉽지 않습니다. 운동의 역할은 제한적이고, 기본적으로 의학의 도움이 절대적입니다.

허리가 아플 때 제일 먼저 할 것

이유야 어쨌든 허리에 문제가 있는 사람들은 무엇을 해야 할까요? 일단은 병원 치료와 재활 과정이 필수입니다. 정상적인 보행, 일상에서 허리를 굽혔다 펴는 능력을 회복할 때까지는 치료와 재활의 영역이죠. 어설픈 운동은 외려 상황을 악화할 수 있습니다.

피트니스 업계에도 재활을 마케팅 포인트로 내거는 헬스장이나 트레이너가 많습니다. 하지만 피트니스 영역의 재활은 치료 차원이 아닙니다. 의학적으로는 회복한 후, 혹은 만성화한 상태로 일상에 복귀한 후, '앞으로는 더 조심해서 운동해야 하는 사람'을 대상으로 조금이라도 상태를 호전시킬 안전한 운동법을 디자인해 주는 역할입니다. 즉 치료보다는 보존의 차원입니다.

걷기와 감압요법

허리 통증에는 어떤 운동을 해야 할까요? 허리 운동도 좋지만 사실은 걷기가 기본입니다. 걷기는 인간의 가장 기본적인 활동이면서 하체와 골반, 허리 모두를 사용해야 하거든요.

가벼운 디스크나 협착은 걷는 데 큰 문제는 아니지만, 증상이 심해지면 장시간 걷기는 굉장히 어려운 미션이 됩니다. 허리 자체의 통증 때문에 걷기 힘들 수 있고, 혹은 신경이 눌리면서 부차적으로 생긴 하체 저림이나 근력 약화 때문일 수도 있습니다. 일단은 정확한 원인 진단과 치료가 우선이고, 그 후 걷기운동을 시도할 때는 중간중간 쉬면서 30~50분 이상 걸을 수 있을 때까지 시간을 늘려갑니다.

중년 이후에는 숨이 차서가 아니라 퇴행성관절염이나 척추관협착증 같은 퇴행성 질환으로 아파서 오래 걷지 못하는 경우가 많습니다. 이럴 때 무리해서 오래 걸으면 약한 척추나 관절에 압박이 누적될 수 있는데, 이때 일시적으로라도 압박을 덜어주는 '감압 동작'은 회복과 운동능력에 도움이 됩니다. 걷기운동뿐만 아니라 달리기 등 다른 운동에서, 직업상 오래 서 있거나 근력운동으로 척추에 부담을 느낄 때도 마찬가지입니다.

감압 기구 중 잘 알려진 것은 공원 등에서 흔히 보는 '거꾸리'인데, 허리 주변 조직을 과하게 잡아당겨 오히려 손상될 위험이 있습니다. 녹내장이나 고혈압 등을 악화할 우려도 있어 전문가도 주의해야 할 운동 1순위로 꼽습니다.

거꾸리를 굳이 하고 싶다면 먼저 담당 의사에게 가능 여부를 확인합니다. 각도는 45도 안쪽으로 기울여 과도한 인장력이 가해지지 않게 하고, 5분 이내로 짧게 끊어서 합니다. 물구나무처럼 위아래를 완전히 뒤집거나, 장시간 하는 것은 금물입니다.

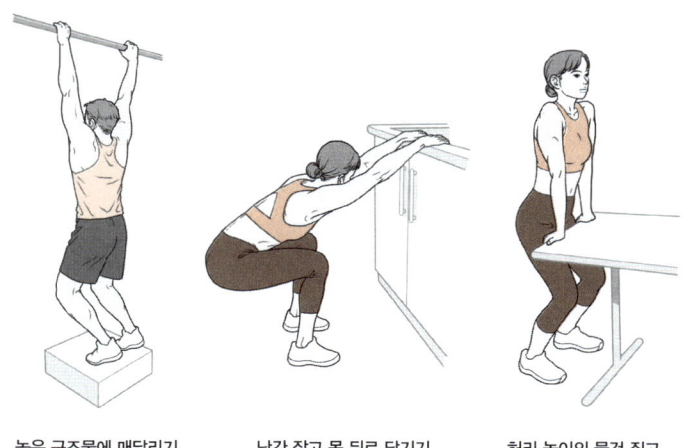

높은 구조물에 매달리기   난간 잡고 몸 뒤로 당기기   허리 높이의 물건 짚고 팔에 체중 싣기

감압 동작

특별한 도구 없이 산책로나 인도에 흔한 물건, 구조물로도 안전한 감압 동작을 할 수 있습니다. 가장 확실한 감압 동작은 철봉 같은 높은 구조물에 매달리기입니다. 그런데 감압을 해야 할 정도의 몸 상태라면 완전히 체중을 실어 매달리는 것은 현실적으로 무리일 수 있습니다. 이때는 머리보다 조금 높은 철봉이나 문틀처럼 튼튼한 것을 잡은 뒤, 무릎을 살짝 굽히고 팔에 체중의 일부만 싣습니다. 이때 무릎이 몸보다 앞으로 가야, 즉 다리를 약간 앞으로 내밀어야 허리 부담이 적습니다. 이것도 어깨가 어느 정도는 튼튼해야 합니다.

매달리기에 쓸 철봉이나 손잡이가 없다면 아래로 눈을 돌려 봅니다. 이때는 낮은 난간이나 고정된 벤치 등을 잡고 엉덩이를 빼 몸을 뒤로 당기는 자세를 취할 수 있습니다. 이 동작은 어깨 스트레칭도 겸할 수 있죠.

위의 두 방식은 오십견 등으로 팔을 머리 위로 올리기 어렵다면 힘들 수 있습니다. 이때는 책상이나 벤치 등받이처럼 허리 높이의 튼튼한 무언가를 짚고 다리에서 힘을 빼 체중의 일부를 팔에 싣습니다. 체중이 팔로 옮겨가는 만큼 허리에 가해지는 압박은 줄어듭니다.

이 동작은 걷다가 틈틈이 쉴 때 야외에서도 티 내지 않고 간편하게 할 수 있는 쉬운 감압 동작입니다.

다른 유산소운동은 문제가 없을까?

장시간 걸을 수 있고, 허리 주변 근육이 충분히 단련되었다면 달리기도 문제는 없습니다. 하지만 충분히 회복하지 않은 상태라면 달릴 때의 충격이 허리에 문제가 될 수 있습니다. 그러니 쿠션이 좋은 러닝화를 신고, 우레탄이 깔린 트랙이나 아스팔트, 트레드밀처럼 바닥에 충격 완충 처리가 된 곳에서 달리기를 시작합니다. 넓은 보폭으로 달리지 말고 좁은 보폭으로 총총 뛰는 주법이 무릎과 허리에 모두 부담이 덜합니다.

사이클링도 이론적으로는 허리를 단련하기 좋지만, 웅크린 자세로 장시간 타는 것은 허리와 골반에 상당한 부담이 됩니다. 또한 야외 자전거는 도로의 요철 등으로 허리에 상당한 충격을 주기도 합니다. 따라서 요통이 있다면 사이클링은 실내 자전거부터 시작하고, 안장과 손잡이를 조절해 상체를 적당히 세우고 시작합니다.

수영은 요통과 관련해 논란이 많습니다. 일반적으로 수영은 근골격계에 부담이 적다고 알려졌지만 허리만은 예외입니다. 특히 접영과 평영 등에서는 허리를 힘차게 굽혔다 펴는 동작으로 속도를 내기 때문입니다. 그나마 낫다는 자유형도 다리를 편 상태로 하는 킥은 고관절과 요추 하부에 적지 않은 부담을 줍니다. 가장 부담이 적은 영법은 배영인데, 수영 내내 배영만 할 수는 없죠. 그러니 수영은 허리를 충분히 회복한 후, 상태를 살펴 신중하게 판단해서 시작합니다.

허리 아픈 사람들의 근력운동

근력운동은 요통을 악화할 수도, 호전시킬 수도 있습니다. 누구는 근력운동을 그만두라고 하고, 누구는 근력운동을 해야 나을 수 있다는데, 잘 가려들어야 합니다. 내게 맞지 않거나, 잘못된 자세의 근력운동은 요통에 독약이 됩니다. 반면, 내 상태에 맞는 근력운동을 바른 자세로 한다면 요통을 더 빨리 낫게 하는 마법의 약이 되기도 합니다.

문제는 내게 어떤 운동이 맞는지, 옳게 하고는 있는지 스스로 판단하기가 쉽지 않다는 점입니다. 그래서 어떤 사람은 좋다는 말을 듣고 근력운동을 했다가 상태가 더 나빠지기도 하고, 어떤 사람은 운동으로 충분히 호전될 수 있는 상태를 방치하다가 회복이 더뎌지기도 합니다. 그러니 되도록 혼자 하기보다는 전문가에게 1 대 1로 지도받기를 권장합니다.

일반적으로 허리가 아플 때 우선 추천하는 근력운동은 뒤에서 다룰 데드버그와 버드독 같은 허리의 기능성 운동, 그리고 플랭크처럼 허리의 지지력을 단련하는 운동입니다. 하체운동은 런지를 우선 추천합니다. 이런 운동을 문제없이 할 수 있을 때 일반적인 근력운동을 추가로 합니다. 개별 근력운동이 허리와 어떤 관계가 있는지는 후반부에서 종목별로 설명하겠습니다.

 쉬어가기 어떤 섹스 체위가 허리 부담이 적을까?

'허리'라는 단어는 종종 야릇한 의미와 연관되곤 합니다. 실제로 허리에 문제가 있는 분들의 말 못 할 고민이 어떻게 하면 성관계에서 허리 부담을 최소로 줄일까입니다. 사실 성관계 시의 허리 부담은 체위에 따라 극명하게 갈립니다. 일단 주도적으로 움직여야 하는 쪽의 허리 부담이 큰 것은 당연합니다. 남성 기준에서는 여성상위가 부담이 적고, 무릎을 꿇고 몸을 세운 후배위도 몸이 중력과 싸울 일이 없어 부담이 적습니다. 반면, 가장 흔한 남성상위는 남성의 허리 부담이 큰 편입니다. 허리라는 단어가 매번 야릇한 의미와 연결되는 것도 이런 이유죠.

여성 기준에서는 다리가 안정된 상태에서의 남성상위는 대체로 안전합니다. 옆으로 눕는 자세도 안전하다고 알려져 있죠. 여성이 몸을 세우는 여성상위는 대개 여성의 허리 부담이 크지만, 앉은 채 마주 보는 대면좌위는 여성상위의 일종이면서도 여성이 상체를 남성에게 기댈 수 있어 부담이 줄어듭니다.

하지만, 어느 체위에도 다리나 어깨 같은 말단이 떠 있으면 허리에 부담이 커지기 때문에 양다리와 양팔을 모두 어딘가에 기대는 것이 중요합니다.

이것만은 꼭 기억합시다!

허리가 아프다면 일단 병원을 방문해 원인을 파악하고, 필요하다면 치료를 거쳐 운동해도 좋다는 확인을 받는 것이 우선입니다. 그 후에는 걷기로 일상에서 최소한의 활동 능력을 회복하고, 허리의 기본적인 기능을 단련하는 코어 근력운동을 합니다. 흔히 하는 근력운동은 이 운동을 모두 할 수 있을 때 시작하는 것이 좋습니다.

운동을 했더니 무릎이 아파요!

운동으로 통증을 호소하는 부위 중 허리 다음으로 흔한 곳이 무릎입니다. 무릎은 서 있을 때 기본적으로 체중을 감당하기 때문인데, 남성보다 여성이 더 자주 부상을 당합니다. 여성이 골반 너비 때문에 무릎의 좌우 굴곡(Q각)이 크기 때문이기도 하고, 체중 대비 근력이 약한 것도 이유입니다. 어느 관절이든 주변 근육이 강하면 관절에 실리는 부담이 그만큼 줄고 손상도 적습니다.

이런 이유로 무릎 주변 근육을 강화하는 운동을 하라는 건데, 문제는 그 운동 때문에 무릎이 상하는 어처구니없는 상황이 흔하다는 것입니다. 그럼 운동 때문에 무릎이 상하는 이유를 알아보겠습니다.

문제가 생기기 전에는 어땠는지?

무릎관절은 허리나 어깨에 비해서는 구조가 단순해 손상되는 원인도 비교적 단순합니다. 무릎에 부담을 느끼기 시작했다면 그 시점을 우선 따져봐야 합니다. 비만하거나 무릎에 이미 문제가 있는 채로 운동을 시작해 며칠 만에 더 불편해졌다면, 애당초 운동을 잘못 선택했을 공산이 큽니다. 자신이 감당할 수 없는 운동을 시도했다는 뜻이죠. 이때는 당장 중단하고 아예 다른 운동을 찾아야 합니다. 최소한 지금의 내게는 안 맞는 운동입니다.

비만도 아니고 무릎도 정상인데 운동을 시작하고 곧 통증이 시작됐다면, 잘못된 자세와 방식 때문입니다. 이 경우도 일단은 회복할 때까지 그 운동을 해서는 안 됩니다. 중량을 줄여서 할 필요도 없습니다. 아프지 않을 때까지 그냥 중단하세요. '계속하면 안 아파진다'라며 말도 안 되는 궤변을 늘어놓는 사람도 있는데 듣지 마세요. 통증이 사라진 뒤, 제대로 된 방법과 자세를 배워 처음부터 다시 해야 합니다.

이때 빠지기 쉬운 함정이 있는데, 쉴 때는 아프다가도 막상 운동을 하면 통증이 사라지는 뭣 같은 상황입니다. 이때 마치 병이 나은 듯 착각하기 쉬운데, 사실은 특정 동작에 몰두할 때 일시적으로 통증에 둔감해지는 '관문통제' 때문입니다. 관문통제는 동물이 위급한 상황에서 생존하기 위한 극약처방으로, 크게 다친 병사가 다친 줄도 모르고 싸우다가 뒤늦게 부상을 알고 까무러치는 것과 같은 경우입니다. 있던 통증이 막상 바벨을 들고 움직이기 시작하면 싹 사라지죠.

문제는 이것 때문에 몸이 망가지는 것도 모르고 잘못된 운동을 계속하는 사람이 많다는 것입니다. 어느 날은 아팠다가, 며칠은 괜찮다가, 또 아파지다가… 이런 과정을 거치며 조금씩 더 나빠지는 거죠.

그렇다면 운동으로 생길 수 있는 무릎 문제는 어떤 것이 있을까요?

무릎의 어디가 아픈지?

관절은 한 부위가 아프면 주변 조직도 연이어 손상되거나 통증이 전이되는 일이 많기 때문에 어설픈 자가 진단은 주의해야 합니다. 하지만 통증을 처음 느꼈을 때 내가 뭘 잘못했는지를 일단 추측해 방향을 수정할 정도의 지식은 도움이 될 수 있습니다.

운동을 처음 시작할 때 가장 빈번히 아픈 부분은 슬개골 주변입니다. 슬개골 위쪽 힘줄이 붓거나 아픈 상황은 대퇴사두건염 혹은 슬개골과 무릎관절 마찰 면이 아픈 '러너스 니 Runner's knee'에서 흔히 볼 수 있습니다. 너무 많이 사용해서 생기는 대표적인 손상이죠. 평소 운동을 안 하던 사람이 갑자기 너무 많은 횟수로 스쿼트를 하거나 너무 오래 걷고 달렸을 때가 이런 경우입니다.

슬개골 아래쪽에 문제가 생기는 '점퍼스 니 Jumper's knee'는 이름 그대로 점프처럼 순간적으로 강한 힘을 가하는 동작에서 흔히 생깁니다. 농구나 배구, 달리기 같은 운동들이죠. 요즘 나오는 무릎 보호대 중에는 무릎 아래쪽에 반지처럼 두르는 제품이 있는데, 점프나 달리기를 할 때 슬개골 아래를 받쳐주기 위한 목적입니다. 이런 제품은 점프가 많은 운동이나 달리기에 적합합니다.

하지만 슬개골의 위든 아래든 결국 무릎에서 가장 약한 부분이 먼저 탈이 났을 뿐, 다른 부분은 무사하다는 뜻은 아닙니다. 쉬어도 통증이 계속된다면 무릎 안쪽 십자인대 등 좀 더 심각한 다른 문제일지도 모르니 반드시 전문가를 찾아야 하고요.

슬개골 옆이나 대각선 방향, 심지어 무릎 앞부분이 전반적으로 다 아프고 붓는 증상도 있습니다. 연골연화증 혹은 '물이 찬다'고 표현하는 활액낭염 등일 수도 있죠. 바깥쪽이 아픈 것은 장경인대염, 안쪽 아랫부분이 아픈 것은 거위발건염인 경우가 많습니다. 이 말은 흔하다는 것일 뿐 꼭 그 질환이라는 뜻은 아니니 반드시 진단을 받아보셔야 합니다.

무릎 속이 아프거나 덜커덩거리는 것은 가장 나쁜 경우인데, 전방이나 후방 십자인대 손상, 반월상연골판 손상 등 내부 구조가 손상된 것입니다. 가만히 있을 때는 안 아프다가 움직이면 속을 찌르는 듯 아프고, 무릎이 흔들리고, 계단 올라갈 때나 스쿼트를 할 때 유독 더 아프기도 합니다. 관절 외부의 인대나 건은 비교적 빨리 회복되지만, 관절 내부가 손상되면 회복도 매우 더디고 수술이 필요한 경우도 많습니다.

중년 이후의 무릎이라면 연골 자체가 닳는 것도 고려해야 합니다. 연골은 근육이나 힘줄보다 회복이 더디기 때문에 운동 강도를 떠나 일단 많이 쓰면 어느 정도 '갈려 나가는' 것도 피할 수는 없습니다. 그러니 관절을 보호하기 위해서라도 동작 횟수가 과도한 운동은 자제하는 것이 좋습니다.

그렇다면 운동을 할 때 무엇이 이런 손상을 입히는 걸까요?

충격과 마찰로 생기는 손상

무릎은 항상 일정 정도의 충격을 받지만, 애당초 그러라고 만들어진 만큼 웬만한 충격으로는 탈이 나지 않습니다. 문제는 충격이 과해서, 혹은 충격은 과하지 않지만 받아내는 근육이나 힘줄 등이 그리 강하지 않아서 탈이 납니다.

유산소운동에는 충격의 크기에 따라 고충격 종목과 저충격 종목이 있습니다. 대표적인 고충격 종목은 빠른 달리기나 점프를 동반한 운동입니다. 축구나 농구, 배구 등도 당연히 속하겠죠. 고충격 종목은 운동 효과는 좋지만 회복 시간이 많이 필요하기 때문에 이미 근육이 충분히 발달한 전문 운동인이나 동호인이 아니라면 30분 이내로 주당 2~3회 이내를 권장합니다.

중력을 이기며 올라가거나 내려가는 운동도 달리기만큼은 아니지만 충격이 큽니다. 등산이나 계단오르기 등이 해당합니다. 이런 동작은 올라갈 때의 충격보다는 지친 상태에서 내려올 때 특히 주의해야 합니다. 근력이 약해진 상황에서 지면을 터벅터벅 디디면 그 부담은 고스란히 무릎관절이 떠안습니다.

저충격 종목으로는 평지 걷기, 자전거 타기, 일립티컬이나 로잉머신 등이 있습니다. 이런 운동은 체력과 바른 자세, 좋은 기구만 받쳐준다면 장시간 할 수도 있습니다. 다만 비만이 아주 심하거나, 바닥을 쿵쿵 찍으면서 걷거나, 하체 힘이 빠진 상태에서 터벅터벅 걷거나, 무릎이 벌어진 자세로 걷는 것은 고충격 운동 못지않게 관절에 해가 될 수 있죠.

잘못된 힘의 방향이 문제가 될 때

위아래로 90도 움직이도록 설계된 경첩을 90도보다 더 꺾거나 옆으로 비틀면 어떻게 될까요? 경첩에서 가장 취약한 부분이 부서지겠죠. 이른바 이런 '삑사리'는 유산소운동에서도, 근력운동에서도 생길 수 있습니다.

무게중심이 앞으로 기울어 무릎 앞면에 힘이 몰릴 때를 생각해 봅시다. 무릎은 이론적으로 아주 많이 굽을 수는 있지만 많이 굽을수록 버틸 수 있는 힘은 줄어듭니다. 많이 굽어 약해진 상황에서 감당 못 할 부담이 가해진다면 결국 무릎에서 가장 약한 어딘가가 망가집니다. 스쿼트, 런지나 레그 프레스 등에서 무릎이 앞으로 너무 많이 나가거나 발끝에 체중이 실리는 때가 바로 이런 때입니다.

무릎의 옆쪽 비틀림도 문제가 됩니다. 무릎은 발끝과 거의 같은 방향으로 굽어지도록 만들어진 경첩입니다. 그런데 원래 설계된 방향과 다른 쪽으로 힘이 들어가면 무릎이 밖으로 벌어지거나 안쪽으로 모이면서 무릎 양옆이 손상됩니다.

근력운동에서는 능력 이상의 과도한 무게를 썼거나, 애당초 자세가 잘못되면 이런 일이 생깁니다. 근력운동을 동영상만 보고 대충 따라 하지 마세요. 모든 근력운동은 주로 움직이는 관절이 있고, 그 관절이 어디를 향하고 어느 만큼 움직여야 한다는 규칙이 있습니다. 하체의 경우는 발끝이 어디를 향하는지, 무릎 앞면이 어디를 향하는지 꼭 확인하고 그에 따라 움직여야 합니다.

유산소운동에서는 잘못된 걷기나 달리기, 페달을 밟는 습관 때문에 근력이 약해 무릎이 정상범위 밖으로 꺾이거나 비틀립니다. 자세를 바르게 하려면 결국 힘을 길러야 합니다.

중년 이후에는 어디든 손상되면 회복이 훨씬 더딥니다. 운동을 시작하는 단계라면 한두 달이라도 개인 강습을 받는 편이 나중에 병원비를 아끼는 방법일 수 있습니다.

 이것만은 꼭 기억합시다!

무릎 부상은 충격과 마찰로 생기는 손상, 잘못된 방향의 힘을 받쳐주지 못해 생기는 손상이 있습니다. 이를 해결하는 첫 번째 해법은 자세이고, 두 번째 해법은 무릎 주변의 근력 기르기입니다. 그러니 단기적으로는 자세를 확인하고, 장기적으로는 하체 근력을 길러야 합니다.

chapter 03
스무 살 때보다 신경 쓸 것들

신체적인 전성기를 지나서 운동을 할 때는 아무래도 신경 쓸 것이 많습니다. 과거에는 상상도 못 할 나이까지 운동을 하는 것이 자기관리라는 이름으로 당연시되고, 현재의 중년은 겉보기로도 훨씬 젊어졌습니다. 하지만, 인간의 유전자는 100년 전과 크게 달라지지 않았습니다. 그렇다면 우리의 몸이 겉보기와 무관하게 전 같지 않다는 사실을 어느 정도는 받아들이면서 어떤 문제는 더 신경을 써야 합니다. 이렇게 '눈에 보이지 않는' 변화를 최대한 극복할 수 있는 수단을 알아보겠습니다.

피로 관리

젊어서는 주 5~6일 연이어 운동해도 아무 문제가 없던 것이, 어느 날부터 '빡센' 운동을 한 번 하고 나면 하루가 꼬박 힘듭니다. 축축 늘어지고, 일도 안 되고, 다음날까지도 자고 싶어지죠. 이삼일 힘든 운동은 엄두를 못 냅니다.

중년 이후에 운동을 하면서 맞닥뜨리는 가장 현실적인 문제는 근육의 피로보다는 신경계 피로와 면역력 문제, 수면장애 등 근육 외의 피로입니다. 젊을 때는 이런 피로가 근육 자체의 회복 속도와 거의 비슷해서 근육만 회복하면 바로 운동을 해도 됩니다. 하지만 나이가 들면 이런 부수적인 피로를 해소하기가 더 어렵습니다. 그래서 운동을 하는 사람이라면 운동 못지않게 중시해야 하는 것이 바로 피로 관리와 휴식입니다.

운동 후에 내 몸은 어떤 상태일까?

운동 후 몸에 부담을 주는 스트레스 요인 중 첫 번째는 화학적인 스트레스입니다. 자동차도 운행 중 매연을 내뿜는 것처럼 우리 몸도 움직이고 에너지를 내면 찌꺼기가 남습니다. 그 대부분은 이산화탄소와 물로 빠져나갑니다. 하지만 수소이온, 활성산소, 암모니아처럼 별도의 처리 과정이 필요해 시간이 걸리는 물질도 있습니다. 이런 것들이 누적되면 컨디션이 저하되죠.

두 번째로 물리적인 스트레스도 있습니다. 자동차가 달릴 때의 타이어처럼 몸도 닳죠. 근육과 힘줄은 미세조직이 손상되고, 관절의 연골도 닳습니다. 근육은 그나마 회복이 빠른 편이라 젊은 사람은 1~2일 정도면 회복하지만, 나이가 많을수록 이 기간은 점점 늘어납니다. 70대 고령자가 고강도의 운동을 한다면 일주일까지도 회복이 안 될 수 있습니다.

힘줄이나 관절은 근육보다 회복도 더디다 보니 근육 회복에만 맞춰서 운동하면 결국 어딘가는 탈이 납니다. 멀쩡했던 사람이 서너 달 운동한 후 평소와 똑같은 운동을 하다가 갑자기 문제가 생겼다면, 사실은 그날 다친 것이 아니라 그동안 쌓인 것이 어느 순간 터진 겁니다. 그냥 내구성이 다한 거죠.

세 번째는 전기적인 스트레스, 즉 신경계 피로입니다. 운동할 때 신경은 강한 전기 신호를 전달해야 하는데, 이 때문에 신경계에도 피로가 쌓입니다. 극한으로 힘을 쓰거나, 극도의 지구력을 발휘해야 하는 운동 후에는 신경 신호가 약해지거나 불규칙해지기도 합니다. 그러다 보면 힘이 약해지는 것은 물론이고 집중력이 떨어져 안 하던 실수를 하거나 짜증이 나기도 하죠.

운동 후에 피로를 줄이는 법

가장 상식적이면서 확실한 방법은 적당히 운동하고, 잘 먹고, 잘 자는 겁니다. 허무하게 들리겠지만 이 셋 말고 피로를 없애는 특별한 마법 같은 것은 없습니다. 마사지, 피로 해소제, 보조제 등 대중요법이 많지만 효과는 미미하고, 그나마도 검증되지 않은 방법들이 시중에 넘쳐납니다.

운동량이 운동 효과와 비례하지는 않는다는 것을 명심하고, 다른 생업이 있다면 하루에 순수한 운동 시간은 60~90분을 넘기지 않는 것이 좋습니다.

　식사할 때는 충분한 단백질과 물을 섭취하는 것이 중요합니다. 충분한 단백질은 회복을 촉진하면서 근육통이나 후유증도 덜어줍니다. 물은 노폐물을 몸 밖으로 배출하는 데 도움이 되니 충분히 마시되, 4리터 이상 과하게 들이부으면 오히려 몸에 해롭습니다.

　잠은 뇌가 하루 동안의 데이터를 정리하고 시스템을 점검하는 시간입니다. 힘줄과 인대, 관절 회복에도 중요한데, 수면 중에 분비되는 성장호르몬이 결합조직을 회복하는 데 결정적인 역할을 하기 때문입니다.

　그러면 피해야 할 것은 무엇일까요? 우선 술이 있겠네요. 알코올은 세포의 회복과 성장 속도를 떨어뜨리는데, 어느 실험에서는 근력운동 후 술을 마시게 했더니 술을 마시지 않은 사람에 비해 근육이 절반밖에 자라지 않았습니다.

중년 이후에는 어떤 운동을 얼마나 해야 할까?

운동의 종목이나 구성은 50대까지 그대로 유지해도 됩니다. 하지만, 나이가 들수록 자신이 감당할 수 있는 최대 중량의 85%를 넘는 고중량 운동, 30회 이상의 한계치까지 드는 고반복 근력운동, 쉼 없이 몰아붙이며 신경을 피로하게 만드는 운동은 빈도를 줄입니다.

　중년이라면 이런 고강도 운동은 주당 2회, 50대 후반~60세 이후라면 주당 1회 이내가 적당합니다. 예를 들어, 근력운동을 주당 4회 한다면 다른 날은 이런 혹독한 운동을 피해 강도를 낮춰야 하죠.

　운동이라고 이름 붙인 것을 모두 합친 총 운동 일수는 주당 5일 이

내가 적당합니다. 그래도 완전히 회복되지 않는다고 느끼거나 수면 장애가 있다면 운동 일수를 줄입니다. 특정 부위의 운동을 몰아서 오래 하기보다는 주당 2~4일로 나눠서 합니다. 예를 들어, 하체 운동을 주당 24세트 하고 싶다면 하루에 몰아서 하지 말고 8세트씩 3일에 나눠서 합니다. 보통은 무분할이나 2분할 정도가 근육을 회복하기에 부담이 적습니다. 구체적인 프로그램은 뒤에서 다시 설명하겠습니다.

 이것만은 꼭 기억합시다!

피로를 해소하는 능력은 나이의 영향을 크게 받습니다. 주당 운동 일수는 5일 이내를 권장하며, 강도가 높은 운동은 주당 2회를 넘기지 않는 것이 좋습니다. 근력운동도 한 부위를 몰아서 끝장을 보려 하지 말고, 최소한 2~3회 정도 나눠서 합니다.

흡연과 음주

흡연이나 음주가 몸에 좋다고 생각하는 사람은 이제 아무도 없습니다. 생각만큼 나쁘지 않다며 정신 승리를 하는 분들도 있지만, 대부분은 나쁜 줄 알면서도 의존성 때문에 끊지 못할 뿐이죠.

의학적인 문제는 논외로 하고, 흡연과 음주가 운동능력과 근육 성장에는 어떤 영향을 줄까요? 일단 술은 몸매가 망가지는 것부터 눈에 딱 보이니 나쁘다는 사실에 감히 이견을 다는 사람은 없습니다.

그런데 담배에 관해서는 '담배 피우는 몸짱도 많다더라'라는 이야기는 흔히 듣습니다. 아주 틀린 이야기는 아닙니다. 흡연은 호흡능력에 1차로 타격을 입히다 보니, 유산소운동과 지구력에는 반박의 여지 없이 악영향을 줍니다. 경기종목 운동선수나 마라토너, 사이클 동호인에게 흡연은 독약이죠.

문제는 근력운동인데, 운동 특성상 산소를 덜 쓰다 보니 흡연의 악영향이 상대적으로 적습니다. 운동선수도 아니고 단순히 보기 좋은 몸짱이 되고 싶은 젊은이라면 흡연으로는 해악을 크게 체감하지 못합니다. 젊을 때는 말이죠. 그런데 그 시절이 언제까지 갈까요?

흡연이 유산소운동과 지구력에 미치는 영향

일단 호흡능력부터 살펴보죠. 흡연자에게 나타나는 대표적인 특징은 기관지가 좁아진다는 점입니다. 기관지 변화는 누구에게나 나타나는 자연적인 노화이지만, 흡연자는 훨씬 빨리 진행됩니다. 그래서 젊을 때 흡연했던 어르신은 나이가 들어 숨이 거칠어지고 호흡곤란을 겪는 COPD(만성 폐쇄성 폐질환)를 앓습니다. 즉 나이가 들수록 흡연자와 비흡연자는 삶의 질이 점점 차이가 납니다.

또 하나는 혈중 산소 부족입니다. 핏속으로 산소를 들여보내는 폐포가 손상되어 산소를 효율적으로 받아들이지 못합니다. 설상가상으로 산소를 날라야 할 적혈구도 상당수가 흡연 부산물인 일산화탄소와 결합해 기능을 못 하는 멍텅구리가 됩니다. 그렇다 보니 흡연자들은 더 빨리 숨이 차는데, 몸에서는 이를 보상하려고 더 많은 적혈구를 만듭니다. 결국 피가 끈적해져 혈관질환의 위험성도 높아지죠. 또한 니코틴은 혈관 벽을 좁혀 혈액순환까지 방해합니다.

즉 흡연은 유산소운동이나 지구력에는 빠르고 직접적인 악영향을 미칩니다. 그럼 근력운동은 어떨까요?

흡연이 근성장과 근력에 미치는 영향

흡연이 근육에 미치는 가장 큰 영향은 근육 내부를 흐르는 모세혈관을 죽여 없앤다는 점입니다. 근육에는 혈구가 지나는 골목인 모세혈관이 빽빽하게 뻗어 있는데, 장기 흡연자의 근육은 이런 골목들이 사라져 듬성듬성합니다. 그래서 근육이 더 빨리 지치고, 회복하는 시간도 오래 걸립니다. 비흡연자보다 적은 양의 피와 산소가 흐르는 만큼, 근성장에도 불리합니다. 뿐만 아니라 근육의 생성을 저해하는 마이오스타틴이라는 인자는 흡연을 하면 증가합니다.

그런데 한두 번 큰 힘을 쓰는 단순 근력에는 흡연의 영향이 크지 않습니다. 그래서 파워리프터나 역도선수 중에도 드물지만 흡연자를 볼 수 있지요.

정리하면, 흡연이 지구력이나 심폐 능력에는 치명타지만, 근육 자체나 근력에 주는 악영향은 그보다 적습니다. 물론 없지는 않죠. 그래서 담배 피우는 몸짱도 있다는 핑계 아닌 핑계도 등장하지요. 당장 근육에는 큰 영향이 없다니까 담배 피워도 괜찮겠네 싶으신가요? 판단은 여러분의 몫입니다.

음주는 어떻게 몸짱 계획을 망가뜨릴까?

술이 건강에 왜 나쁜지는 이미 귀에 딱지가 앉도록 들으셨을 테니 여기서 반복하지 않겠습니다. 대신에 술이 근육과 체력에 미치는 영향만 알아보죠.

알코올이 분해되는 동안 우리 몸은 새로운 근육 합성이 더뎌지거나 아예 중단됩니다. 음주 후에 우리 몸은 가장 먼저 알코올을 분해하고, 그 후에 2차로 망가진 간 기능을 회복합니다. 소주 한 병을 마셨을 때 알코올은 평균 10시간 정도면 분해되지만, 실제로 간 기능이 회복되기까지는 1~2일이 걸립니다. 근육의 재료를 만드는 공장이 간이니, 간이 제 기능을 못 하는 동안 근성장이 더뎌지는 것은 이상한 일도 아니지요.

또한 알코올이 분해되는 과정에서는 체지방이 정상적으로 연소하지 않습니다. 우리 몸은 알코올을 독으로 인식해 가장 먼저 연소하는데, 알코올은 지방과 대사 과정이 같거든요. 우리 몸은 체지방의 연소와 축적을 동시에 진행하면서 균형을 이루는데, 연소가 안 된다는 말은 결과적으로는 축적만 되어 체지방이 점점 늘어난다는 뜻입니다.

특히 알코올 대사가 집중된 간 주변에 유독 지방이 쌓여 지방간과 함께 복부비만이 됩니다. 결국 술을 많이 마실수록 근육이 있는 팔다리는 가늘고 배는 나온, 소위 '거미 체형'이 되기 쉽습니다. 담배 피는 '젊은' 몸짱은 있을 수 있지만, 매일 술을 먹는 사람은 아무리 젊어도 몸짱이 되기 어렵습니다.

운동능력 차원에서도 문제는 있습니다. 간이 알코올을 분해하고, 손상을 회복하는 동안은 모든 에너지가 그곳에 집중되기 때문에 근육에 정상적으로 연료가 공급되지 않습니다. 이유는 불분명하지만 뇌가 근육에 신호를 내리는 신경 신호도 감소한다고 알려졌고요.

그래도 술을 마시겠다면 이것 역시 본인의 선택입니다. 마흔쯤의 나이가 되었다면 자신의 몸이 지난 수십 년간 해온 행동의 결과라는 사실 정도는 아실 테니까요.

 이것만은 꼭 기억합시다!

흡연은 지구력이나 많은 횟수의 근력운동에는 큰 악영향을 주지만, 적은 횟수의 근력운동에는 상대적으로 영향이 적습니다. 젊을 때보다는 나이가 많을수록 급속히 악영향이 커집니다.
한편, 음주는 근성장에 전반적으로 악영향을 줍니다. 수행 능력 면에서도 주로 장시간의 운동능력을 떨어뜨리고, 내장 주변에 체지방을 집중적으로 쌓게 만듭니다.

관절 보호대를 써야 할까?

시중에는 여러 종류의 관절 보호대가 나와 있습니다. 이런 보호대를 쓰면 좋을까요? 개인 기록에 가까운 고중량을 다루지 않는 한, 보호대가 필수는 아닙니다. 보호대를 믿고 과도한 중량을 다루다가 외려 부상을 불러오는 경우도 있지요. 그래서 무거운 중량을 다루지 않는 초보 단계에서는 보호대를 찾기보다는 바른 자세를 우선 강조하는 것이 원칙입니다. 보호대를 남용하면 근육이 정상적으로 단련되는 것을 방해할 수도 있습니다.

하지만 이미 부상이 있거나 나이 때문에 퇴행이 진행되는 상황이라면 내 관절의 내구성이 한계에 가까워졌다는 뜻입니다. 이럴 때는 보험처럼 보호대를 착용하는 것도 하나의 방법입니다.

무릎 보호대

무릎 보호대는 근력운동에서는 일반화되어 있지만 유산소운동을 하는 분들 사이에서는 아직 거부감이 있습니다. 그런데 근골격계 부상의 빈도만 보면, 근력운동보다 유산소운동이나 경기 스포츠의 부상 빈도가 훨씬 높습니다.

개인적으로는 중년 이후에 달리기나 등산, 축구 같은 구기 운동을 한다면 무릎 보호대 착용을 권합니다. 인생에서 스쿼트 고중량은 필수가 아니지만, 무릎이 아프다고 안 걸을 수는 없으니까요. 다만 근력운동 전용 보호대와 유산소운동이나 범용으로 쓰는 보호대는 차이가 있으니 본인에게 맞는 것을 가려 써야 합니다.

근력운동 전용 무릎 보호대는 압박붕대처럼 빙빙 돌려 감는 니 랩이 있고, 원통 모양으로 끼우는 니 슬리브가 있습니다. 니 랩은 파워리프터가 경기용으로 쓰는데, 착용하기 번거로울 뿐 아니라 적절한 압박을 유지하도록 감으려면 상당한 경험이 필요합니다. 강하게 제대로 감으면 자체의 탄력이 엄청 강해져서 기록에도 영향을 줍니다. 착용하는 것 자체가 치팅에 가깝고, 압박감 때문에 오래 착용하기도 어려워 평상시 운동에서는 잘 쓰지 않습니다. 파워리프팅에서도 니 랩을 허용하는 경기와 금지하는 경기로 나눕니다.

원통형 니 슬리브는 압박력이나 지지력이 니 랩보다는 약하지만 착용하기 쉽고 착용감도 편합니다. 일반적인 근력운동 용도라면 착용하기 어려운 니 랩보다는 니 슬리브를 추천합니다. 니 슬리브는 두께가 중요한데, 평상시 운동에서는 3~5mm 두께의 제품을 주로 쓰고, 7mm는 파워리프팅 경기용이라 일상 운동에는 맞지 않습니다.

유산소운동이나 경기 스포츠에서는 그보다 얇고 동작을 제약하지

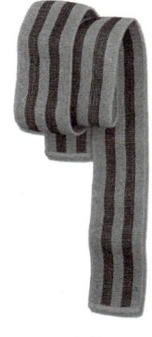
니 랩

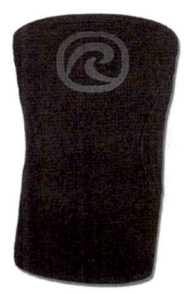
니 슬리브

근력운동 전용 무릎 보호대

않는 범용 무릎 보호대를 착용합니다. 범용 제품들은 근력운동에도 사용할 수 있습니다.

범용 무릎 보호대에는 무릎을 감싸주기만 하는 얇은 재질부터 벨크로나 밴드로 조여주는 타입, 쫀쫀한 니트 소재의 제품 등이 있습니다. 기능적으로는 측면에 무릎의 안정을 돕는 지지대가 있거나, 슬개골을 감싸는 둥근 패드가 달렸거나, 달리거나 점프할 때 부상이 잦은 슬개골 하부를 잡아주는 패드가 달린 제품도 있죠. 아래의 제품들은 추천하는 것이 아니라 특성별로 소개하기 위한 목적입니다.

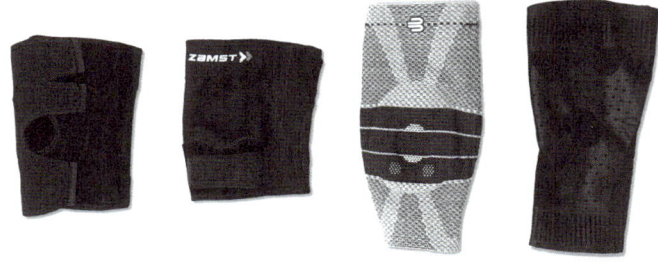

범용 무릎 보호대 4종

사진에서 첫 번째 제품은 쫙 펼쳐지는 오픈형으로 무릎 주변에 두를 수 있는 가벼운 제품입니다. 착용이 간편하고 옷 위로 착용할 수도 있어서 걷거나 등산할 때 많이 사용합니다(잠스트 EK3).

두 번째는 달리기를 위한 보호대로, 슬개골 아래쪽을 받쳐주는 패드가 있습니다(잠스트 RK2). 최근에는 이렇게 무릎 전체를 감싸는 대신 슬개골 아래쪽만 반지처럼 돌려 감는 보호대도 있고요.

세 번째는 니트 소재의 원통형 보호대로, 슬개골 전체를 둥글게 둘러싸는 젤 패드와 측면 보호대가 모두 있는 고가의 제품입니다. 달리기나 농구, 배구, 배드민턴 등 다목적용으로 활용합니다(바우어파인트 게뉴트레인 8세대).

네 번째는 관절 주변을 스포츠 테이핑하듯 둘러싸는 개념의 보호대로, 따로 물리적인 보호장치는 없습니다(에너스킨 E75, 안쪽 면).

무릎에 이미 부상이 있거나, 달리기나 점프의 비중이 크다면 다양한 기능을 갖춘 제품이 좋겠지만, 단순히 보호와 예방 차원에서 착용한다면 굳이 보호 기능이 많고 값비싼 제품을 착용할 필요는 없습니다.

전문 제조사들은 보호 레벨을 나누어 가장 가벼운 제품부터 로봇 관절 수준으로 강력하게 지지하는 제품까지 대개 서너 단계로 구분하기도 합니다. 보호 레벨이 아주 높은 제품은 거동이 힘든 분들을 위한 재활 용도이므로 일반인이 쓰기에는 부적합합니다. 당장 통증이 없다면 가장 지지력이 낮은 단계로 착용해도 무방합니다.

허리 보호대

운동할 때 흔히 쓰는 또 하나의 보호대는 허리 보호대입니다. 허리 상태가 좋지 않을 때 착용하는 의료용 허리 보호대와, 기록 향상이나 허리를 보호할 목적으로 근력운동에 사용하는 리프팅 벨트가 있습니다.

의료용 허리 보호대는 허리질환이 있을 때 장시간 착용하면서 허리를 보호하는 것이 주목적이라 재질이 얇고 등 중앙부터 엉덩이 윗부분까지 가릴 만큼 폭이 아주 넓습니다. 안쪽에는 허리 근육과 힘줄의 역할을 대신하는 단단한 프레임이 있습니다. 즉 보호대 자체가

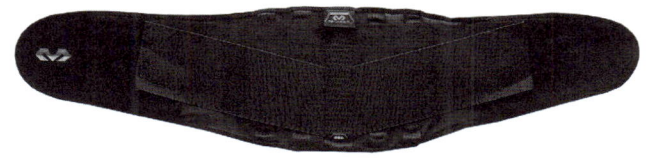

허리 보호대

어느 정도 지지력을 발휘합니다.

허리에 이미 심한 질환이 있고, 그래도 의사의 권고에 따라 운동을 해야 한다면 상하 방향의 지지력이 있는 이런 보호대가 적합합니다.

의료용 보호대와 리프팅 벨트의 가장 큰 차이는 그 자체의 지지력으로 허리를 버텨주느냐, 아니면 벨트로 복압을 높여서 몸통이 스스로 강성을 가지도록 돕느냐입니다. 즉, 허리에 심한 문제가 있다면 의료용 보호대를 착용하고, 허리가 건강하거나 운동은 할 수 있는 정도의 가벼운 문제만 있다면 리프팅 벨트를 착용합니다.

리프팅 벨트는 벨트 자체의 지지력보다는 복압을 높여 배의 형태를 견고하게 만드는 것이 주목적입니다. 리프팅을 할 때만 착용하고 바로 벗어야 합니다. 단시간만 착용하므로 재질이 단단하고, 폭도 좁습니다. 가장 많이 쓰이는 것은 홑겹의 가죽이나 뻣뻣한 직물, 네오프랜neoprene(내구성이 강하고 가벼운 합성고무) 등으로 된 일반적인 리프팅 벨트입니다. 착용이 편안하고 그나마 착용감이 좋아서 일상적인 근력운동에 두루 사용합니다.

그 외에 두꺼운 가죽을 겹쳐 만든 아주 단단한 파워리프팅용 벨트도 있습니다. 이런 벨트는 고중량 리프팅에 특화된 것으로 주로 개인기록에 도전할 때나 대회에 나갈 때 사용합니다. 착용하기도 힘들고 동작을 많이 제약하기 때문에 잠깐 사용하고 풀어야 합니다.

리프팅 벨트가 모두에게 필요하지는 않습니다. 그저 근력운동을 할 때 부상을 예방하는 차원에서 착용할 수 있고, 각자의 선택에 달려 있죠. 문제는 중량을 더 치려는 목적으로 사용하다가 허리에 더 나쁜 결과를 불러오는 경우가 많다는 점입니다. 벨트는 보험 차원으로만 생각하시고, 이것에 의존해 무게를 더 치겠다는 시도는 자제하시기 바랍니다.

또한 리프팅 벨트를 착용하고 무거운 중량을 들면 혈압과 심장박동수가 더 올라가는 경향이 있고, 복압이 높아져 탈장(헤르니아)의 위험도 높아집니다. 그러니 고혈압이나 탈장을 겪고 있다면 리프팅 벨트는 주의해서 사용해야 합니다.

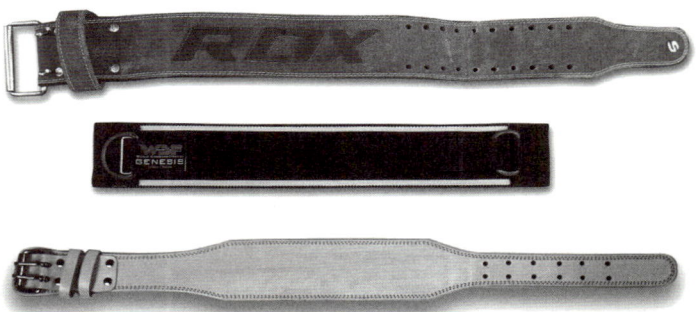

리프팅 벨트

이것만은 꼭 기억합시다!

중년 이후 유산소운동을 한다면 본인이 하는 종목에 최적화된 무릎 보호대를 착용하는 것도 좋습니다. 근력운동에서는 무릎 상태에 따라 착용 여부를 결정합니다. 허리 보호대는 의료용과 근력운동용 리프팅 벨트가 있습니다. 의료용은 허리에 문제가 있을 때, 리프팅 벨트는 허리를 많이 쓰는 트레이닝을 할 때 제한적으로 사용합니다.

Part 02

THE ESSENCE OF
MIDDLE-AGED EXERCISE

중년에도
피할 수 없는
영양 공부

THE ESSENCE OF MIDDLE-AGED EXERCISE

Part 02

운동에 관한 책은 대개 운동을 먼저 다루고 식단을 다룹니다. 하지만 이 책에서만은 식단을 먼저 다루려고 합니다. 나이가 들수록 할 수 있는 운동의 폭은 좁아지고, 식단과 생활 습관의 영향력은 커지기 때문이죠.

그렇다고 건강해지고 근육을 만드는 비법 식단 같은 것은 없습니다. 결국엔 원칙을 지키는 것이 가장 좋은 식단이죠. 하지만 중년 이후의 운동인에게 최적화된 식단은 있습니다.

chapter 01
어떤 영양소를 먹어야 할까?

이 장을 '또' 3대 영양소로 시작하고 싶지는 않지만, 제 다른 책을 아직 못 보신 분들을 위해, 그리고 나이가 들었을 때 영양소의 대사 차이를 다루기 위해 굳이 이 제목을 '또' 썼습니다.

일단 3대 영양소는 잘 알려진 대로 탄수화물, 단백질, 지방입니다. 이 중 단백질은 근육, 피부처럼 몸 자체를 이루는 구성 물질이 되거나 신진대사의 중간물질로 쓰입니다. 나이가 들수록 중요성이 높아지는 영양소죠.

한편, 탄수화물과 지방은 둘 다 에너지원이라는 점에서 역할이 겹칩니다. 하이브리드 자동차처럼 전기도 쓰고, 기름도 쓰는 격이죠. 하지만 두 영양소가 쓰이는 방식은 다소 차이가 있습니다.

운동할 때 단백질이 중요한 이유

충분한 근육량이 건강에서 필수라는 것은 앞서 이야기했습니다. 근육을 기르려면 여러 요소가 필요한데, 일단 운동이 1순위입니다. 하지만 아무리 운동을 열심히 해도 재료가 부족하면 근육은 정상적으로 늘지 않죠. 근육을 만들려면 두 가지 재료가 가장 중요한데, 첫 번째는 충분한 열량입니다. 그래서 다이어트 중에는 근육이 늘기 어렵죠. 하지만 열량은 뒤에 다룰 예정이니 여기서는 단백질에 관해 먼저 이야기하겠습니다.

인체에서 물을 빼면 가장 큰 비중을 차지하는 것이 단백질이라고 교과서에는 나옵니다. 그런데 이것도 옛말이고, 비만이 흔해진 현실에선 지방과 위치를 바꿔야 하는 것 아닌가 싶기도 합니다. 아무튼, 지방은 지방세포에 따로 서식하고 있고, 우리가 원하는 근육에서는 단백질이 주인공입니다. 동물의 근육이 우리가 먹는 고기니까 육류가 단백질의 보고일 수밖에 없죠.

좋은 단백질 vs 나쁜 단백질
단백질은 약 20여 가지의 자잘한 아미노산들이 레고 조각처럼 3차원으로 짜맞춰진 거대한 분자 물질입니다. 어떤 아미노산이 어떤 형태로 조립되었는지에 따라 단백질의 성질이 달라지죠.

단백질의 질은 얼마나 소화가 잘 되고, 유용한 아미노산이 많은지로 결정합니다. 탄수화물이나 지방은 종류별로 '다를' 수 있지만 좋고 나쁘고를 말하기는 애매한데, 단백질은 '좋거나 나쁘거나'가 딱 갈립니다. 예를 들어, 우유단백질은 질이 좋지만 옥수수단백질은 질이 나쁩니다.

그래서 단백질은 질을 판정하는 점수가 있습니다. 대표적인 단백질의 품질 지표로 BV, PDCAAS, DIAAS 등이 있는데, 최근에는 PDCAAS와 DIAAS를 주로 봅니다. 둘은 측정 방법이 약간 다르지만, 몸이 흡수해 실제로 사용하는 단백질 양을 측정한다는 면에서는 대동소이합니다. PDCAAS는 1.0이 만점이고, DIAAS는 1.0 이상이면 우수한 단백질로 봅니다.

표에서 보듯이, 동물성 단백질이 상대적으로 질이 좋습니다. 따라서 채식주의자가 아니라면 먹는 단백질의 최소 절반 이상은 동물성 단백질을 권장합니다.

그렇다면 채식으로 단백질의 질을 높일 방법은 없을까요? 불가능하지는 않지만, 쉽지도 않습니다. 곡물단백질에 콩, 견과류 등 다양한 식품을 섞어야 하는데, 이런 식품은 단백질 함량이 낮다 보니 많이 먹어야 합니다. 그러면 원치 않게 탄수화물이나 지방을 과잉 섭취하게 되어 살이 찔 수 있죠. 그래서 근육 성장에 집중하고 싶은 채식주의자들은 단백질만 따로 추출한 식물성 단백질 보충제를 이용하기도 합니다.

활동	PDCAAS	DIAAS
우유단백질	1.0	1.18
익힌 달걀	1.0	1.13
쇠고기	0.92	1.11
닭고기	0.95	1.08
콩(대두)	0.91	0.92
콩(완두)	0.70	0.58
쌀	0.50	0.59
아몬드	0.39	0.40
밀	0.42	0.40
옥수수	0.47	0.36
콜라겐	0	0

두 종류의 단백질 품질 지표

단백질을 어떻게, 얼마나 먹어야 할까?

질 좋은 단백질만 먹으면 족족 근육이 될까요? 그렇지는 않습니다. 섭취한 단백질의 대부분은 인체의 이런저런 대사 과정에서 소모되어 없어집니다. 한국인의 하루 평균 단백질 섭취량은 약 60~80g입니다. 이게 다 근육이 된다면 하루에 근육이 300g씩은 늘어야 하지만, 현실은 제자리나 지키면 다행입니다. 실제로는 근력운동을 죽어라 해야 저 중의 극히 일부가 근육으로 변신하죠.

단백질이 근육 생성을 돕는 것은 크게 두 가지 경로입니다. 첫 번째로, 단백질과 운동이 합쳐지면 회복 과정에서 더 많은 근육을 만들도록 자극합니다. 특히 운동 직후 1~2시간 이내에 단백질을 먹었을 때 그 효과가 가장 크죠.

두 번째는 근육이 자연적으로 손실되는 것을 줄이는 효과로, 단백질 섭취량이 많으면 자연적인 소실이 더뎌집니다. 특히 나이가 많을수록 자연적인 단백질 소실이 빨라지는 만큼, 젊을 때보다 많은 단백질, 특히 질 좋은 동물성 단백질이 유리합니다. 그런데도 아직 세간에는 나이가 많아지면 고기는 건강에 나쁘다느니, 식물성 식품이 무조건 건강에 더 좋다느니 하는 말이 무성합니다.

하지만, 최소한 단백질만큼은 이와 반대입니다. 어릴수록 단백질 활용 능력이 좋아서 단백질을 많이 먹지 않아도 근육과 신체 조직 합성에 큰 문제가 없습니다. 심지어 질이 떨어지는 단백질도 잘 활용합니다. 반면, 나이가 들수록 같은 근육을 만드는 데 더 많은 단백질이 필요하고, 질이 낮은 단백질 활용 능력은 특히 더 나빠져서 질 좋은 단백질이 절실합니다.

그래서 호주나 노르웨이 등에서는 고령자의 단백질 섭취 권장량을 젊은 성인보다 오히려 늘려 1.25~1.50g 이상 먹도록 권장합니다. 최근 미국에서도 일반인 권장량을 0.8g에서 1.0g 이상으로 늘리면서 고령자는 추가로 수치를 더 올려야 한다고도 합니다.

아무튼, 몸에 다른 문제가 없다면 매일 아래와 같은 정도의 단백질을 섭취하도록 권장합니다.

- 힘든 운동을 하지 않는 일반인은 체중 kg당 1.2g 이상
- 유산소운동만 하는 일반인은 체중 kg당 1.4g 이상
- 현재의 몸을 근육질로 만들기 위해 고강도 근력운동을 하는 일반인은 체중 kg당 1.6g 이상
- 몸을 지금보다 더 키우려고 고강도 근력운동을 하는 일반인은 체중 kg당 2g 이상

예컨대, 지금의 체중 70kg을 80kg으로 늘리기 위해 고강도의 근력운동을 한다면 하루 140g 이상의 단백질이 필요한 셈이죠.

단백질 잘 먹는 법

그럼 단백질을 어떻게 먹는 것이 좋을까요? 단백질은 찔끔찔끔 먹기보다는 최소 20~30g 이상을 끼니마다 뭉텅뭉텅 먹어주는 것이 좋습니다. 운동하는 사람에게 그만큼의 단백질은 몸에 들어온 자체로 근육 생성을 자극합니다. 최소한 운동 후에는 반드시 먹어줍니다.

장시간 단백질을 먹기 어렵다면 한 번에 50g 이상 몰아서 먹어도 됩니다. 가장 중요한 것은 하루 총량을 채우는 것이고, 나눠서 쓰는 것은 몸이 알아서 할 문제죠. 과거에는 단백질을 타이밍 맞춰 잘 나

눠 섭취하는 것을 강조했지만, 최근에는 총량을 최우선으로 합니다.

위에서 든 예처럼 하루에 140g이 필요한 남성이라면 세 끼니에 단백질을 30g씩 먹고, 운동 직후에 30g, 간식으로 20g을 섭취해 채울 수 있겠죠. 체중 50kg의 여성이라면 끼니마다 20~30g에 운동 후 30g까지 합쳐 100g 정도의 단백질이면 적당할 테고요.

끼니당 단백질 30g이 도무지 감이 안 온다면 계산해 봅시다. 공깃밥 한 그릇에는 단백질이 약 5g 들었습니다. 달걀 한 개에는 단백질이 6g 들었으니 밥 한 그릇에 달걀프라이 3~4개를 먹으면 24~30g이 됩니다. 달걀 서너 개가 부담스럽다면 살코기나 생선 살 120g 정도를 먹으면 밥과 합쳐 25~30g 정도의 단백질을 먹을 수 있습니다.

두부나 어묵, 소시지 같은 가공품은 생각만큼 단백질이 많지는 않습니다. 같이 먹는 것은 좋지만 그것만으로 단백질을 다 채우기는 어렵습니다. 사실 이런 가공식품은 육류나 어육 함량에 따라 영양성분은 딴판인 경우도 많아 마트에서 어떤 제품을 집어 오느냐도 중요한 문제입니다.

하지만 현실적으로 모든 사람이 식품마다의 단백질 함량을 줄줄 꿰고 있을 수는 없죠. 경험적으로 쉽게 잡자면, 밥 한 공기에 제육볶음이나 생선, 두부처럼 단백질이 많은, 소위 '에이스급 반찬' 두 가지면 대개는 단백질을 25g 이상 채울 수 있습니다. 에이스급이 하나뿐이라면 많이 먹거나, 후식으로 우유나 두유 한 팩을 마셔도 됩니다.

상황에 따라서는 잔치국수처럼 아예 단백질을 기대할 수 없는 메뉴를 먹어야 할 수도 있습니다. 이때는 어쩔 수 없이 단백질 보충제나 요즘 유행하는 단백질 음료 등을 추가하기도 합니다.

운동 직후에 섭취하는 단백질은 운동으로 자극된 근성장을 최대

음식	100g당 단백질	음식	100g당 단백질
소·돼지 살코기	20~22g	흰 우유	3.5g
흰살생선	20~24g	껍질 벗긴 닭고기	20~24g
붉은살생선	18~20g	흰쌀밥(200g)	5g
봉지라면(120g)	9~10g	달걀 1개(60g)	6g
두부	6~8g	식빵	6~8g
건조 스파게티면	11~12g	삼겹살	15~17g
반찬용 어묵	8~11g	비엔나소시지	8~14g
햄	14~17g	아몬드 음료	0.6g

100g당 음식별 단백질 함유량

화하는 차원에서 매우 중요합니다. 20대에는 20~30g이 권장치이지만, 40대 중반 이후에는 단백질의 자극 효과가 낮아지므로 30g 이상을 권장하기도 합니다. 이렇게 본다면 단백질 보충제는 이 시기에 더 필요할 수도 있습니다. 부모님께 보충제를 드려도 되냐는 질문을 종종 받는데, 혼자 숨겨놓고 먹는 것이 불효일 수도 있습니다.

한편, 고령자이고 채식 단백질 비중이 높다면 5g 정도의 BCAA 또는 2g 정도의 류신(로이신)을 식사에 추가하는 것도 단백질의 질을 높이는 방법입니다. BCAA는 류신, 이소류신, 발린이라는 세 종류의 필수 아미노산을 말하는데, 단백질을 이루는 20여 종의 아미노산 중 근육 생성에 가장 핵심입니다. 질 좋은 단백질일수록 대체로 BCAA 함량이 높은데, 그중에서도 류신이 가장 중요하거든요. 채식은 BCAA의 함량이 낮다 보니 같은 양의 단백질을 먹어도 다소 불리하기 때문입니다.

또 하나 신경 써야 할 것은 단백질 공급원을 되도록 다양화하는 것입니다. 다양한 단백질을 먹을수록 아미노산의 구성은 물론 건강 면에서도 유리합니다. 돼지고기나 쇠고기 같은 붉은 육류, 햄 같은 가공육을 지나치게 섭취하면 대장암 위험을 높일 수 있고, 특히 삼겹살이나 등심처럼 지방이 많은 육류는 대사증후군 위험까지 덤으로 높일 수 있죠. 닭고기나 유제품, 생선, 콩 등 다양한 식품에서 단백질을 얻는 것이 좋습니다.

그렇다면 단백질 섭취량에 상한선은 없을까요? 건강한 사람을 대상으로 한 실험에서는 체중 kg당 4g까지도 문제가 없었다는 결과는 있습니다. 하지만, 이것은 고작 몇 개월 테스트한 결과이고, 의학계에서는 단백질 과잉이 간이나 신장 등에 부담이 된다는 견해도 있습니다. 체중 kg당 1.6~2.2g보다 더 먹어도 추가로 생성되는 근육은 미미하다고 하니, 굳이 논란과 돈 낭비를 감수하며 단백질을 너무 많이 먹을 필요는 없겠죠.

한편, 단백질을 피해야 하는 때도 있습니다. 고강도 운동 직전인데, 단백질은 다른 영양소보다 소화 흡수에 많은 에너지가 쓰입니다. 다량의 단백질, 특히 육류를 먹으면 소화기에 에너지가 몰리면서 체온이 약간 올라가고, 많은 땀을 흘리기도 합니다. 이때 고강도의 운동을 하면 몸에 부담이 됩니다. 고강도의 운동을 앞두고 있다면 바로 에너지가 되는 탄수화물 섭취가 더 유리합니다.

쉬어가기 콩으로 단백질을 채울 수 있을까?

한국인에게 고단백 식품의 대명사라고 하면 콩이 등장합니다. 특히 중년 이후, 여성이나 고령층은 콩을 흠잡을 데 없는 완전식품으로 여기죠.

그런데, 콩은 종류가 많고 영양도 제각각입니다. 흔히 메주콩으로 불리는 백태, 서리태 등 대두(Soy) 종류는 단백질이 40%에 이르고, 지방도 많아서 열량도 높습니다. 육류에 비해 저렴하게 단백질과 지방을 얻을 수 있어서 전세계적으로 수확량도 많고 두부, 분리대두단백질, 대체육이나 콩기름, 심지어 동물 사료까지 수많은 콩 가공품의 원료가 됩니다.

강낭콩, 완두, 렌틸콩 등은 단백질 함량이 10% 미만이고 탄수화물이 주성분입니다. 지방이 적어서 대두보다 열량은 낮고, 섬유소가 많고 소화가 더뎌 포만감은 높습니다. 덕분에 다이어트에는 유리하지만, 최소한 단백질원으로는 대두보다 못하죠.

그런데 대두든, 강낭콩 또는 렌틸콩이든 그것만으로 식사에서 단백질을 채우기는 쉽지 않습니다. 두부는 한 모(300g)를 혼자 다 먹어야 한 끼 단백질 권장치 20g을 채울 수 있고, 밥에 검정콩이 보이면 건강식 같고 든든하지만 실제로 콩밥 한 공기의 단백질은 백미밥보다 2~3g 많을 뿐입니다. 그러니 근육을 적극적으로 기를 고단백 식단을 계획한다면 콩은 '단백질을 보완'하는 조연 정도로 생각하고, 단백질이 더 많은 주인공은 따로 찾는 것이 좋습니다.

 이것만은 꼭 기억합시다!

단백질은 근육을 늘리는 핵심 영양소인 만큼, 필요량만큼 충분히 먹어주는 것이 아주 중요합니다. 건강을 중시한다면 체중 kg당 최소 1.2g 이상, 근육량 증가를 주목적으로 고강도의 근력운동을 한다면 체중 kg당 1.6~2.2g의 단백질을 반드시 먹어줍니다.

탄수화물 바르고 건강하게 먹기

3대 영양소 중 한국인의 식단에서 가장 비중이 높은 것은 탄수화물입니다. 열량을 기준으로 하면 전체 섭취량에서 55~60%를 탄수화물이 차지합니다. 나이가 들수록 탄수화물을 '바르게' 먹는 것이 건강에 아주 중요한 문제가 됩니다. 중년 이후 가장 흔한 고질병인 대사증후군과 직결되기 때문이죠.

탄수화물 쉽게 이해하기

탄수화물은 지방과 함께 몸의 에너지원입니다. 탄수화물은 'xx당'이라 이름이 붙은 작은 당 분자나 그것들이 뭉쳐 만들어진 덩어리를 뭉뚱그려 말합니다. 즉 포도당이나 과당 분자 한 개일 수도 있고, 과당과 포도당 둘이 손잡고 있는 설탕일 수도 있고, 엄청난 수의 포도당이 큰 덩어리를 이룬 쌀의 녹말일 수도 있고, 심지어 밧줄을 이루

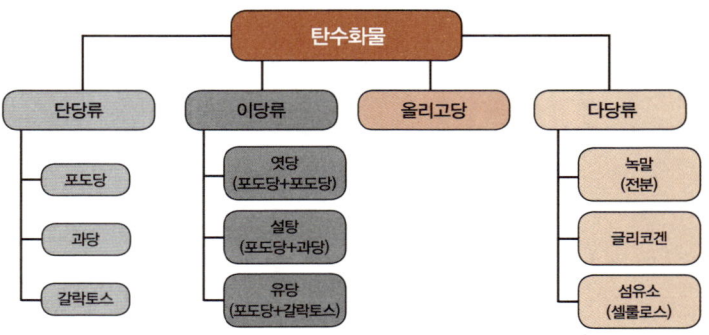

탄수화물의 종류

는 식물의 줄기일 수도 있으니 형태는 제각각입니다.

 탄수화물은 근육이나 내장에 든 미량의 글리코겐을 빼면 거의 100% 식물에서 옵니다. 동물은 에너지 대부분을 지방으로 저장하지만, 식물은 지방과 함께 탄수화물, 그중에서도 녹말이나 포도당, 과당 등의 형태로 저장하고, 그것을 사람이 수확해 먹기 때문이죠.

 에너지원으로서 탄수화물과 지방을 비교하면, 탄수화물은 g당 4kcal, 지방은 9kcal를 냅니다. 지방은 무게당 열량이 높은 대신 연소에 시간이 걸리고, 탄수화물은 무게당 열량은 낮지만 빠르게 흡수되고 에너지도 빨리 내기 때문에 힘든 운동에서 결정적인 역할을 합니다. 그래서 등산 도중에 힘을 내려고 김밥이나 바나나, 주스를 먹는 사람은 있어도 식용유를 마시는 사람은 없죠. 탄수화물은 소화·흡수 과정에서 10% 정도의 열량을 잃습니다. 몸 안으로 들어가는 수수료 격이죠.

 우리 몸은 탄수화물과 지방의 장단점을 다 취하기 위해 소량의 응급용 연료는 근육과 간에 탄수화물(글리코겐)로 저장하고, 다량의 생존용 연료는 몸 곳곳에 체지방으로 저장해 둡니다.

 탄수화물을 태울 때는 녹말이나 설탕, 유당 같은 여러 분자의 탄수화물을 최소 단위인 포도당까지 쪼갠 후에 비로소 태웁니다. 몸의 기관 대부분은 탄수화물과 지방을 모두 태울 수 있지만, 뇌는 예외입니다. 뇌는 24시간 움직이며 우리가 쓰는 열량의 4분의 1을 혼자 먹어 치우는 에너지 괴물인데, 탄수화물이 완전히 고갈된 최악의 상황이 오지 않는 한 오직 당분만 쓰는 입맛 까다로운 기관입니다. 우리 핏속에 일정량의 포도당(혈당)이 계속 돌고 있는 것도 사실상 뇌 때문이죠.

다른 기관은 지방이 있으면 지방을, 탄수화물이 있으면 탄수화물을 그때그때 바꿔가며 쓸 수 있습니다. 물론 선호하는 에너지원은 있지만 뇌처럼 '당분이 아니면 안 먹어!'라며 숟가락 내던지는 까칠이는 아닙니다.

빠른 탄수화물과 느린 탄수화물

밥이나 빵 같은 탄수화물을 먹으면 최소 단위인 포도당까지 쪼개진 후 흡수됩니다. 다른 영양소와 비교하면 분해와 흡수가 빠릅니다. 그에 따라 혈당도 즉시 높아지지만, 건강한 사람이라면 일정 범위를 벗어나지 않습니다. 그런데 식후에 혈당이 과도하게 오르거나 잘 떨어지지 않는 사람들이 있는데, 이렇게 혈당 관리가 안 되는 것을 '당뇨'라고 합니다.

탄수화물 식품은 적당한 속도로 소화되면서 계속 에너지를 공급할 수 있는, 분자 크기가 큰 다당류 탄수화물 식품이 대체로 건강에 좋습니다. 그렇다고 빨리 흡수되는 단당류 탄수화물 식품은 의미가 없냐 하면 그렇지는 않습니다. 빠르게 에너지를 공급해야 하는 운동 직전이나 운동 도중, 혹은 컨디션이 크게 떨어진 상황에서는 빨리 흡수되는 작은 분자의 탄수화물이 필요합니다.

그렇다면 혈당을 빨리 올리는 탄수화물과 느리게 올리는 탄수화물은 어떻게 구분할까요? 가장 쉬운 방법은 단맛이 나는가입니다. 단맛이 나거나, 잠깐만 씹어도 바로 단맛이 나면 대체로 빠른 탄수화물이죠. 꿀이나 설탕물, 흰쌀밥이 그렇죠. 혀에서 포도당이나 과당 같은 작은 분자를 포착해 '달다'라는 신호를 뇌로 보내니까요.

그런데 단맛이 난다고 다 혈당을 빨리 올리지는 않습니다. 과당(프럭토스)은 단맛은 강하지만 다른 대사 과정을 거쳐야 에너지로 쓰일 수 있다 보니 혈당을 직접 올리지는 않습니다. 그래서 한때 혈당을 덜 올리는 건강한 당으로 여겼지만, 최근에는 간에 부담을 주고 복부지방 형성을 자극하고, 통풍을 악화하는 등 나쁜 영향이 속속 밝혀지고 있습니다. 아직 논란은 있지만 최소한 '단 음식은 어떤 식으로든 건강에는 좋지 않다'라고 생각하면 90%는 맞습니다.

다행히 조금이라도 가공된 식품에는 대부분 영양성분표가 붙어 있는데, 탄수화물과 당류를 다른 항목으로 분류해 두었습니다. 탄수화물은 전체 탄수화물 양을, 당류는 빨리 소화되는, 분자가 작은 탄수화물을 말합니다. 그러니 탄수화물 양도 중요하고, 가능하다면 당류가 적은 식품이 혈당 관리나 여러 건강 지표에서 유리합니다.

우리 주변의 탄수화물 식품들

탄수화물 식품은 단백질 식품보다 종류가 압도적으로 많습니다. 한국인의 주식인 밥, 빵, 면, 떡처럼 곡물에서 온 음식은 소량의 단백질, 지방은 있지만 탄수화물 함량이 압도적으로 많습니다. 옥수수나 콩 등은 일반 곡물에 비하면 단백질과 지방이 조금 많지만, 탄수화물이 제일 많기는 매한가지입니다.

과일과 채소류도 화학적으로는 대부분 탄수화물이지만, 그중 상당량은 섬유소입니다. 섬유소는 화학적으로는 탄수화물로 분류되지만 몸에서 직접 소화·흡수를 하지 못해 열량은 낮습니다. 상추나 오이는 섬유소와 물이 대부분이라 맛이 밍밍한 대신 열량도 제로에 가깝고, 배부르게 먹어도 혈당은 거의 오르지 않습니다. 반면, 파인애플, 망고, 말랑한 연시, 단호박처럼 달콤한 과일과 채소는 당류가 많아서 살도 찌고 혈당도 팍팍 올리죠. 대개 달콤하거나 포슬포슬하거나 구수한 맛이 나면 열량이 높고 혈당도 많이 올립니다.

제일 조심할 것이 감자나 고구마, 갓 수확한 여름 단호박처럼 포슬포슬한 채소류인데, 이것들을 먹어도 살이 안 찌는(?) 건강식품으로 여기는 사람이 많습니다. 이것도 뱃속에서 결국엔 포도당으로 분해되는 만큼, 많이 먹으면 살도 찌고 혈당도 오릅니다. 특히 고구마는 고열에 구우면 엿당으로 열분해 되면서 말랑해지고 단맛이 강해지는데, 그만큼 혈당을 빨리 올리는 식품으로 변합니다.

과자나 케이크, 초콜릿 등을 많이 먹으면 건강에 나쁘다는 것은 잘 알려져 있죠. 그런데 왜일까요? 주원료가 밀가루와 설탕이라 탄수화물 때문에 혈당이 요동치는 것은 맞습니다. 그러니 당뇨 등 혈당 관리가 시급하다면 아주 적게만 먹어야 하는 금기 식품에 가깝죠.

그런데 이런 주전부리는 실상 탄수화물보다는 지방에서 온 열량이 더 많은 경우가 흔합니다. 초콜릿도 단맛 때문에 탄수화물 식품이라 여기지만, 열량의 대부분은 카카오버터의 지방에서 옵니다. 그래서 설탕이 거의 없는 무설탕 초콜릿도 열량은 일반 초콜릿과 별 차이가 없습니다. 혈당 관리에서는 유리하겠지만 살이 찐다는 면에서는 크게 다르지 않습니다.

단맛을 내는 설탕이나 꿀, 물엿, 각종 시럽 등은 두말할 것도 없이 탄수화물 덩어리이고, 그중에서도 혈당을 팍팍 올리는 '작은 분자의 탄수화물'입니다. 현대인은 음식을 만들면서 직접 이런 재료를 쓰기보다는 이미 섞인 상태의 주스, 탄산음료, 각종 스무디, 요구르트 등을 아무 생각 없이 먹는 경우가 더 많죠.

탄수화물 식품을 그나마 건강하게 먹으려면?

탄수화물을 안 먹고 살 수는 없으니 되도록 느리게 소화·흡수되는 거친 음식의 비중을 높입니다. 나이가 들수록 혈당 관리가 중요해지는 만큼, 부드럽고 달콤한 것과는 최대한 거리를 둡니다. 같은 음식도 어떻게 조리해 먹느냐, 무엇과 함께 먹느냐에 따라 몸의 반응은 조금씩 차이가 납니다.

정제가 덜 된 통곡물일수록 소화·흡수가 느립니다. 콩이나 보리, 기장처럼 소화가 느린 잡곡을 섞었다면 거기서 더 느려집니다.

가루를 내거나 갈아놓은 상태, 액체 상태일수록 소화·흡수가 빠릅니다. 셰이크나 죽보다는 이로 부수고 씹어 먹을 수 있는 고체 상태가 좋습니다. 과일과 채소도 주스를 만들거나 즙을 내기보다 통으로 씹어 먹는 편이 훨씬 건강합니다. 즙을 내고 버려지는 펄프에 진짜 배기가 들어 있을지도 모릅니다.

똑같은 밥도 채소나 살코기처럼 소화·흡수가 더딘 식품을 반찬으로 먹으면 뱃속에서 섞이면서 소화가 더뎌집니다. 몸에 안 좋다는 백미밥도 채소 반찬과 살코기 등을 충분히 섞으면 훨씬 건강하게 만들 수 있습니다.

 이것만은 꼭 기억합시다!

탄수화물은 3대 영양소 중 우리의 열량에서 가장 큰 비중을 차지하는 최대 에너지원입니다. 탄수화물은 혈당이나 당뇨 관리와 큰 연관이 있는 만큼 단맛이 적고, 단단하며 거칠고, 소화가 더딘 음식으로 섭취하는 편이 건강한 선택입니다.

지방, 아주 나쁘거나 좋거나 (Feat. 콜레스테롤)

3대 영양소 중 마지막 주자는 탄수화물과 함께 에너지 영양소인 지방입니다. 지방은 에너지원이면서 세포의 중요한 구성 성분이기도 한데, 특히 뇌나 신경세포에서 비중이 큽니다. 또한 기름에만 녹는 지용성 영양소를 운반하는 매개체이기도 하죠.

우리가 그토록 없애고 싶어 하는 체지방 세포도 몸의 입장에선 중요한 조직입니다. 외부 충격이나 온도 변화에서 몸을 보호하고, 때로는 호르몬을 분비하기도 합니다.

지방이라고 다 같은 지방이 아니다

지방은 구성 원소로만 보면 탄수화물처럼 탄소, 수소, 산소의 3가지로 이루어져 있습니다. 하지만 분자의 구성이 조금 달라서 더 많은 에너지를 품고 있는데, g당 9kcal로 탄수화물의 2배가 넘죠. 탄수화물이 소화과정에서 10%의 열량을 수수료로 지급하는 반면, 지방은 3% 정도로 사실상 거의 수수료 없이 몸에 저장되거나 쓰일 수 있으니 에너지 효율로는 만점입니다.

무게당 많은 열량을 보유한 만큼, 저장용 에너지원으로는 안성맞춤입니다. 고기의 비계, 콩기름이나 올리브 오일 같은 기름도 그 동식물이 몸 안에 저장해 둔 연료통을 포식자인 인간이 빼앗아 먹는 것이고요. 같은 조상에서 진화한 생명체인 만큼, 음식의 지방과 인간의 체내 지방은 기본적으로 구조가 같습니다. 대부분 '중성지방'이라는 형태인데, 글리세롤이라는 빨래걸이에 지방산이라는 긴 사슬 3개가 매달린 모양입니다.

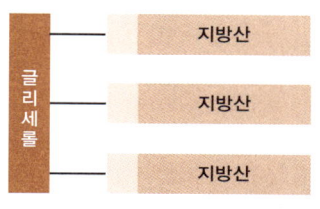

중성지방의 형태

글리세롤은 다 똑같기 때문에 여기에 매달린 지방산 사슬에 따라 지방의 종류가 달라집니다. 흔히 말하는 불포화지방, 포화지방 등등이 여기서 갈라집니다. 포화지방은 안정적이라 고체가 많고, 불포화지방은 불안정해서 액체가 많습니다. 하지만 몸 안의 지방 조직 대부분은 이 둘이 섞여 있고, 식품에도 마찬가지입니다. 대부분의 식품은 포화지방과 불포화지방이 섞여 있죠. 동물성 식품에는 포화지방산이 상대적으로 많고, 식물성 식품에는 불포화지방산이 상대적으로 많지만 코코넛유처럼 예외도 있습니다.

지방도 탄수화물의 다당류와 단당류처럼 사슬이 긴 장쇄 지방산과 중쇄 지방산, 단쇄 지방산이 있습니다. 우리가 먹는 대부분의 지방은 장쇄 지방산이라 흡수가 느려서 먹은 후 1시간은 지나야 본격적으로 흡수되기 시작해 몇 시간 동안 지속됩니다. 그러니 먹자마자 혈당이 확 올라가고 힘이 나는 탄수화물과 달리 먹는다고 바로 힘이 나지는 않고, 핏속의 중성지방 농도도 급격하게 변하지 않습니다. 대신 포만감이 오래 가고, 느끼하기도 해서 많이 못 먹는 특성도 있습니다.

지방은 흡수율도 제각각인데, 기름이나 버터, 땅콩버터처럼 추출

	포화지방산	불포화지방산		
		단일불포화지방산	오메가-6	오메가-3
카놀라유	7	61	21	11
들기름	8	15	13	64
참기름	12	42	46	-
해바라기유	12	16	71	1
옥수수유	13	29	57	1
아보카도유	16	71	12	1
올리브유	15	75	9	1
콩기름	15	23	54	8
땅콩	19	48	33	-
아몬드	8	62	30	-
호두	6	17	65	12
돼지고기	43	47	9	1
쇠고기	50	45	4	1
팜유	51	39	10	-
버터	68	28	3	1
코코넛유	91	7	2	-

지방의 종류와 성분

하거나 갈아놓은 지방은 대부분 잘 흡수됩니다. 반면, 견과류나 덩어리 육류 등 원형이 파괴되지 않은 세포 내 지방은 일부 소화가 덜 된 상태로 대장까지 지나가기도 합니다. 익히지 않은 견과류는 흡수가 안 되고 대변으로 빠져나가는 지방의 양이 20~30%에 이를 수도 있습니다.

지방과 탄수화물의 우선순위

같은 열량을 먹어도 탄수화물보다 지방을 더 많이 섭취하면 체지방이 더 잘 늘어날까요? 그 전에, 우리 몸이 에너지를 사용하는 방법을 알아보죠. 우리 몸은 하이브리드 자동차와 비슷합니다. 전기는 탄수화물, 휘발유는 지방과 비슷하죠. 탄수화물(전기)로 발동을 걸고, 속도가 붙으면 지방(휘발유)도 태우기 시작합니다. 그러다 탄수화물이 부족하면 지방을 더 쓰고, 지방이 부족하면 탄수화물을 더 쓰겠죠. 어차피 뇌를 제외한 대부분의 기관에선 둘 다 쓸 수 있으니, 식사하면서 어느 영양소를 더 많이 먹느냐는 큰 에너지 그림에서는 별반 영향이 없습니다.

하지만 체지방으로 저장한다는 측면에서는 지방이 절대적으로 유리합니다. 지방은 그대로 저장할 수 있지만, 탄수화물을 지방으로 바꾸려면 번거로운 대사 과정이 필요하기 때문이죠. 그러니 똑똑한 몸은 탄수화물은 우선 써버리는 쪽을, 지방은 저장하는 쪽을 선호합니다. 물론, 탄수화물이 '직접' 체지방이 되기는 어렵다는 의미일 뿐, 결과적으로는 지방이든 탄수화물이든 많이 먹으면 살이 찝니다.

그런데 이쯤에서 알코올 이야기를 해야겠습니다. 알코올은 살이 안 찐다고 여기는 사람이 많습니다. 알코올은 몸에 들어가면 복잡한 대사 과정을 거친 후 지방이 연소하는 과정에 편입되어 에너지원으로 쓰입니다. 결과적으로 알코올 1g은 7kcal 정도를 내니 에너지 밀도로 보면 탄수화물과 지방의 중간 정도죠. 알코올도 탄수화물처럼 그 자체를 체지방으로 바꾸어 저장하기는 어렵습니다. 하지만 알코올이 타면서 내는 에너지만큼은 몸에 저장된 체지방을 태우지 않으니 결국 그만큼 체지방이 늘기는 마찬가지입니다.

콜레스테롤도 지방일까?

지방과 건강의 문제를 따지다 보면 콜레스테롤 이야기를 반드시 언급해야 합니다. 콜레스테롤을 지방으로 착각하기 쉽지만 사촌지간일 뿐 지방은 아닙니다. 정확히는 지방을 포함하는 좀 더 큰 범주인 '지질'의 하나죠. 동물의 세포막이나 체액을 이루는 중요한 성분이라 동물성 식품에는 많든 적든 조금씩은 다 들어 있죠. 하지만 항상 그렇듯 과하면 문제가 됩니다.

아마 건강검진을 받으면서 HDL, LDL, 중성지방(TG) 등의 수치를 받아보셨을 텐데, 핏속에서 콜레스테롤이 어떤 형태로 존재하는지를 말합니다. 저밀도의 LDL은 콜레스테롤을 품어 나르는 자루이고, 최근 쟁점이(논란이) 된 초저밀도 VLDL은 중성지방을 품어 나르는 자루입니다. 한편 HDL은 빈 자루(?)로, 잘못된 곳에 떨어진 콜레스테롤을 주워 담는 청소부입니다. 그래서 일반적으로 HDL 수치는 높으면 좋고, LDL, VLDL 수치가 높으면 동맥경화나 고혈압 위험성이 높아져 나쁜 신호가 됩니다. 나이가 많을수록 LDL, 중성지방 수치가 높아지는 경향이 있기 때문에 반드시 확인해야 합니다.

콜레스테롤은 간에서 필요한 만큼 합성되기 때문에 적게 먹는 것은 큰 문제가 없습니다. 식사로 섭취하는 콜레스테롤은 혈중 콜레스테롤 수치에 대개는 문제를 일으키지 않지만, 이미 콜레스테롤 수치가 높은 사람들은 예외입니다. 이들은 몸에서 콜레스테롤 상한치 관리가 되지 않아 식사 때문에 콜레스테롤 수치가 오를 수도 있습니다. 이런 경우는 지나친 콜레스테롤과 포화지방 섭취는 자제하는 것이 좋습니다.

대표적인 고 콜레스테롤 식품은 달걀이나 명란 같은 알류, 곱창 같은 내장류, 오징어 같은 두족류 등이 꼽힙니다. 달걀은 노른자에 많이 들어 있고, 두족류는 내장, 알이나 껍질에 콜레스테롤이 집중되어 있고 살덩어리에는 그렇게 많지 않습니다. 그러니 콜레스테롤을 관리해야 한다면 이런 식품은 콜레스테롤이 많은 부분을 되도록 줄여 적당량 먹는 것이 좋습니다.

몸에 좋은 지방은 뭘까?

어느 지방이 건강한가, 포화지방은 얼마나 해로운가 등등의 문제는 최근 여러 이견이 등장하며 논란도 많습니다. 하지만, 지금까지 학계에서 널리 인정하는 내용들을 요약해 보겠습니다.

- 포화지방산이 많은 지방은 각종 대사증후군 등 심혈관 건강에 나쁘다 : 여기에 해당하는 지방은 소나 돼지 등 육류의 비계, 버터나 코코넛유처럼 상온에서 고체가 되는 지방입니다. 이런 지방을 많이 먹으면 중성지방이나 콜레스테롤 관리에 나쁘고, 인슐린 저항성이 높아진다고 봅니다.

- 불포화지방산이 많은 지방은 포화지방산이 많은 지방보다는 건강에 부담이 적다 : 불포화지방산은 종류가 매우 많습니다. 그중 오메가6보다는 오메가3나 단일불포화지방산(오메가9)이 많은 식품이 건강에 유익합니다. 오메가3지방산은 생선 기름이나 들기름에 많고, 단일불포화지방산은 올리브유, 아보카도유 등에 많습니다. 다만 불포화지방산은 포화지방산보다 불안정해서 산패하거나 트랜스화할 우려가 큽니다.

- 트랜스지방산은 모든 지방산 중 가장 나쁘므로 최대한 피하는 것이 좋다 : 트랜스지방산은 지방산 사슬이 뒤틀린 형태를 말합니다. 대개 불포화지방산이 트랜스화하기 쉽습니다. 잘못 보관하거나 오래된 기름, 가열한 기름 등에서 흔히 발견되고, 과거에는 마가린과 쇼트닝 같은 소위 '경화지방'에서 많이 나왔습니다. 즉 자연적으로도 생길 수 있고 가공 과정에서 만들어지기도 하니, 사람이 만들어낸 가짜 지방이라는 말은 절반만 맞습니다. 최근에는 관련 규제가 많아지고 제조공정이 개선되어 대부분의 마가린 등에는 트랜스지방이 거의 없습니다.

- 몸에 좋은 지방은 살이 안 찐다고 착각하지 말자 : 지방에 대해 가장 흔히 하는 착각입니다. 몸에 좋다고 알려진 아보카도유, 올리브유 등은 지방산의 조성이 좋다는 뜻이지 많이 먹어도 살이 안 찐다는 것은 아닙니다. 먹는 만큼 살은 찝니다. 그저 살과는 별개로 건강에는 유익할 수 있다는 뜻일 뿐입니다. 한 세기 전만 해도 살이 많이 찌는 음식을 몸에 좋은 음식으로 여겼다는 것도 잊어선 안 됩니다.

 이것만은 꼭 기억합시다!

지방은 탄수화물보다 열량이 훨씬 높고 후순위로 연소합니다. 많이 먹으면 살이 찌기 쉽지만, 소화가 느리고 포만감이 높아 실제로는 많이 못 먹는 특성도 있습니다. 일반적으로 덩어리진 포화지방산보다는 액상의 불포화지방산이 건강 면에서는 유리하다고 알려졌지만, 건강에 유리하다는 말을 살이 안 찐다는 뜻으로 착각해서는 안 됩니다.

미량 영양소

입으로 들어가는 것 중에는 단백질, 탄수화물, 지방의 3대 기본 영양소가 가장 중요하지만, 그렇다고 이것만으로 건강하게 살 수는 없습니다. 3대 영양소에 속하지 않고, 그렇다고 스스로 만들어내지도 못하는 여러 영양소는 식품으로 섭취해야 합니다. 이들 중 대표적인 것을 정리하면 아래와 같습니다.

- 비타민 A : 세포 분열에 주로 관여
- 비타민 B_1, B_2, B_3 : 에너지대사에 주로 관여
- 비타민 B_5, B_6, B_{12} : 체성분 형성에 주로 관여
- 비타민 C : 항산화제, 콜라겐 합성
- 비타민 D : 골밀도 유지, 세포분화와 면역력 관여
- 칼슘 : 뼈의 구성 물질, 신경 흥분 조절
- 마그네슘 : 에너지대사, 신경 흥분 조절
- 아연 : 성장발육, 성호르몬에 관여
- 칼륨 : 신경 흥분 조절, 체내 이온의 균형 유지
- 철분 : 혈색소 성분, 에너지 생성 등

위에 나온 영양소는 식사하면서 골고루 잘 먹는다면 대개는 따로 보충할 필요가 없습니다. 하지만 현대인의 상당수는 편식이 심하고, 음주나 흡연, 과로나 질병, 때로는 경구피임약 같은 일부 약물 때문에

부족 현상을 겪기도 합니다. 체중 관리를 위해 식사량을 확 줄여도 문제가 됩니다. 식사량이 줄면 비타민이나 미네랄 같은 미량영양소의 섭취량도 덩달아 줄어드는데 몸에 필요한 양은 줄지 않기 때문이죠.

미량영양소는 백미나 밀가루 같은 정제 식품보다는 통곡물, 달걀, 육류, 유제품에 많이 들어 있습니다. 흔히 비타민이라고 하면 과일부터 생각하는 것은 과거에 비타민C가 부족해 문제가 됐던 시절의 관점입니다. 비타민이나 미네랄 상당수는 육류와 곡류, 푸른잎채소에 더 풍부해서 무조건 과일만 많이 먹을 필요는 없습니다. 사실 대부분의 과일은 당류가 많아서 혈당, 혈압, 복부비만을 관리 중이라면 섭취량을 조절해야 합니다. 대사증후군이 있다면 과일은 하루에 한 개, 혹은 한 접시 이상을 넘기지 말라고 조언하죠.

운동도 몸의 입장에서는 스트레스 요인이므로 미량영양소 소모가 많습니다. 여기에 다이어트까지 겹치면 더 나빠질 수도 있죠. 그래서 운동을 열심히 하는 분들 대부분은 '보험 차원에서' 종합비타민제를 먹습니다. 단, 보험 차원이므로 고용량 제제나 운동하는 분들을 타깃으로 한 고가의 종합비타민제까지는 대개 필요 없습니다.

종합비타민제 성분 중 상당수는 지용성이기 때문에 공복에 먹지 말고 식사할 때 함께 먹는 것이 흡수에 좋습니다. 반면, 칼슘이나 미네랄 보충제는 별다른 언급이 없다면 단독으로 먹는 편이 무난합니다.

다른 모든 영양소처럼 비타민과 미네랄도 많이 먹는다고 좋은 것은 아닙니다. 한두 가지 먹어서 과용이 되는 경우는 드물고, 여러 보조제를 섞어서 섭취하다 보면 자신도 모르게 특정 비타민을 과용할 수는 있습니다.

과용하지 않도록 가장 신경 써야 하는 것은 지용성비타민, 그중에서도 비타민A입니다. 비타민A는 여러 형태가 있는데, 특히 동물성인 레티놀은 간독성 우려가 있어 간에 문제가 있다면 섭취량에 주의해야 합니다. 또한 임산부가 과용하면 태아에 문제가 생길 수 있습니다. 베타카로틴은 몸 안에서 비타민A로 변할 수 있는 전구물질인데, 한때는 독성이 없다고 여겨져 고용량 제품이 많았습니다. 하지만, 과용할 경우 흡연자에게 폐암 위험성을 높일 수 있다는 사실이 뒤늦게 밝혀지면서 최근에는 주의하는 추세입니다. 수용성 비타민 중에는 비타민 B_3 중 하나인 니아신을 섭취할 때 주의해야 합니다. 과용하면 간독성이나 통풍 발작을 악화할 우려가 있기 때문입니다.

　미네랄은 대부분이 과용할 경우 문제가 될 수 있습니다. 특히 칼슘과 철분이 문제인데, 둘 다 일상적인 식단으로는 과용하기 어렵고 대개 보조제로 중복 섭취할 때 문제가 됩니다. 칼슘은 결석 등이 생길 수 있고, 철분은 간독성이나 심혈관질환 위험을 높인다고 지적합니다. 철분은 남성과 50대 이상의 여성에게는 필요량 자체가 많지 않은 데다 붉은 고기에 많아서 육류를 즐기는 사람이 보조제까지 섭취하면 과잉되기 쉽습니다. 이때는 보조제를 섭취할 때 철분이 과잉되지 않도록 꼭 확인해야 합니다.

 이것만은 꼭 기억합시다!

미량영양소를 보충하기 위해 종합비타민, 미네랄 등을 보험 차원에서 섭취할 수 있습니다. 하지만, 지나치게 섭취할 우려가 있는 영양소는 다른 보조제나 건강식품과 성분이 중복되지 않는지 미리 확인해야 합니다.

chapter 02
40대 이상을 위한 최선의 식단

3대 영양소는 학창 시절부터 많이 들어서 어느 정도는 알지만, 실제로 자신의 식단과 연결하는 것은 별개의 문제입니다. 40~50대쯤 되면 식사를 함께하는 가족이 있고, 사회생활을 하려다 보니 내가 원하는 대로만 식단을 짜기가 매우 어렵습니다. 그래서 현실적으로 바꿀 수 있는 영역이 크지 않습니다. 이럴 때 주어진 조건에서 어떻게 해야 '최고는 아니지만 최선의' 선택이 될 수 있을지 알아보겠습니다.

체중과 체지방 관리는 뭐가 다를까?

젊을 때까지의 다이어트에서 최우선 순위는 대개 몸매나 근육량입니다. 그런데 건강과 체력이 이전 같지 않다고 느끼는 순간부터는 스태미너, 혈당과 혈압, 혈중지질, 내장지방 관리에도 신경을 쓰게 됩니다. 근육량도 장기적으로는 중요하겠지만 무조건 근육이나 힘만 생각하며 식단을 짜서는 곤란하겠죠. 그럼 큰 그림에서의 관리 기준을 알아보겠습니다.

나이가 들수록 쓰는 에너지는 줄어든다

나이가 들수록 젊을 때에 비하면 신진대사가 느려지고 근육량이 줄어듭니다. 20대까지는 밤에 라면 두 개씩을 끓여 먹어도 몸에 큰 변화가 없지만, 30대를 넘겨 40~50대에도 그때처럼 먹으면 전부 뱃살이 됩니다. 운동을 하면 근육량이 줄어드는 것을 최소화할 수 있지만, 그것도 현실적인 한계가 있습니다.

그 결과가 바로 체중 증가입니다. 소위 '나잇살'이라고 하고, 주로 복부지방이 늘어납니다. 겉으로 보이는 나잇살이 문제가 아니라 비만으로 고혈압이나 당뇨 등 대사증후군의 위험도 그만큼 높아지니 문제입니다.

그래서 나이가 들수록 체중을 늘리는 운동법, 흔히 '벌크업'이라고 해서 근육과 체지방을 한꺼번에 늘렸다가 체지방만 빼는 방식에는 신중해야 합니다. 실제로는 벌크업을 한다면서 체지방만 늘리거나, 벌크업까지는 어찌어찌 해놓고 체지방은 못 빼는 경우가 많기 때문이죠. 40대 이후에 근육량을 늘리고 싶다면 벌크업보다는 체지방은 관리하면서 근육량만 늘리는, 흔히 '린매스업'이라는 방식이 느려도 안전합니다.

체지방

나이가 들수록 체지방률은 올라가는 경향이 있습니다. 더 큰 변화는 체지방의 분포가 달라진다는 점이죠. 나이가 들수록 피하지방보다는 복부 체지방이 더 쌓이기 쉽습니다. 피하지방은 겉으로 보이는 근육의 선명도를 좌우하지만 건강에는 해가 적고, 내장지방은 보이지는 않지만 허리를 굵게 만들고 건강에 해악이 크죠. 둘 중 어느 쪽을 택하겠냐고 묻는다면 건강을 우선하는 대부분은 '차라리 피하지방'을 택할 겁니다. 물론 그렇지 않을 수도 있겠습니다만.

20대에는 한 자릿수 체지방률로 복근이 자글자글 드러난 모습이 몸짱의 시그니처일 수 있습니다. 그런데 40대 이후에 체지방률이 한 자릿수로 낮아지면 복근은 보일지 몰라도 눈과 뺨이 쑥 들어가고, 피부는 쭈글쭈글해져 몸짱은 고사하고 어디 아프냐는 말을 듣기 일쑤입니다. 유행하는 보디 프로필 사진에서도 실제 나이보다 훨씬 늙어 보이는 난감한 상황이 생기죠.

이 시기에는 너무 많지도, 적지도 않은 적절한 체지방이 있어야 주름과 나잇살을 가려주고 몸에 볼륨도 주어 한 살이라도 젊어 보입니다. 수치로 보자면, 남성 12~17%, 여성 20~24% 정도의 체지방률이면 중년에도 몸 좋다고 내놓을 수 있는 현실적인 관리 수준입니다. 골격근량으로 남성은 체중의 47% 이상, 여성은 체중의 42%를 넘기는 것을 1차 목표로 합니다. 현실적으로 40~50대에 이 정도를 유지하기도 쉽지 않습니다.

혈당과 혈중지질 관리

당뇨와 크게 관계없는 정상인도 나이가 들면 대체로 혈당치가 조금씩 올라갑니다. 40대쯤 되면 당뇨까지는 아니어도 공복혈당치가 100 언저리를 오가는 아슬아슬한 정도는 흔합니다. 혈압이나 혈중지질도 대체로 나이와 함께 알게 모르게 조금씩 올라갑니다.

그런데 이 나이에 사회 지도층이 되면 회식으로 원치 않는 음식을 먹어야 할 수도 있고, 음주 등에서 자유롭기도 힘듭니다. 이런 경우라면 '식스팩 몸짱이 되자'보다는 '몸꽝은 되지 말자' 혹은 '병이 날 정도까지는 되지 말자'로 목표를 확 낮춰야 할 수도 있습니다.

운동보다 식단이 먼저

체중 관리에서 운동보다 식단이 우선인 것은 모든 연령을 통틀어 공통입니다. 하지만, 나이가 들수록 운동을 통한 체중 관리는 점점 제약이 많습니다.

첫 번째는 관절과 피로 관리 문제입니다. 젊을 때는 고강도 운동을 해도 몸이 망가지는 일이 드물고, 설사 가벼운 부상을 당해도 곧 회복합니다. 그래서 생활 패턴이 웬만큼 심하게 망가지지 않는 한 운동만 열심히 하면 보기 좋은 몸을 유지할 수 있죠. 하지만, 나이가 들면 무리한 운동량을 몸이 버티지 못하고, 설사 버텨낸다 해도 극심한 피로로 오래 휴식해야 합니다.

중년 이후에도 눈길이 갈 만큼 탄탄한 몸을 유지한다는 것은 엄격한 식단 관리와 몸 상태에 최적화한 운동을 병행할 때나 가능합니다. 남들 먹는 대로 먹으면서 운동만 더한다면 '안 하는 것보다야 낫겠지만' 누가 봐도 멋지다고 할 만큼의 몸을 갖기는 어렵습니다.

그러니 체중 관리는 식단관리를 최우선으로, 운동은 그것을 돕는 정도로 접근해야 합니다. 관리되지 않은 식단을 운동으로 벌충하는 것은 젊을 때로 끝입니다.

 이것만은 꼭 기억합시다!

나이가 많아질수록 증가하는 체지방은 단순히 외모만의 문제가 아니라 건강에도 악영향을 줍니다. 몸이 버틸 수 있는 운동량 또한 줄어들기 때문에 이런 문제를 운동만으로 해결하기도 어려워집니다. 결국 몸 관리에서 식사 관리의 중요성이 점점 커지는 때가 됩니다.

영양성분표만 제대로 봐도 속지 않는다

시판되는 식품 대부분은 영양성분을 알려주는 표가 붙어 있습니다. 볼 줄만 알면 좋은 식품을 고르는 필살기가 되는데, 꼼꼼히 확인하면서 구매하는 사람이 많지는 않습니다. 익숙하지 않은 용어가 많은 데다 잘 살피지 않으면 혼동하기도 쉽기 때문이죠. 그럼 영양성분표 제대로 읽는 법을 알아보겠습니다.

[1단계] 기준량 확인하기

영양성분표에서 첫 번째로 확인할 내용은 '어느 정도의 양을 기준으로 만든 표인가?'입니다. '1회 제공량'으로 표시하기도 하는데, 제조사에서 '한 번에 섭취하기 적당한 양'이라고 임의로 제시한 것이라 그다지 객관적이지 않습니다.

이것을 악용해 고열량 식품의 기준량을 아주 적게 잡아 마치 열량이 낮은 식품처럼 착각하게 만드는 경우도 있습니다. 과자나 초콜릿 등 고열량 주전부리에 특히 그런 사례가 많죠. 쿠키나 비스킷 한 개 혹은 두세 쪽 열량을 기준량으로 영양정보를 표기하는 식입니다. 자세히 살펴보지 않으면 소비자는 총 내용량의 열량으로 착각하기 십상이죠.

 이런 문제 때문에 2016년 이후부터는 엿장수 마음대로인 1회 분량 외에 총 내용량 혹은 100g 단위를 함께 표기하도록 권장합니다.

 앞의 사진은 어느 과자의 성분표인데, 90g 한 봉지 중 1회분을 30g으로 설정했습니다. 왼쪽은 30g 기준, 오른쪽은 '총 내용량' 즉 포장 전체의 영양소를 나타냅니다.

[2단계] 열량 확인하기

1회분을 파악했으면 열량을 따져야 합니다. 사례에서 30g당 열량은 150kcal라고 쓰여 있고, 전체 포장의 열량은 쓰여 있지 않습니다. 30g 열량이 150kcal였으니, 90g은 450kcal라는 것을 알 수 있죠. 포장 전면에 총열량이 표기되어 있다면 그것을 참고해도 됩니다.

 열량은 탄수화물과 단백질은 1g당 4kcal, 지방은 1g당 9kcal로 합산합니다. 알코올은 7kcal, 올리고당이나 섬유소 등 기타 영양소는 각각 수치가 따로 있는데, 실제 총열량에서 차지하는 비중은 크지 않습니다. 우리나라는 킬로칼로리^{kcal}를 기준으로 표기하지만, 수입 식품이나 해외 직구 제품은 킬로줄^{kilojoule}(kJ)로 표기한 경우도 있습니다. 낯선 단위라고 당황하지 말고 4.2로 나누면 됩니다. 즉 '420kJ=100kcal'인 셈이죠.

[3단계] 3대 영양소 확인하기

열량을 파악했다면 다음으로는 탄수화물, 단백질, 지방의 구성을 확인합니다.

 탄수화물은 총 탄수화물 양을 표기하고, 그중 얼마만큼이 식이섬유와 당류(단순당, Sugars)인지 따로 표시합니다. 식이섬유와 당류도 모두 탄수화물의 일종이니까요. 사례에서 1회 분량인 30g에는 탄수화물이 총 18g 들어 있는데, 그중 당류가 1.8g, 섬유소는 표기되지 않았으니 거의 없다고 볼 수 있고, 나머지 16g 정도가 다당류입니다.

당류는 분자가 작아서 비교적 빨리 소화·흡수되는 탄수화물을 말합니다. 대개 혈당과 직결되고, 장기적으로는 중성지방 등의 지표에 나쁜 영향을 줍니다. 당뇨나 고지혈증 같은 대사증후군이 있다면 당류는 적게 먹어야 합니다. 그런데 당류만 적으면 되는 것이 아니라 사실상 탄수화물 총량도 너무 높아선 안 되죠.

당류라고 무조건 혈당을 빠르게 올리지는 않습니다. 흰 우유에도 제법 당류가 많은데, 이것은 유당입니다. 당류라지만 단맛도 없고 혈당을 빠르게 올리지도 않습니다. 반면, 초코우유나 딸기우유처럼 맛을 첨가한 가공유에 표기된 당류는 유당 외에 설탕이나 시럽일 수 있습니다.

지방은 총 지방량을 적고, 그중 몸에 나쁜 포화지방과 트랜스지방 함량을 따로 표기합니다. 사례에서 1회분 30g에는 지방이 총 8g이고, 그중 포화지방은 2.5g입니다. 트랜스지방이 0으로 표기된 것은 사실상 거의 없다는 뜻입니다. 트랜스지방은 세상 모든 지방에 미량씩은 존재하기 때문에 완벽한 0이 될 수는 없는데, 0.2g 미만일 때는 0으로 표기할 수 있습니다.

단백질은 총량만 표기합니다. 조단백질(Crude Protein)이라고 표기된 제품도 몇몇 있을 겁니다. 질소량을 통한 단백질량 측정 방식에 따른 구분으로, 소비자 입장에서는 거의 같은 의미라고 봐도 됩니다.

영양성분표에는 오차가 있음을 기억하자

지금껏 영양성분표에 관해 열심히 설명했지만, 사실 여기에 나온 수치가 100% 정확할 수는 없습니다. 우리가 먹는 거의 모든 식품은 동물이든 식물이든 어떤 생명체의 몸 일부입니다. 개체에 따라, 계절별로, 생육환경이나 부위 등 변수에 따라 조성이 달라지는 것이 당연합니다. 이것들을 재료로 만든 가공식품도 당연히 영양소에 편차가 있을 수밖에 없죠.

그래서 영양성분표도 허용 오차가 있습니다. 열량이나 3대 영양소는 표기한 수치의 80~120%를 넘지 않아야 합니다. 즉 허용 오차 범위가 위아래로 각각 20%나 됩니다. 그러니 대강의 특성만 파악하는 것으로 충분하고, 미미한 숫자에는 연연할 필요가 없습니다.

성분표를 볼 때 주의할 것은 0으로 표기된 성분입니다. '제로 슈거', '제로 칼로리' 등 '제로(0)'로 표기된 것들은 실제로 0일 수도 있고, 무시할 정도의 미량이라 0으로 표기했을 수도 있습니다. 즉, 전혀 해당 성분이 없다는 뜻은 아닙니다.

가공식품은 '원재료'의 순서를 반드시 확인하자

최근에는 가공식품 업계에서도 '이왕이면 몸에 좋은 것'을 찾는 붐이 일면서 건강을 표방한 수많은 가공식품을 생산하고 있습니다. 그런데 이때 반드시 확인할 것이 '실제 함량'입니다.

예를 들어, 광고 문구에는 값비싼 유청단백질을 원료로 한 고단백 음료인 양 소개했지만, 실제로 주원료는 값싼 대두 단백질이나 콜라겐이고, 유청단백질은 넣는 흉내만 냈을 수도 있습니다. 몸에 좋은 통밀이나 호밀을 넣은 빵이라고 해서 샀더니 막상 함량은 겨우

2~3%일 수도 있고요. 이런 함량 비율을 '구석빼기에라도' 공개한다면 꼼꼼한 소비자는 찾아낼 테니 그나마 다행이지만, 그렇지 않다면 넘겨짚을 수밖에 없습니다.

이때 유용하게 활용할 수 있는 것이 원재료의 순서입니다. 원재료는 함량이 많은 것부터 적은 순으로 적습니다. 예를 들어, 대두단백질이 제일 앞에 있다면 그 제품은 광고에서 다른 어떤 성분을 내세웠든 결국엔 대두단백질이 주원료라는 뜻입니다. 광고에서 열심히 강조했던 어떤 성분이 소금이나 설탕보다 뒤에 나온다면 말 그대로 넣는 흉내만 냈다는 뜻이고요.

그러니 건강을 표방하는 특정한 재료를 강조한다면 알아서 많이 넣었으리라 믿지 말고 반드시 함량을 확인하시기 바랍니다.

 쉬어가기 멜라민과 아미노산 스파이크 사건

음식 속의 단백질 양은 어떻게 측정했을까요? 우리가 먹는 영양소의 대부분은 탄소(C), 수소(H), 산소(O)로 이루어져 있습니다. 그런데 단백질만은 질소(N)를 보유하고 있죠. 식품에 들어 있는 질소는 '대부분' 단백질에서 왔다고 해도 과언이 아닙니다. 그래서 식품에서 질소의 양만 측정하면 단백질의 양을 거의 비슷하게 맞출 수 있습니다.

그런데 세상엔 별의별 악당들이 다 있다 보니 이걸 악용하는 수법도 등장합니다. 2008년, 중국에서 시판되는 분유에서 '멜라민'이 검출되어 충격을 주는, 소위 멜라민 분유 사건이 발생합니다. 멜라민이라면 '설마, 그릇 만드는 그거?'를 떠올리는 분들이 있을 텐데, 맞습니다. 그릇 원료입니다. 멜라민은 질소 함유량이 많아서 값비싼 우유를 조금만 넣고도 단백질 함유량이 많은 것처럼 위장할 수 있었죠. 중국에서는 이전에도 비슷한 수법으로 여럿이 사망하고 후유장애를 앓는 일이 있었죠. 그런데, 2008년에는 내로라하는 대기업까지 연루된 사실이 밝혀지며 중국은 물론 중국산 원료를 수입하는 나라들까지 발칵 뒤집어집니다.

그런데 멜라민처럼 사람이 죽는 대참사는 아니지만 유사한 단백질 속임수 사건이 얼마 후 미국에서도 벌어집니다. 우유에서 뽑아낸 유청단백질은 질은 매우 좋지만 가격이 비쌉니다. 그에 비해 콜라겐 단백질은 도축 부산물인 우피 등을 정제해 얻을 수 있어 저렴한 대신 단백질로서의 질은 낮습니다. 글리신, 프롤린이라는 중요도 낮은 아미노산으로만 구성되어서 우리 몸에 필요한 필수 아미노산 공급에도 별반 도움이 안 됩니다.

그런데, 미국의 일부 보충제 업체에서 유청단백질 보충제에 값싼 콜라겐이나 아미노산을 섞어 단백질 함량을 뻥튀기한 것이 알려집니다. 당시 경쟁사에서는 문제의 제품들에서 제대로 된 단백질은 59~66% 정도에 불과하다는 저격 광고를 올리기도 했죠. 바로 저가 아미노산, 단백질로 단백질 총량을 뻥튀기하는 '아미노산 스파이크 수법'입니다.

멜라민 사건과 달리 아미노산 스파이크는 성분 표기만 하면 최소한 불법은 아닙니다. 문제는 표기해도 소비자 대다수가 성분 순서까지 꼼꼼히 확인하지 않거나, '좋은 건가 보지.'라고 넘긴다는 점입니다. 그래서 최근에는 아예 대놓고 부풀립니다. 우리나라의 몇몇 제품도 이 문제에서 자유롭지 않죠. 값비싼 단백질에 값싸고 질 나쁜 단백질이나 아미노산을 섞거나, 심지어 아예 질 나쁜 단백질을 주원료로 '수치로만 고단백' 제품을 만들어 팔기도 합니다. 원료가 좋은지 어떤지 모르는 대다수의 소비자는 고단백을 먹었다고 착각하기 십상입니다. 그러니 단백질 보충용 가공식품을 구매할 때는 성분표의 단백질 함량만 보지 말고 원료도 반드시 확인해야 합니다.

 이것만은 꼭 기억합시다!

영양성분표는 식품의 특성을 파악할 수 있는 아주 중요한 수치이고, 식사 관리를 한다면 반드시 확인해야 하는 항목입니다. 현실적인 오차 범위가 있다는 점은 참작하고, 원료도 함께 확인하지 않으면 자칫 놓칠 수 있는 함정도 있다는 것을 명심해야 합니다.

내가 하루에 쓰는 에너지는?

먹는 양을 결정하려면 하루에 얼마만큼의 에너지를 쓰는지부터 알아야 합니다. 이것을 'TDEE(Total Daily Energy Expenditure)'라고 하는데, 체중 관리의 기본이 되는 수치입니다. 이만큼만 먹으면 체중은 늘지도, 줄지도 않는다는 뜻이죠.

그 외에 정부나 각종 기관에서 발표하는 일일 권장 열량도 있습니다. 최근 기준으로 젊은 성인 남성은 대략 2,400kcal, 여성은 2,000kcal 정도인데, 연구나 정책 수립을 위한 통계 수치라 개인별로는 맞지 않습니다. 똑같은 30대 성인 남성이라도 덩치 큰 택배기사와 냉난방 잘 되는 실내에서 일하는 덩치 작은 사무직원은 하루 에너지 필요량이 같을 수 없으니까요.

TDEE의 구성 항목

그렇다면 '나는' 얼마만큼의 열량이 필요할까요? TDEE의 구성 항목부터 알아보겠습니다.

[1순위] 기초대사량(BMR)

우리가 쓰는 열량의 60~70%는 그 유명한 기초대사량(BMR)입니다. 아무것도 하지 않고 누워 있을 때 '죽지 않고 살아 있기 위해' 쓰는 에너지죠.

누워서 혼자 공상만 하고 있어도 뇌는 작동해야 하고, 공상에 쓸 영양과 산소를 뇌에 보내려면 심장도 뛰어야 하고, 공상하다 얼어 죽지 않으려면 체온은 유지해야 하고, 아침에 걷느라 닳은 무릎관절을 회복하려면 거기에도 영양을 보내야 하고…. 이렇게 신체활동과 무관하게 쓰는 에너지는 우리가 쓰는 열량에서 대략 3분의 2를 차지합니다. 바꿔 말하면 움직이는 데 쓰는 에너지는 3분의 1에 불과한 셈이죠.

기초대사량은 젊을수록, 몸이 클수록 높아집니다. 헬스장이나 병원에서 체성분 검사를 해봤다면 기초대사량도 함께 나왔을 텐데, 사실 그 기계는 기초대사량을 따로 측정하는 기능이 없습니다. 대상자의 체중과 연령, 근육량을 고려해 수식으로 뽑아낸 통계적 수치입니다. 참고할 수는 있겠지만 정확하다고 보기는 어렵죠.

같은 사람의 기초대사량도 일정하지는 않습니다. 운동 직후나 극심한 스트레스를 받았을 때, 독감 같은 감염성 질환에 걸렸을 때, 큰 부상을 당해 회복 중일 때도 기초대사량이 확 높아지죠. 기초대사량만큼의 식사도 못 하면 감염병에 취약해지고, 회복도 더디고, 근육도 줄고, 신경도 날카로워지는 등 부작용이 생깁니다. 그래서 다이어트 중에도 최소한 기초대사량만큼은 먹으라고 권합니다.

[2순위] 소화에 드는 에너지(TEF)

음식을 씹고, 소화하고 흡수하는 데도 꽤 많은 에너지가 필요합니다. 이것을 'TEF'라고 하는데, 체중을 줄이려면 열량은 같아도 TEF가 높은 음식이나 영양소가 유리하겠죠?

TEF가 가장 낮은 영양소는 지방으로, 3~5% 정도입니다. 탄수화물은 10%, 단백질은 20~30% 순서입니다. 3대 영양소 외에 알코올도 20%가 발열 등으로 낭비되지만 알코올 중독자가 아닌 이상 전체 열량 섭취에서 차지하는 비중은 미미하겠죠. 결과적으로 3대 영양소를 합산한 전체 TEF는 대략 10%로 봅니다. 하지만 열량이 같아도 단백질의 비중이 높다면 실제로 우리 몸에서 사용할 수 있는 에너지는 적어지고, 그만큼 살도 덜 찝니다.

[3순위] 활동 에너지

기초대사량과 TEF를 빼면 20~30%가 남는데, 이것이 우리가 몸을 움직이며 쓰는 활동 에너지입니다. 생각보다 굉장히 낮죠.

활동 에너지는 일상의 활동량 NEAT와 운동량 EAT로 나뉘는데, 선수나 동호인 수준으로 오래 운동하지 않는다면 하루 활동량의 대부분은 NEAT로 소모합니다. 운동만으로는 체중을 빨리 줄이기 어려운 것도 이런 이유 때문입니다.

게다가 뒤에 적겠지만, 활동 에너지도 움직이는 시간이나 운동량에 정확히 비례하지는 않습니다.

나에게 적절한 식사량을 어떻게 알 수 있을까?

그렇다면 실제로 내가 하루에 소모하는 총열량을 아는 방법은 뭐가 있을까요?

- 체중이 안정적일 때의 식사량 : 가장 현실적이고 정확한 방법입니다. 체중은 매일 조금씩 달라지므로 최소 일주일 이상 체중이 안정적일 때를 말합니다.
- 스마트 기기의 열량 측정? : 24시간 심장박동을 확인할 수 있는 스

마트워치나 피트니스 밴드를 활용하면 대략적인 일일 소모 열량을 알 수 있습니다. 하지만, 심박수로 산출한 열량은 참고치일 뿐이며, 식사 관리를 위한 기준점 정도로만 생각해야 합니다. 이 수치에 맞춰 먹는다 해도 실제로 체중의 변화를 확인하며 가감해야 합니다.

- 체성분 검사 결과? : 체성분 검사지에는 기초대사량이 나오는데, 여기에 1.4~1.9 정도를 곱하면 대략 TDEE가 됩니다. 활동량이 적다면 낮은 수치를, 활동량이 많다면 높은 수치를 곱합니다. 예를 들어, 기초대사량이 1,400kcal이고, 운동을 많이 한다면 1.8을 곱해 하루에 약 2,500kcal 정도를 적당한 섭취량으로 볼 수 있죠. 하지만 이것도 스마트 기기처럼 결국은 실제 체중 변화를 통해 확인이 필요한 수치입니다.

- 체중과의 관계 : 체중만으로도 TDEE를 어림할 수 있습니다. 체중(kg)에 활동량에 따라 30~40 정도를 곱하면 어느 정도 근사치가 나옵니다. 예를 들어, 중간 정도 활동량의 60kg 여성이라면 35를 곱해 2,100kcal에 맞춰 먹어 봅니다. 체중이 위나 아래로 변한다면 실제 TDEE는 그보다 적거나 많다는 뜻이니 이에 맞춰 식단을 조절해 봅니다.

TDEE 실제로 적용하기

TDEE는 체중을 유지하든, 혹은 늘리거나 줄이든 식사 관리가 필요할 때 기준점이 됩니다.

40대에 살을 빼고 싶다면 TDEE에서 20~25% 정도 줄여 먹는 것이 가장 무난합니다. 누구는 매 끼니 밥 한 숟가락만 덜라고 하지만, 실제로 그 방식으로 체중 감소를 체감하기는 어렵습니다. 우리 몸은 상태를 유지하려는 속성이 있다 보니 너무 미미한 변화에는 아예 반응하지 않을 수도 있습니다. 설사 빠진다 해도 그 속도가 너무 느리면 의욕을 잃고 포기하기도 쉽습니다.

그렇다고 무리해 식사량을 줄이는 것은 더 나쁩니다. 특히 40대 이후의 과도한 다이어트는 근육량을 감소시켜 득보다 실이 큽니다. 갱년기인 50대 이후에는 잃은 근육량을 회복하기가 더 어려워지니 줄여 먹는 폭은 20% 미만을 권합니다. TDEE에서 500kcal를 뺀 수준을 근육량을 지킬 수 있는 마지노선으로 보기 때문에 그 이상 줄여 먹지는 말아야 합니다.

근육량을 늘려 크고 건장한 몸을 갖고 싶다면 TDEE보다 200~300kcal 정도 추가로 먹기를 권합니다. 열량으로만 보면 밥 한 공기, 라면 반 개 정도입니다. 우리 몸이 근육을 만들어내는 속도는 한계가 있어서 그 이상 먹어도 체지방만 늘 뿐 근육이 붙지는 않습니다.

그럼 어떤 영양소를 중심으로 이만큼의 열량을 늘릴지가 관건이죠. 궁극적으로 늘리려는 것은 근육이니 단백질만 늘리면 될까요? 사실 근육을 만드는 데는 원료인 단백질 외에 그 과정을 지원할 에너지원인 탄수화물이나 지방도 필요합니다. 가장 쉬운 방법은 식사량을 전반적으로 10~15%쯤 늘리는 겁니다. 그런데 외식처럼 식사량을 약간씩 조절하기 어렵다면 평소의 식단에 단백질과 지방을 고루 함유한 달걀, 살코기, 고등어 등의 메뉴를 추가하거나, 간식으로 우유와 식빵 한두 장을 먹는 식으로 열량을 추가할 수 있습니다.

현실적으로 매일 같은 양의 음식을 먹을 수는 없습니다. 대개 평일과 금요일이나 휴일의 식사는 다릅니다. 그러니 어느 날 너무 많이 먹었다면 다음날은 조금 절제하고, 반대로 전일 너무 적게 먹었다면 다음날은 조금 여유 있게 먹어도 됩니다. 우리 몸의 에너지 시스템은 생각 외로 유연해서 체중이 수치대로 딱딱 변하지는 않습니다.

> **이것만은 꼭 기억합시다!**
>
> 하루에 쓰는 에너지 총량 TDEE는 식사 관리에서 가장 기본이 되는 수치입니다. 하지만 TDEE를 정확히 알아내기는 현실적으로 불가능하기 때문에 일종의 가이드라인 정도로만 여기고, 실제 식단은 내 몸이 변하는 모습을 확인해 가며 그때그때 조금씩 조절해야 합니다.

얼마만큼 먹어야 할까?

지금까지 알맹이가 되는 지식은 열심히 쌓았으니, 이제 그것들을 엮어서 실제 식단으로 만들 차례입니다. 중년 이상의 건강한 성인이라고 가정하고, 식사량은 대체 얼마로 해야 할지 생각해 보겠습니다.

체중이 어떻게 변할지 결정하는 가장 중요한 지표는 먹는 열량과 쓰는 열량의 균형입니다. 그런데 체계적으로 몸을 관리하는 상급자나 전문가가 아니라면 열량을 하나하나 계산하기는 쉽지 않습니다. 저만 해도 매일 먹는 열량을 '대충 얼마 정도'라고만 넘겨짚을 뿐 몇 십 kcal 단위까지 자세히는 모릅니다.

그러니 가장 현실적인 기준은 '경험상 체중이 유지되는 식사량'을 기준치로 잡는 거죠. 정확한 칼로리 단위까지는 필요 없고 '요만한 밥 한 공기'에 '요 정도 기본 반찬'을 밑에 깔고, 여기에 고기나 소시지, 달걀처럼 '에이스 반찬'을 합친 것이 나의 한 끼라는 정도만 파악하면 됩니다.

그런데 뒤에 적겠지만, 실제로 체중을 크게 좌우하는 것은 밥으로 먹는 세 끼니가 아니라 그 외에 먹는 것들입니다.

케이스에 따른 식사 관리

지금 체중에 딱히 불만은 없지만 몸매가 마음에 들지 않아 탄탄하게 만들고 싶다면, 지금의 식사 총량을 유지하면서 운동만 더하면 됩니다.

이때는 식단에서 술과 쓸데없는 주전부리를 빼고 살코기나 생선, 달걀이나 유제품 같은 단백질 식품을 넣습니다. 체중이 딱히 늘거나 줄지 않는 상태였다면 포만감은 극히 정상이니 굳이 배고픔을 참거나, 먹기 싫은 것을 억지로 먹을 필요까지는 없죠. 일단 먹어본 뒤 위든 아래든 체중이 변하면 그때 무언가 다음 순서로 빼거나 더하면 됩니다.

그런데 중년 이상쯤 되면 자기 몸무게에 만족하는 사람보다는 살을 빼려는 사람이 훨씬 많습니다. 이들은 활동량보다 먹는 것이 많은 경우죠. 체중을 줄이려면 하루 섭취 열량에서 20% 이상 줄여 먹으라는 것이 다이어트의 정석입니다. 그런데 대체 어디서 그 20%를 줄일까요? 밥을 뺄까요? 반찬을 뺄까요? 여기에는 우선순위가 있습니다.

비만인 중 대부분의 경우, 열량이 초과하는 근본 원인은 일상의 세 끼니 밥이 아닙니다. 군것질과 고열량의 외식, 달콤한 음료와 술입니다. 그러니 애꿎은 밥그릇을 탓하기 전에 '내가 세끼 외에 대체 뭘 먹고 있지?'를 따져보는 것이 우선입니다. 제일 미련한 방법이 끼니는 힘들게 줄여 먹고, 허기져 출출하다면서 주전부리로 그보다 더 먹는 겁니다.

순서대로 따지자면, 과자나 탄산음료, 주스나 피자, 치킨, 과일 같은 간식만 빼도 대부분은 살이 빠집니다. 특히 단 음료는 단당류가 많고, 포만감도 없이 고열량을 흡입하게 만드는 주인공이니 1순위로 뺍니다.

이렇게 해도 안 빠진다면 그때 가서 반찬 중 삼겹살이나 가공식품, 튀김 같은 기름진 것이 없는지 따져 살코기나 생선 같은 고단백 저열량 반찬으로 바꿉니다. 짜장면이나 감자탕 같은 고열량 외식을 많이 먹는다면 메뉴를 백반이나 칼국수, 우동처럼 부담이 적은 것으로 바꿉니다.

그럼 어떤 음식이 고열량인지 궁금할 텐데, 요즘은 스마트폰의 건강관리 앱(삼성헬스, 애플 건강 등)에서 웬만한 식품의 열량은 제공합니다. 좀 더 구체적인 내용을 보고 싶다면 식약처에서 운영하는 식품안전나라(https://www.foodsafetykorea.go.kr) 영양정보 데이터베이스에서도 검색할 수 있지만, 앱을 이용하는 것이 더 간편합니다. 아래는 식약처에서 친절하게 골라 준 10대 고열량 외식 메뉴입니다.

순위	음식	1인분 중량(g)	열량(kcal)	순위	음식	1인분 중량(g)	열량(kcal)
1	돼지고기 수육	300	1,206	6	잡채밥	650	885
2	감자탕	900	960	7	잣죽	700	874
3	돼지갈비구이	350	941	8	크림소스스파게티	400	838
4	해물크림소스스파게티	500	918	9	간짜장	650	825
5	삼계탕	1000	918	10	삼선짜장면	700	804

10대 고열량 외식 메뉴(식약처 선정)

사실 이 단계까지 오면 안 빠지는 사람은 거의 없을 겁니다. 그래도 안 빠진다면, 그때 비로소 자신이 먹는 밥을 따지는 것이 순서입니다. 정리하자면 아래와 같습니다.

- 1순위 : 탄산음료, 주스 → 녹차, 홍차, 탄산수로 바꾼다.
- 2순위 : 과자, 초콜릿, 단 음식 → 빼거나 주 1~2회로 줄인다.
- 3순위 : 튀김, 삼겹살 등 고지방식 → 굽거나 찐 음식, 살코기가 많은 고기로 바꾼다.
- 4순위 : 끼니에서 줄이기 → 끼니는 기본적인 컨디션을 결정하므로 가장 마지막에 손댄다.

식사량을 줄이면서 반드시 따질 것은 단백질 양입니다. 본인의 목적에 맞춘 단백질은 먹어야 합니다(93쪽 참조). 체중 70kg이라면 최소 84g, 체중 100kg이라면 최소 120g이죠.

중년 이상에서 드물기는 하지만 체중을 늘리려는 사람도 있습니다. 마르고 허약해 보여서 싫다는 미용의 이유도 있고, 질병을 앓은 후 회복기이거나 소모성 질환으로 체중이 비정상적으로 빠지는 경우 등입니다. 질병으로 체중이 주는 것은 의학적 문제이니 담당 의사에게 맡기고, 여기서는 운동을 할 수 있는 건강한 분들을 대상으로 적겠습니다.

중년에서 노년 초반의 건강한 남성을 기준으로 효율적인 운동과 식단을 결합하면, 월 0.5~1kg까지 근육량을 늘릴 수도 있습니다. 첫해로 한정하면 체지방은 변화 없이 1년에 5kg의 근육량, 7kg 정도의 체중까지도 늘릴 수 있습니다.

이 경우, 근력운동은 기본으로 하되 유산소운동은 주당 3회, 한 번에 30분을 넘기지 않는 것이 좋습니다. 달리기보다는 고정식 자전거나 계단오르기처럼 하체를 주로 쓰는 운동이 체중이 덜 빠집니다. 관절이 튼튼하고 비만하지 않으면서 운동으로 이미 단련된 중년이라면 마운틴 클라이머나 버피, 케틀벨 스윙이나 불가리안 백 스핀, 로잉머신처럼 전신을 쓰는 컨디셔닝 운동으로 유산소운동을 아예 대신하는 것도 좋죠.

하지만, 체중을 늘리고 싶다면 기본적으로 식사 조절이 중요합니다.

체중을 늘리려면 하루 섭취 열량에서 300kcal 이상을 더 먹어야 하는데, 밥으로 치면 한 공기 분량이죠. 젊고 건강하다면 밥을 더 먹는 것도 좋지만, 중년 이후에 무조건 탄수화물을 늘리면 인슐린에 저항성이 생기거나 내장에 지방이 쌓일 우려가 있습니다. 이때는 불포화지방과 단백질 섭취량을 늘려 벌충하는 것이 좋은데, 견과류, 올리브유, 아보카도유, 등 푸른 생선, 닭이나 오리 같은 가금류 고기를 권합니다.

 이것만은 꼭 기억합시다!

체중을 줄이고 싶을 때 제일 먼저 줄일 것은 세 끼 식사가 아니라 음료와 주전부리입니다. 우리를 살찌게 하는 9할은 식사 외의 무엇이기 때문입니다. 체중을 늘릴 때도 세 끼니 섭취량을 무리해서 늘리기보다는 먹어온 식사에 질 좋은 지방과 단백질이 많은 음식을 추가하는 식으로 영양 섭취를 늘립니다.

중년 이후에 더 필요한 스포츠 보조제

스포츠 보조제는 운동능력을 올리거나 피로 해소와 근육 성장을 촉진하는 성분들로 만들어집니다. 보조제를 아나볼릭 스테로이드 같은 불법 약물과 혼동하기도 하는데, 둘은 완전히 다릅니다. 여기서 말하는 스포츠 보조제는 불법도 아니고, 몸에 심각한 부작용도 없습니다. 구매에 드는 비용이 문제일 뿐이니 전적으로 선택의 문제입니다.

스포츠 보조제는 종류가 매우 많은데, 중년 이후에 운동으로 몸을 만들려고 할 때 더 도움이 되는 보조제들을 알아보겠습니다.

단백질 보충제와 류신 – 가장 유용한 보조제

스포츠 보조제 중 가장 많이 먹고 있고, 실제로 유용한 것이 단백질 보충제입니다. 단백질은 '보조제' 대신 '보충제'라 하는데, 단백질 자체는 필수 영양소이고, 식사에서 부족한 만큼을 말 그대로 '보충'하는 의미이기 때문입니다.

단백질 보충제는 가루 형태가 있고, 최근에는 음료 형태로도 많이 판매합니다. 가루 제품이 저렴하고 제품도 다양해서 선택의 폭이 넓지만 물에 타 먹어야 하니 번거롭습니다. 음료 형태는 비싸지만 휴대했다 바로 먹을 수 있어 간편합니다. 요즘은 편의점 등에서도 '프로틴 음료'라는 이름으로 판매하죠. 이때 아미노산 스파이크에 당하지 않으려면 원료를 반드시 확인해야 합니다.

① **우유 계열 단백질**

우유단백질은 단연 가장 질이 좋습니다. 우유에서 바로 뽑아낸 농축유단백(MPC)이 있고, 한 단계 더 정제한 분리 유단백(MPI)이 있는데, 이 두 가지는 가루 보충제로도 쓰이지만 우유와 맛이 비슷해 음료형 보충제의 원료로 더 널리 쓰입니다.

우유단백질은 카제인이라는 단백질과 유청단백질이 8 대 2로 섞여 있습니다. 여기서 20%의 유청단백질은 가격은 비싸지만 소화가 빠르고 질도 압도적으로 좋습니다. 인간이 식품으로 섭취하는 모든 단백질 중 단연 최고로 꼽힐 정도죠.

이 구분은 정제 단계에 따라 농축 유청단백(WPC), 분리 유청단백(WPI), 가수분해 분리 유청단백(WPIH) 등이 있습니다. 뒤로 갈수록 비싼 대신 알레르기나 소화 문제를 일으킬 위험은 적습니다.

유청단백질은 정제와 순도의 차이일 뿐 단백질 자체의 질은 큰 차이가 없습니다. 그러니 평소에 우유를 잘 마신다면 저렴한 WPC도 무난하고, 소화기가 예민하거나 복통 또는 속쓰림 등을 느낀다면 WPI, WPIH가 유리합니다. 이 중 WPI가 약간 비싸지만 원료당 단백질 함량은 가장 높기 때문에, 단백질량을 기준으로 한 단가로는 WPI가 더 유리할 때도 있습니다.

우유단백질의 80%를 차지하는 카제인도 나름 질은 좋지만, 뱃속에서 덩어리지는 특성이 있어 소화가 잘되지 않거나 속이 쓰릴 수 있습니다. 소화기가 나쁘다면 권하지 않습니다.

② **식물성 단백질**

식물성 단백질은 질은 다소 떨어지지만 채식을 좋아하는 사람들이 선호합니다. 보충제로 널리 쓰는 원료는 대두(Soy)단백질과 완두(Pea)단백질, 현미(Brown Rice)단백질입니다.

이 중 대두단백질은 유청단백질과 비교하면 훨씬 저렴하고 단백질의 질도 식물성 식품 중에서는 매우 우수합니다. 다만 콩에 포함된 이소플라본 같은 여성호르몬 유사물질에 대한 우려와 유전자 변형 콩에 대한 거부감 등이 뒤엉키면서 최근에 선호도가 많이 떨어졌습니다. 이런 이유로 해외에서는 채식 단백질 보충제로 대두단백질 대신 완두단백질과 현미단백질을 섞은 블렌딩 단백질을 '채식주의자의 유청단백질'이라는 별명으로 많이 이용합니다.

국내에서는 콩에 대한 거부감이 상대적으로 적고, 여성과 고령자에게 콩이 좋다는 마케팅 효과로 여전히 분리 대두단백질을 보충제나 단백질 음료의 원료로 많이 씁니다. 대두단백질이든 유청단백질이든 본인의 선택이지만, 원료가 저렴한 만큼 대두 제품은 저렴한 가격에 구매하는 것이 합리적입니다.

③ 현명하게 섭취하는 법

중년 이후라면 어떤 단백질 보충제가 좋을까요? 채식주의자나 우유를 피해야 하는 경우가 아니라면 유청단백질이 최선입니다. 질도 압도적으로 좋고, 다른 단백질보다 류신 함량이 높아 중년 이후의 근성장 저항성을 극복하는 데 최적입니다.

콩단백질 등 채식 위주로 식사하면서 근성장에 주력하고 싶다면 류신(로이신)이나 BCAA를 추가하는 것도 좋습니다. 류신은 단백질을 이루는 여러 아미노산 중 근성장을 자극하는 핵심이고, 가루나 알약형 보조제로 저렴하게 구할 수 있습니다. 식사나 다른 보충제에 류신 2~4g을 추가하면 단백질의 질을 높이고, 단백질의 근성장 자극을 강화할 수 있습니다. 단, 류신이나 BCAA만 단독으로 먹어서는 안 되고, 식물성이든 동물성이든 일반 단백질과 함께 섭취해야 합니다.

단백질 보충제를 고를 때는 부원료가 적은 제품일수록 좋습니다. 시중에는 쓸모없는 부원료만 잔뜩 집어넣거나 단백질 순도가 낮은 원료를 써서 제품 무게 중 실제 단백질 함량은 얼마 안 되는 제품이 많습니다. 콜라겐 같은 불완전 단백질이나 아르기닌, 글리신 등의 아미노산을 섞어 단백질 함량만 뻥튀기한 제품도 많고요.

가루 단백질 제품이라면 '1회 제공량' 따위는 파는 사람 맘대로 정할 수 있고, 먹는 사람 맘대로 퍼먹는 것이니 무시하세요. 대신 완제품 분량당 단백질 비율만 확인합니다. 전체 무게의 최소 3분의 2 이상, 그러니까 완제품 30g당 단백질이 20g은 넘어야 합니다. 단, 유청 단백질 WPI, WPC든 콩단백질이든 '정상적인' 완전단백질이어야 합니다.

최근 유행하는 프로틴 음료, 즉 액상 단백질은 병 단위로 1회 섭취량이 정해져 있으니, 한 병에 최소 20~25g의 단백질이 든 제품을 고릅니다. 사실 이것도 체격이 크다면 다소 아쉬운 양입니다. 액상 단백질은 가루 단백질보다 다양한 원료를 쓰는 만큼, BCAA 함량으로 단백질의 질을 확인하는 것이 좋은데, 단백질량의 15~20%는 BCAA여야 합니다. 다행히 많은 제품이 BCAA 함량을 표기하는데, 단백질량이 20g이라면 BCAA는 최소 3,000mg(3g) 이상, 되도록 4,000mg(4g) 이상이어야 운동 전후에 먹기 좋은 양질의 단백질이라고 할 수 있습니다.

원료는 WPI, WPC가 단백질 자체로는 가장 좋지만, 맛이나 가성비를 고려한다면 MPI, MPC 제품도 있습니다. 콩단백질이나 현미단백질 등 식물성 단백질을 고를 때는 BCAA 함량이 충분한지 꼭 확인하고, 원료가 저렴한 만큼 가격도 좋은지 반드시 살펴보길 바랍니다.

크레아틴 – 가장 검증된 수행능력 보조제

크레아틴을 처음 듣는 사람도 학창 시절에 ATP는 들어봤을 겁니다. ATP는 우리 몸의 세포가 에너지를 낼 때 쓰는 궁극적인 연료입니다. 지금껏 열심히 설명한 당분과 지방도 결과적으로는 ATP를 만들어내는 데 쓰입니다.

크레아틴은 이 ATP의 순환을 더 빠르게 돕는 물질입니다. 즉, 10회 들 수 있는 기구를 12회 들게 해주는 효과가 있습니다. 최근에는 고령자의 인지능력과 단기 기억능력을 높인다는 연구까지 나와 주목받고 있죠. 크레아틴은 육류에 많아서, 평소에 육류를 충분히 섭취한다면 몸에 기본적으로 보유량이 많습니다.

크레아틴은 먹는 즉시 효과가 있는 것이 아니고 평상시 몸에 보유량을 늘려야 하는데, 그러려면 며칠 이상 섭취해야 합니다. 보통은 모노 크레아틴(크레아틴 일수화물) 형태로 하루에 3~5g을 섭취합니다. 크레아틴은 근육 내에 물과 함께 저장되는데, 이때는 몸에 수분이 늘면서 체중이 1~2kg 증가하기도 합니다. 즉 크레아틴이 충전되어 있는 동안은 근육도 그 물의 양만큼 커집니다.

다만 인구의 20~30%는 보조제로 크레아틴을 섭취해도 추가적인 효과가 없는, 이른바 '무반응군'입니다. 대개 평소에 고기를 많이 먹거나 유전적으로 보유량이 많은 사람들이죠. 반대로, 평소에 채식을 주로 했다면 기본 보유량이 낮아서 크레아틴 보조제 효과를 크게 볼 가능성이 높습니다.

주의할 점은 크레아틴을 섭취하는 도중에는 소변 중 크레아티닌 농도가 높아질 수 있다는 점입니다. 대부분의 건강검진에서는 소변의 크레아티닌 양으로 신장 기능을 파악하는데, 이 검사에 오류가 생길 수 있다는 뜻이죠. 그러니 건강검진을 앞두고 있다면 적어도 2주 이상 크레아틴 섭취를 중단해 크레아티닌 수치를 평상시 상태로 만든 후 검사해야 합니다.

크레아틴이 간과 신장에 부담을 줄 수 있다는 주장도 있습니다. 아직은 진위가 구체적으로 확인되지는 않았지만, 관련 질환이 있다면 안전을 위해 일단 피하는 것이 좋습니다.

2009년 남아공의 한 연구에서는 크레아틴이 남성형 탈모를 가속할 수 있다는 결과를 발표해 한동안 논란이 일었는데, 검증하는 후속 연구가 나오지 않아 신뢰도는 다소 의문입니다.

아르기닌, 시트룰린, 레드비트 – 산화질소 삼총사

이 세 가지 성분은 몸 안에서 '산화질소'라는 물질을 늘려 혈관을 확장합니다. 때로는 혈압을 낮추거나 남성의 성기능을 개선한다며 최근 주목받고 있죠.

이 중 유독 국내에서 인기 있는 아르기닌은 단백질을 이루는 20여 가지 아미노산 중 하나로, 웬만한 식품에는 흔히 들어 있습니다. 특히 콩에 많죠. 성인은 몸에서 직접 만들 수도 있기 때문에 필수 아미노산도 아니라서 부족할 일은 거의 없습니다.

아르기닌을 단독으로 섭취하면 소화·흡수도 잘되지 않고, 섭취 후 혈중 아르기닌이나 산화질소 수치가 신뢰성 있게 오르지도 않습니다. 그래서 대중적인 유행과는 별개로, 정작 전문가들은 아르기닌을 보조제로서 높이 치지 않습니다.

해외에서는 이 용도로 검증된 성분인 시트룰린 말레이트가 지구력이나 회복력 보조제로 주로 쓰입니다. 다만 국내에선 '기능 무력증 치료제'라는 일반의약품으로 지정되어 스포츠 보조제로는 시판되지 않고, 해외직구도 금지되었습니다. 운동능력을 향상하려면 운동 전 90~120분에 8~10g을 먹어야 하는데, 이만큼을 약으로 구매해 먹으려면 어마어마한 비용이 듭니다. 해외 체류자라면 모를까 국내에서는 현실적으로 어렵습니다. 이것이 국내에서 효용 낮은 아르기닌을 쓸 수밖에 없는 '웃픈' 이유죠.

그런데 산화질소를 만드는 또 다른 경로가 있습니다. 몇몇 채소류에 많이 포함된 질산염인데, 질산염이 포함된 대표적인 채소로 레드비트가 있고, 한국인이 흔히 먹는 배추나 무 등도 질산염을 제법 함유하고 있습니다. 질산염도 혈관을 이완시켜 고혈압 관리에 도움이 된다는 연구가 이미 여럿 있습니다. 레드비트나 그 가공품은 고혈압이 있는 중년 이상에게는 유용한 운동 보조 성분이 됩니다.

운동을 위해 질산염을 섭취하려면 운동을 시작하기 2~3시간 전에 300~500mg을 먹어야 합니다. 레드비트 기준으로 200g은 먹어야 하는데, 여기서 문제가 생깁니다. 이만큼을 매일 먹기도 쉽지 않고, 천연물이라 산지나 수확 계절에 따라 질산염 함량도 들쭉날쭉하니까요. 그래서 대개 즙이나 농축한 형태로 먹는데, 국내에서는 질산염 함량까지 표기한 제품은 아직 찾기 어렵습니다.

카페인 – 강력하고 다재다능하지만 위험한 한 방

크레아틴에 버금갈 만큼 수행 능력을 자극하는 또 한 가지 성분이 있습니다. 현대의 한국인에게는 너무도 친숙한 카페인입니다.

카페인은 잠만 쫓는 것이 아니라 근력운동과 유산소운동까지 수행능력을 높여줍니다. 집중력을 향상하고, 에너지 소비량을 늘려 체중감량에도 도움이 되고, 당뇨와 관상동맥 질환의 발생 빈도도 낮춘다니 다재다능한 보조제라고 할 수 있죠. 그래서 운동하기 전에 섭취하는 대부분의 부스터 보조제는 카페인이 핵심 성분입니다.

그런데 다 좋기만 한 것은 아닙니다. 일단 효능에서 개인차가 큰데, CYP1A2라는 유전자형에 따라 카페인에 대한 반응과 몸에서 분해되는 속도가 달라집니다. 또한 수면장애나 소화기 문제를 일으키기도 하고, 습관성이 될 수도 있죠. 운동능력 차원에서도 '내게 맞는 적당량'은 운동능력을 높이지만, 과하면 심박수 이상이나 오버 페이스로 기록을 떨어뜨리기도 합니다. 즉, 유용하지만 잘못 쓰면 내 손을 벨 수도 있는 위험한 칼입니다.

운동능력을 높이려고 카페인을 먹는다면 운동하기 전 30분~1시간에 50~100mg으로 시작해 봅니다. 진한 커피 한두 잔 정도에 해당하는데, 커피 품종과 추출법에 따라 카페인 함량은 차이가 큽니다. 요즘 인스턴트나 음료 커피는 대개 카페인 함량이 표기되어 있으니 참고하면 됩니다. 그 정도로 효과가 신통치 않다면 체중 kg당 최대 5~6mg까지 늘리기도 합니다.

이 정도의 양을 장기간 섭취하면 습관성이 되거나 수면장애를 겪기도 합니다. 그러니 고강도로 운동하는 날에만 마시고, 때때로 몇 주간의 휴지기를 두는 것이 좋습니다. 또한 부정맥이나 심장질환이 있다면 카페인을 지나치게 섭취하는 것은 삼가야 하고, 신장질환이 있을 때도 주의해야 하는 경우가 있으니 담당 의사와 상의해야 합니다.

콜라겐 – 이걸 먹어? 말아?

미용에 관심이 있다면 한 번쯤 먹어볼까 관심을 가졌을 성분이 바로 콜라겐입니다. 그런데 지금 말하려는 것은 피부미용이 아니라 운동보조제로서의 콜라겐입니다.

  콜라겐은 우리 몸에서는 피부뿐 아니라 힘줄, 관절, 근막 등의 주된 구성성분으로 몸의 단백질에서 큰 비중을 차지합니다. 그런데, 영양적으로는 아미노산 조성이 나쁘고 질 낮은 단백질이죠. 콜라겐을 직접 먹지 않아도 원료가 되는 아미노산이 다른 단백질 식품에 차고 넘치게 들어 있어, 몸에서 힘줄이나 근막, 피부 등을 만드는 데 아무 문제도 없습니다.

  소화도 문제입니다. 식사로 먹은 콜라겐은 분자 크기가 엄청나게 작지 않으면 소화·흡수도 되지 않습니다. 그렇다고 분자 크기를 확 줄인 가수분해 콜라겐을 먹어도 몸은 콜라겐으로 흡수하는 것이 아니라 아미노산이나 펩타이드 단위로 조각조각 깨부순 뒤에 흡수하기 때문에 원래의 특성은 사라져 버립니다. 즉 보통의 경우라면 콜라겐 보조제에 귀한 돈을 낭비할 이유는 없습니다.

  다만 예외적으로 힘줄이나 근막, 관절에 부상을 당했거나 퇴행성 관절염 등이 있는 경우에는 가수분해 콜라겐이 해당 부위를 더 빨리 재생시킬 수 있다는 최근의 연구도 있습니다. 주의할 점은 콜라겐만으로는 곤란하고 적절한 재활운동과 비타민C 섭취를 병행해야 한다는 점이죠.

이때는 재활운동 30분~1시간쯤 전에 가수분해 콜라겐 10~20g에 콜라겐 합성을 돕는 비타민C 50~100mg을 함께 섭취합니다. 운동 직전에 비타민C를 너무 많이 섭취하면 자칫 근육 생성을 방해할 수 있으니 권장량 수준의 소량만 섭취합니다. 여기에 관해서는 아직 더 많은 데이터가 축적되어야 하겠지만 어차피 재활운동은 해야 하고, 콜라겐과 비타민C가 해로운 것도 없으니 밑져야 본전, 아니 콜라겐 값이라는 심정으로 시도해볼 가치는 있겠습니다.

베타 알라닌 - 근지구력 향상제

베타 알라닌은 고반복의 근력운동이나 중·단거리 달리기처럼 1분 이상~몇 분간 지속되는 고강도 운동에서 근육이 피로해지는 것을 막아주는 보조제입니다. 아주 많은 횟수로 무게를 들거나 온 힘을 다해서 달리면 근육은 대사 산물 때문에 산성화되면서 점점 피로를 느끼는데, 이때 베타 알라닌(카르노신)이 대사 산물을 처리해 더 오래 운동할 수 있게 만들어주죠.

다만 60초 이전에 반복이 끝나버리는 짧은 근력운동에서는 효과가 적고, 반대로 마라톤 같은 장거리 달리기, 자전거타기처럼 낮은 강도로 수십 분 이상 운동하는 종목에서도 별 효과가 없습니다.

나이가 들면 스태미너 감소로 고반복 근력운동이 힘들어지거나 후유증이 오래 지속되는 경우가 많은데, 이때 쓰면 유용한 보조제가 됩니다.

베타 알라닌은 몸 크기에 따라 하루 3~6g 정도를 섭취하는데, 크레아틴처럼 체내에 축적되어야 하는 성분이라 바로 효과가 강하게 나타나지는 않습니다. 처음엔 먹고 난 후에 피부가 따끔거리는 부작용이 나타날 수 있는데, 이때는 절반 정도의 적은 양으로 소량씩 나눠서 먹다가 따끔거리는 느낌이 줄어들면 한 번에 먹는 양을 늘려갑니다. 대개 운동 직전에 많이 먹지만 어차피 몸에 축적해야 할 성분이라 꼭 그 시간을 지켜야 하는 건 아닙니다.

 이것만은 꼭 기억합시다!

스포츠 보조제 중 가장 널리 쓰이면서 유용한 제품은 유청단백질입니다. 식사로는 단백질 섭취가 부족하다면 단백질 보충제는 좋은 선택이기도 합니다. 그 외에 검증된 성분은 크레아틴과 카페인, 산화질소로 본인의 목적과 몸 상태가 일치한다면 사용을 고려할 만합니다. 그 외의 성분들은 대부분 아직 효능을 확신하기 어렵습니다.

Part 03

THE ESSENCE OF
MIDDLE-AGED EXERCISE

건강 체력부터 다지기

THE ESSENCE OF MIDDLE-AGED EXERCISE
Part 03

우리가 운동이라고 부르는 것은 여러 종류가 있습니다. 축구나 야구, 골프 같은 레저 차원의 운동도 있고, 달리기나 걷기, 자전거, 헬스장 운동 같은 접근성 높고 대중적인 운동도 있습니다.

앞서 운동을 시작하기 전에 알아야 할 전반적인 내용을 살펴봤다면, 이번에는 내게 맞는 각각의 운동별 특성을 알아보겠습니다. 그 운동을 어떻게 할지, 여러 운동을 병행한다면 어떻게 섞으면 좋을지, 나이와 몸 상태에 따라 추천하는 종목과 피해야 할 종목 등을 알아봅니다.

chapter 01
기초체력과 건강운동

최근 근육의 중요성, 특히 그중에서도 노년층에게 근육이 중요하다고 강조하는 전문가가 많습니다. 이런 근육을 위해 당장 근력운동부터 해야 할까요?

사실 근육이 부족한 문제는 전 국민이 근력운동을 안 해서라기보다는, 현대의 삶에서는 힘을 쓸 일이 적다는 것이 일차적인 원인입니다. 보통 사람들의 눈높이라면 걷고, 뛰고, 숨이 차고, 땀 흘리는 정도의 활동만 충분히 해도 근육이 부족한 문제는 절반쯤 해결됩니다. 덤으로 스태미너 향상과 건강, 심지어 정신건강까지 챙길 수 있죠. 근력운동을 살펴보기 전에, 이런 기초체력 운동을 먼저 알아보겠습니다.

이젠 유산소가 아닌 기초체력 운동

근력운동으로 근육량을 늘리는 것도 좋지만, 그 전에 최소한의 체력과 건강 지표가 밑바탕이 되어야 합니다. 오래 걸어도 지치지 않는 체력, 고층빌딩 계단을 쉬지 않고 올라갈 수 있는 심폐 능력과 근지구력, 튼튼한 심장과 높은 혈색소 수치 등 겉으로는 보이지 않는 속을 다지는 것이 유산소운동입니다. 그런 만큼 최소 주 3회는 기본으로 하기를 권합니다.

유산소운동의 한계와 안전성

유산소운동은 기초체력을 높이기는 좋지만 이것만으로 늘릴 수 있는 근육량은 '당장 그 운동에 지장 없을 만큼'입니다. 더 나이가 들었을 때를 대비해 근육을 비축하거나, 남들 앞에서 강하고 멋져 보일 만큼의 근육까지는 기대하기 어렵습니다. 그러니 동호인처럼 아예 그 운동에 몰입하기로 결정한 게 아니라면 유산소운동에 아주 긴 시간을 투자할 필요는 없습니다. 차라리 그 시간을 근력운동에 투자하고, 그래도 시간이 남으면 자기 삶의 질을 높이는 데 투자하세요.

그렇다면 어떤 유산소운동을 해야 할까요? 중년을 넘어서면 어떤 운동을 고르든 첫째로 고려할 것은 효과와 함께 안전성입니다. 내 몸 상태에서 최소한 위험하지는 않은 운동을 선택해 조금씩 강도를 높여나가는 것이 순서죠.

그런데, 안전성은 어떨까요? 사실 상당수의 유산소운동은 부상 빈도가 높습니다. 과도한 시간을 투자하지 말라는 이유도 이것입니다. 종목별 편차도 크고, 나이에 따라 관절이 퇴행하는 것도 고려해야 하죠.

대표적인 유산소운동인 달리기는 그중에서도 부상의 위험이 높은 편입니다. 이미 익숙한 사람들은 '바른 자세로 달리면 문제없다(?)'지만, 실제로 초보자들 대부분은 자세도 나쁘고, 근육도 덜 발달했습니다. 지금까지 달리기를 계속했다면 운 좋게 문제를 겪지 않았거나, 달리지 못할 만큼 상태가 나빠지기 전에 근육도 붙고 자세가 좋아져 문제를 피했을 뿐이죠.

다음의 표는 여러 연구에서 발췌한, 1천 시간 동안 운동할 경우 부상을 당하는 빈도를 평균한 것입니다. 야외 달리기는 다른 운동에 비해 부상 빈도가 높은 편으로, 대략 90시간에 평균 한 번은 크든 작든 다친다는 뜻입니다.

그런데, 이 수치는 평균이고, 깊이 들여다보면 초보자의 부상 빈도는 숙련자보다 훨씬 높습니다. 초보 시기는 다치고 그만두느냐, 잘 넘기고 숙련자가 되느냐 하는 장벽인 셈이죠.

중년 이후라면 '알아서 고칠 때까지' 시간적 여유가 짧습니다. 젊을 때는 이런저런 자세로 치고받고 좌충우돌해도 바로 문제가 생기는 경우는 드뭅니다.

종목	1,000시간 운동의 평균 부상 빈도
럭비(선수급)	43
축구	35
농구	14
야외 달리기	12
트레드밀 달리기	6
로잉머신	6
파워리프팅	1~6
테니스	5
크로스핏	3
역도	3
보디빌딩	1

1,000시간 운동했을 때 종목별 평균 부상 빈도

기록이 정체되거나, 몸 어딘가 고장이 나거나 해서 신호를 줄 때까지 여유가 있죠. 하지만, 중년 이후라면 딱 한 번의 잘못된 운동으로도 몇 주, 혹 운이 없으면 무덤까지 가져갈 부상을 떠안을 수도 있습니다. 전문가에게 배우는 편이 조금이라도 진도를 빠르게 하고 부상 확률을 낮추죠.

그러니 40대 이후의 운동 무경험자가 달리기부터 시작하는 것은 권하지 않습니다. 평소 많이 걷지 않았거나 체중이 많이 나간다면 달리기는 고사하고 30분 이상 빠르게 걷기도 며칠 못 가 무릎을 붙들고 통증을 호소하는 경우가 많습니다. 최소 몇 달은 빠른 걷기와 하체 근력운동으로 훈련한 후 느린 조깅부터 천천히 시작합니다. 되도록 동호회 등에서 전문가에게 지도받는 쪽을 권하고요.

축구나 농구 등 몸을 맞대고 하는 구기 운동의 부상 비율은 달리기보다 훨씬 더 높습니다. 자전거, 그중에서도 야외에서 타는 로드바이크는 운동 자체로 생기는 부상보다는 차량과의 사고, 낙차 등 외부적인 돌발 상황으로 생기는 부상의 위험이 더 크고 치명적입니다. 반면, 실내에서 타는 자전거는 부상 비율이 낮은 편입니다.

 이것만은 꼭 기억합시다!

어떤 운동을 하든 유산소운동은 짧게라도 하는 것이 좋습니다. 살을 빼기 위해서가 아니라 기초체력을 위해서입니다. 하지만, 유산소운동은 부상의 위험도 높은 만큼 나이와 위험성에 따라 신중하게 종목을 고르고, 필요하다면 전문가에게 배웁니다.

유산소운동, 어떻게 해야 할까?

어떤 유산소운동을 할지는 결정했습니다. 그럼 어떻게, 얼마나 해야 할지 정해야겠죠. 대부분의 유산소운동 시간은 최소 20~30분을 권장합니다. 일정 시간 이상 연속으로 운동해야 탄수화물과 지방을 포함한 모든 영양소를 다 태워 가며 에너지 시스템이 풀로 가동되거든요. 강도가 아주 높은 운동은 그 타이밍이 몇 분 만에 빠르게 오지만, 그렇게 강도 높은 운동을 소화할 수 있는 사람은 많지 않습니다.

여기서 20~30분은 어디까지나 권장치이고, 10분이라도 할 수 있다면 안 하는 것보다 백만 배는 낫습니다. 그럼 이 시간 동안 어떻게 운동할지를 알아보죠.

LISS 방식과 인터벌 방식 그리고 그 중간

유산소운동 방법은 크게 두 가지가 있습니다. 하나는 비교적 낮은 강도로 장시간 지속하는 'LISS(Low Intensity Steady State) 방식'입니다. 최근에 유행한 '존2 트레이닝'이 전형적인 LISS 방식이죠. 존2 트레이닝은 심장 박동수 최대치에서 60~70% 수준의 가벼운 운동을 45분 이상 지속하는 것을 말합니다. 비슷한 개념으로 LSD(Long Slow Distance)도 있는데, 주로 마라톤 훈련 방식이라 시간대가 이보다는 조금 깁니다.

LISS는 신체 부담이 적으면서도 심폐지구력을 높일 수 있는 운동으로, 주변 경관도 감상해 가며 운동 자체를 가볍게 즐길 수 있어 정신건강에도 도움이 된다고 하죠. 물론 초보자는 주변을 감상할 여유 따위는 없겠지만요. 단점이라면 시간이 오래 걸리고, 속도나 파워, 근육량이나 심장의 최대 능력을 발달시키는 데는 효과가 아쉽습니다.

LISS와 대척점에 있는 또 다른 방식은 운동 강도를 높였다 낮추기를 반복하는 방식으로 '인터벌 트레이닝'이라고 합니다. 인터벌 트레이닝은 LISS에 비해 시간을 절약할 수 있고, 심장의 최대 능력(최대산소섭취량)이나 속도, 근육량 향상에 유리합니다. 반면, 장시간의 심폐지구력 향상에는 불리하고 신체 부담도 높은 편이죠.

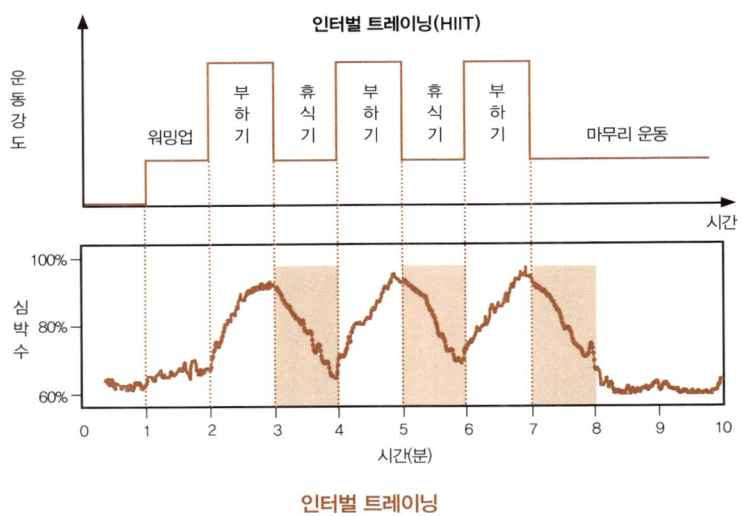

인터벌 트레이닝

인터벌 방식 중 가장 유명한 '타바타 트레이닝'은 20초간 '온 힘을 다하는 초고강도 운동'과 10초간 휴식을 번갈아 8사이클 실시합니다. 이보다 강도가 조금 완만한 방식으로는 60초간 고강도 운동과 75초간 저강도 운동을 8~12사이클 실시하는 '기발라 방식'도 있습니다. 주기가 짧을수록 쉽다고 착각할 수 있는데, 실제로는 단시간에 몸을 달구고 짧게만 쉬기 때문에 훨씬 더 힘듭니다.

위에 적은 인터벌 방식은 짧게는 4분에서 길어야 26분 남짓에 불과한 운동 같지만 이것은 본운동이고, 실제로는 앞뒤로 5~10분 이상 워밍업과 쿨다운이 필요합니다. 워밍업은 LISS 수준의 운동으로 하며, 운동 강도가 높을수록 워밍업과 쿨다운 시간도 길어집니다. 그러니 전체 운동 시간은 본운동 시간과 무관하게 대개 20~30분 이상은 걸립니다.

실제로 인터벌 트레이닝을 처방할 때는 이렇게 정해진 시간 구성을 꼭 따르지는 않습니다. 체력과 종목 특성에 맞춘 개별 인터벌 방식으로 하는 경우가 더 많죠.

정리하면, 두 운동법은 각각 기르는 신체 능력은 다르지만 어느 쪽이든 건강과 체력 발달에 도움이 되기 때문에 취향에 따라 선택하면 됩니다. 시간 여유가 충분하고, 느려도 천천히 즐기며 운동하는 것을 좋아하거나 관절에 부담이 된다면 LISS 방식이 적합합니다. 반면

타바타 방식	10분 이상의 워밍업(60~70%)			
	부하기 20초(90~100% 이상) + 휴식기 10초	8세트	총 운동 시간	24~30분
	10분 이상의 마무리운동(60~70%)			
기발라 방식	3~5분의 워밍업(60~70%)			
	고강도 운동 60초(90~95% 이상) + 저강도 운동 75초(70~75%)	8~12세트	총 운동 시간	25~37분
	3~5분의 마무리운동(60~70%)			

타바타 방식과 기발라 방식

시간이 부족하고, 짧고 굵게 운동하는 것을 선호하면서 관절이나 근육도 튼튼하다면 인터벌 방식도 효율적입니다. 사실 가장 좋은 것은 이 둘을 병행하며 양쪽의 장점을 다 취하는 것이죠.

기저질환이 있거나 60대 이상의 고령자라면 인터벌 트레이닝보다는 LISS 방식이 대체로 안전하다고는 할 수 있지만, 인터벌에서 운동 강도는 상대적입니다. 고강도 운동이라고 해서 무조건 100미터 경주처럼 이 악물고 달려야 하는 것은 아닙니다. 시속 6.5km로 빠르게 걷기만으로도 숨이 턱에 닿을 정도라면, 빠른 걷기와 느린 걷기를 번갈아 하는 것도 인터벌 트레이닝이니까요. 그럼 운동 강도는 어떻게 접근해야 할까요?

유산소운동의 강도는 어떻게 판단할까?

유산소운동의 강도를 나타내는 지표는 속도, 와트, MET 등 여러 가지가 있지만, 대개는 운동 중에 파악하기 어렵다는 것이 흠입니다. 그나마 가장 파악하기 쉬운 것이 분당 심박수로, 자동차의 RPM과 비슷한 개념입니다. 자동차도 빠르게 달릴수록 RPM이 올라가고, 같은 속도라면 엔진 성능이 좋은 차일수록 RPM이 낮게 찍히죠.

사람의 심박수도 마찬가지입니다. 대부분은 평상시엔 60~80회 사이였다가 운동을 하면 횟수가 확 올라갑니다. 운동 강도가 높을수록 심장은 빨리 뛰는데, 심박수의 상한치는 젊을 때는 분당 200회 이상이지만 나이가 들수록 대개 조금씩 낮아집니다. 그리고 같은 강도로 운동해도 몸의 엔진인 심장이 튼튼할수록 심박수, 즉 RPM도 낮게 찍힙니다.

유산소운동의 강도는 평상시 심박수와 최대심박수 사이에서 어느

	50%	60%	70%	80%	90%	100%
20세	130	144	158	172	186	200
25세	128	141	155	168	182	195
30세	125	138	151	164	177	190
35세	123	135	148	160	173	185
40세	120	132	144	156	168	180
45세	118	129	141	152	164	175
50세	115	126	137	148	159	170
55세	113	123	134	144	155	165
60세	110	120	130	140	150	160
65세	108	117	127	136	146	155
70세	105	114	123	132	141	150
75세	103	111	120	128	137	145
80세	100	108	116	124	132	140

연령별 일반적인 심박수 범위

정도 올라갔는지로 판별합니다. 심장은 핏속에 산소가 얼마나 남았는지, 근육이 얼마나 빨리 움직이는지를 기준으로 내 의지와 무관하게 뛰는 속도를 조절합니다. 따라서 유산소운동에서는 심장이 뛰는 속도야말로 유용한 참고 수치가 됩니다. 반면, 근력운동은 몸의 일부만 움직이다 보니, 심박수로 운동 강도를 파악하기는 어렵습니다.

최근에 많이 사용하는 스마트워치나 피트니스 밴드 등에는 대개 심박계와 운동강도 측정 기능이 있어서 비교적 쉽게 그때그때 심박수를 알 수 있죠.

위의 표는 심박수를 나이별로 표준화한 수치인데, 실제로는 사람마다 심박수 범위에 편차가 큽니다. 제 경우도 50대인데 평상시 심박수는 분당 50회, 최대로 올라가면 분당 200회에 가까우니 위의 표와는 잘 맞지 않습니다. 운동을 오래 한 사람일수록 표준치에서 벗어나는 경우가 많죠. 개인별 심박수 범위를 측정해서 계산하는 것이 정확하지만, 실제로는 어렵습니다. 그러니 대개의 경우는 앞의 표를 적용해도 크게 틀리지 않습니다.

다행히 최신 스마트 워치는 착용자의 심박수 변동치를 분석해 그 사람만의 심박수 범위와 운동 강도를 자동으로 산출해 주기도 합니다.

- 50~70%(존1, 2) : 체중감량 목적의 가벼운 장시간 운동 구간. 숨이 빨라지고 몸에서 열이 나는 정도, 대화 가능
- 70~80%(존3) : 심폐기능 발달을 위한 유산소운동 구간. 숨이 가빠지고 대화는 힘든 수준
- 80~90%(존4) : 고강도 구간. 숨이 많이 차고 대화 불가능
- 90%이상(존5) : 최고강도 구간. 말 거는 사람을 패고 싶은 구간

유산소운동은 열량을 얼마나 소모할까?

유산소운동은 심폐기능 발달에 유용하지만, 실제로는 체중 관리를 위해 하는 경우가 더 많죠. 그렇다면 유산소운동은 열량을 얼마나 소모할까요?

당연한 이야기지만, 힘들수록 열량을 많이 소모합니다. 심박수가 높게 올라가는 운동일수록 열량을 많이 소모할 테고, 같은 심박수라도 더 많은 부위와 근육을 사용하는 운동이 열량을 더 많이 소모합니다. 같은 운동을 해도 체중이 무거운 사람이 가벼운 사람보다는 훨씬 열량을 많이 소모하죠.

다음의 표는 대표적인 유산소운동의 시간당 열량 소모량입니다. 수치를 보면 알겠지만, 운동으로 소모할 수 있는 열량은 그리 많지

운동	속도나 강도	체중별 시간당 열량 소모(kcal)			
		54kg	70kg	80kg	90kg
걷기 (오르막은 30~50% 추가)	시속 3km	120	140	160	185
	시속 4km	180	210	245	280
	시속 5km	195	230	270	310
	시속 6km	300	350	410	470
달리기	시속 8km	450	560	650	750
	시속 10km	550	680	800	920
	시속 12km	700	850	1000	1,150
	시속 14km	810	980	1,120	1,300
	시속 16km 이상	920	1,100	1,280	1,450
계단 오르기	빠른 걸음	500	650	740	830
	뛰어오르기	850	1100	1260	1420
등산	오르막(10kg 배낭)	450	530	620	700
	야외 하이킹	370	420	480	560
	내리막	180	220	250	280
야외 자전거	시속 16km 미만	200	280	330	370
	시속 20km	450	550	650	740
	시속 30km	700	840	960	1,120
고정 자전거	최대 심박수 60%~	300	370	440	510
	최대 심박수 70%~	400	480	550	630
	최대 심박수 80%~	600	730	840	950
스피닝	가벼운 동작	270	350	400	450
	최고강도 동작	620	800	920	1040
수영	천천히 물 지치기	340	420	480	540
	자유형, 평영	550	700	810	930
	배영	400	470	560	640
	아쿠아로빅	220	270	320	370
로잉머신	느린 속도	480	610	720	870
	빠른 속도	710	844	980	1,110
댄스	발레 등 느린 템포	280	360	420	470
	줌바 등 중간 템포	400	530	610	690
	줌바 등 빠른 템포	530	690	790	890

대표적인 유산소운동의 열량 소모량

않습니다. 밥 한 공기가 300kcal, 봉지라면 하나가 550~600kcal, 짜장면 한 그릇이 800kcal, 삼겹살 1인분 200g이 1,000kcal(!!!)니까 말 그대로 골병들게 운동하지 않으면 잘못된 식단을 운동으로 커버할 수는 없습니다. 그러니 유산소운동의 주된 효과는 기초체력 발달과 건강지표 개선이고, '살 빠지는 효과'는 덤으로 생각하는 것이 좋습니다.

참고로, 헬스장에서 하는 일반적인 근력운동의 열량 소모량은 하기 나름이지만 대개 시속 5~6km의 걷기운동 수준입니다.

 이것만은 꼭 기억합시다!

유산소운동은 느린 강도로 장시간 할 수도 있고, 고강도와 저강도를 번갈아가며 할 수도 있습니다. 유산소운동의 강도는 대개 심박수를 기준으로 판단하는데, 나이와 몸 상태에 따른 최적의 심박수 범위를 찾을 수 있습니다.

운동 전 워밍업과 스트레칭

앞서 적었듯이, 나이가 들면 근육도 변합니다. 그중에 근육과 결합조직의 유연성도 포함되죠. 중년과 노년의 근육은 젊은이의 근육보다 유연성이 떨어지고, 물질 순환이나 회복력도 느려집니다. 그래서 운동 전 워밍업과 스트레칭의 중요성도 그만큼 높아지죠.

워밍업을 하는 이유

안정 상태의 몸은 그 즉시 최대의 힘을 내거나 움직일 준비가 되어 있지 않습니다. 근육은 굳고, 신경도 이완되어 이 상태로 큰 힘을 내기도 어려울뿐더러 때로는 부상을 당하기도 합니다. 그래서 몸을 흥분시키는 워밍업과 스트레칭을 거쳐 조금씩 운동 강도를 높여야 합니다. 보통 워밍업과 스트레칭은 10~15분 이내로 끝내고 본운동으로 들어갑니다.

① 근육과 관절의 경직을 풀어준다

자고 일어난 직후든, 종일 사무실에서 컴퓨터와 씨름한 후든, 현대인은 거의 하루 종일 몸이 굳어 있습니다. 특히 사무직의 경우 하체나 몸통의 큰 근육과 관절은 거의 쓰지 않고 팔이나 손가락 등 상대적으로 작은 근육만 주로 쓰죠. 관절도 관절 주머니 안의 윤활액이 정체되고, 힘줄도 뻣뻣하게 굳어 있곤 합니다. 이런 부위들을 활성화해야 부상을 예방하고, 운동할 때 최상의 퍼포먼스를 발휘할 수 있습니다.

② **신경계를 적절히 흥분시킨다**

운동신경도 흥분 호르몬이 충분히 분비되고 적절히 긴장한 상태에서 반응이 훨씬 빠르고 강해집니다. 푹 쉬다가 갑자기 움직일 때보다 적당히 움직인 후에 더 무거운 것을 들고, 더 빠르게 달릴 수 있죠. 그래서 본운동 전에 신경계를 적절히 자극하는 단계가 필요합니다.

보통은 낮은 강도의 운동으로 흥분을 일으키고, 때로는 커피처럼 카페인 성분이 있는 흥분제를 써서 효과를 가속하기도 합니다. 다만 흥분 상태가 너무 오래 지속되면 그때부터는 수행 능력이 거꾸로 떨어지기 때문에 '컨디션을 올리는 정도의' 흥분으로 워밍업을 끝내고 빨리 본운동에 들어가는 것도 중요합니다.

③ **심박수와 혈액순환을 늘린다**

운동 중에는 몸 곳곳에 영양과 산소를 보내기 위해 심박수가 많이 올라갑니다. 동시에 산화질소 같은 물질을 분비해 혈관을 확장하고 핏속의 산소 농도를 높이죠. 이렇게 몸이 최고 상태로 올라가기 위해서는 충분한 준비 단계가 필요합니다. 준비 없이 바로 심박수가 오르면 심장과 혈관에 큰 부담이 됩니다. 특히 중년 이후의 나이에 기저질환까지 있다면, 충분한 준비 없이 바로 고강도 운동을 했다가 심근경색이나 부정맥 등의 위험이 아주 커집니다.

전신 기본 워밍업

일단 몸 전체의 관절과 근육을 움직이는 체조 동작으로 '동적 스트레칭'을 합니다.

동적 스트레칭에는 이름도 어려운 여러 동작이 있습니다. 개인적으로는 중년 이후 세대에게 복잡한 동작을 새로 배우기보다는 아주 쉽고 간단한 옵션을 권합니다. 국민체조, 청소년체조, 국군 도수체조, 새천년체조 중 최소 하나 이상은 기억하시겠죠? 이들 체조를 최소 5분 이상 반복해 주면 그것만으로도 웬만한 동적 스트레칭 한 사이클과 비슷한 효과를 볼 수 있죠. 다만 이런 체조 영상은 마치 군대 훈련하듯 굳은 자세로 딱딱 끊어서 하는 모습을 볼 수 있는데, 실제 동작은 그보다는 부드럽게 연결해서 춤추듯 하는 것이 좋습니다.

 동적 스트레칭이 끝나면 몸에서 유독 뻣뻣한 부분을 가볍게 늘려가며 스트레칭해 주고, 필요하면 폼롤러나 마사지볼 같은 도구로 문

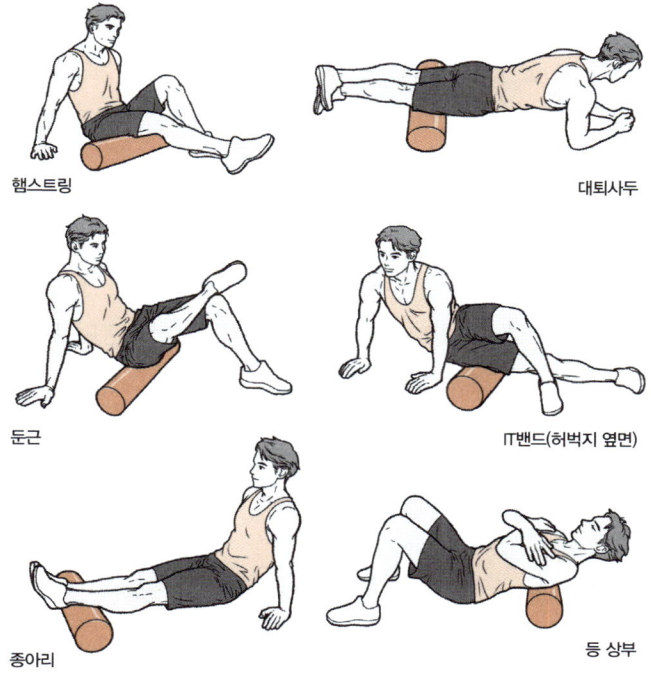

폼롤러 사용법

질러서 강제로 풀어줍니다. 5~10분 내외의 걷기 같은 가벼운 유산소운동을 더하면 더욱 좋습니다.

여기까지는 모든 운동에서 공통입니다. 그 후의 단계는 오늘 할 운동에 따라 개별적으로 갈라집니다. 이때는 어느 부위를 주로 운동할지, 야외 또는 실내에서 할지, 여름인지 겨울인지에 따라서도 차이가 있죠. 지금부터 그 각각을 알아봅니다.

부위별 워밍업

위의 기본 준비 과정이 끝난 후, 그날 운동할 종목에 맞춰 선택적으로 스트레칭을 합니다. 이때 '최대한 잡아 늘이겠다!'라는 신념으로 통증을 버텨가며 마구 관절을 잡아 늘이면 안 됩니다. 과도한 통증이 생기는 동작은 오히려 역효과로 그 부위를 더 뻣뻣하게 만들거나 일시적으로 근력을 떨어뜨리기도 합니다. 그러니 준비운동이나 스트레칭에서는 아프지 않게, 자연스럽게 통제할 수 있는 범위만큼만 해야 합니다.

달리기나 걷기, 등산이나 계단오르기 같은 유산소운동을 할 예정이라면 허벅지 바깥쪽, 발목과 아킬레스건, 발바닥 마사지를 추천합니다. 이 부위가 달리기에서 유독 문제가 잘 생기기 때문입니다. 허벅지 바깥쪽은 폼롤러와 마사지볼로 풀어주고, 발목은 크게 돌려주는 동작으로 풀어줍니다.

발목과 아킬레스건에 문제가 잘 생긴다면 뒤꿈치부터 아킬레스건을 거쳐 종아리 뒤쪽까지 부드럽게 주물러주는 마사지를 추천합니다.

오래 걷거나 뛸 때 발바닥에 통증이 잘 온다면 발바닥의 우묵한 부분을 손으로 주물러주거나, 바닥에 공을 놓고 발로 굴려주어 발바닥

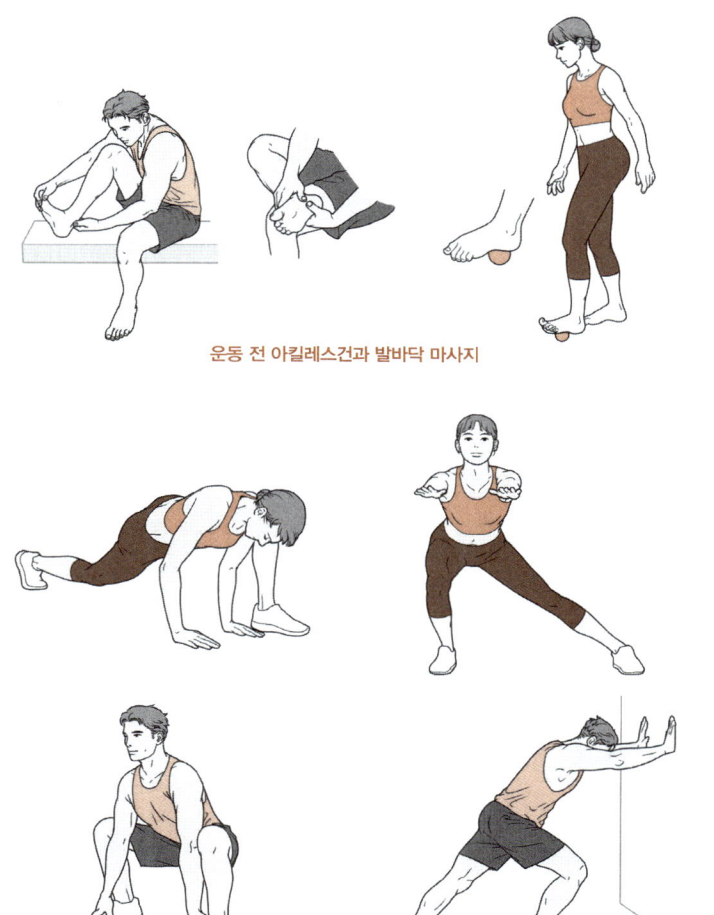

운동 전 아킬레스건과 발바닥 마사지

운동 전 하체 스트레칭

의 힘줄을 미리 풀어주는 동작을 권합니다.

하체 근력운동이나 자전거 타기처럼 다리를 압도적으로 많이 쓰는 운동은 하체 스트레칭 운동을 추가합니다. 주로 발목과 고관절 유연성을 위해 관절 돌리기와 하체 스트레칭을 해주고, 발목에 자주 문제가 생긴다면 앞서 다룬 발목과 아킬레스건 마사지도 추가합니다. 스쿼트 같은 하체 근력운동은 바닥에 쪼그려 앉아 고관절과 발목을 최대한 늘려주는 동작도 필요합니다.

자전거를 이용한 인터벌 트레이닝이나 고속 라이딩을 할 예정이라면, 본격적으로 속도를 내기 전에 5~10여 분간 가볍게 페달을 돌리는 워밍업 후에 본운동으로 넘어갑니다.

상체 근력운동이나 수영처럼 상체를 많이 쓰는 유산소운동에는 상체를 위주로 한 스트레칭도 추가합니다. 어깨를 많이 쓰기 때문에 앞뒤 양옆으로 팔 돌리기는 꼭 하고, 유연한 허리 동작을 위해 허리를 앞뒤 양옆으로 돌려주는 동작을 추가하면 좋습니다.

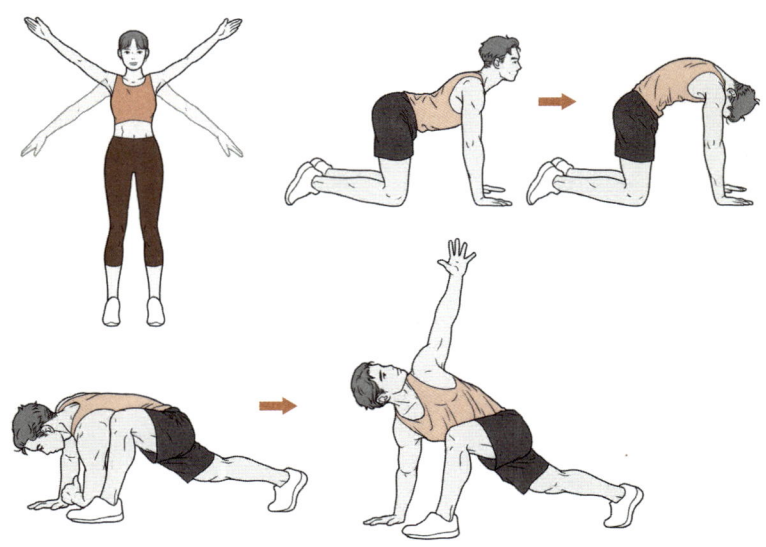

운동 전 상체 위주 스트레칭

근력운동만의 준비 과정

근력운동에서는 각 동작을 하기 전에 '워밍업 세트'를 합니다. 워밍업 세트란, 온 힘을 다해 근력운동을 하기 전에 그 동작을 가볍게 몇 번 해보는 것을 말합니다.

워밍업 세트는 선수들의 경기에서는 오랜 시간 세밀한 계산에 따라 하지만, 강도가 그렇게 높지 않은 보통 근력운동에서는 세 세트 이내가 보통입니다.

- 오늘 운동할 중량의 절반 정도 무게로 3~4회 들어봅니다.
- 여기서 20% 중량을 올려 2~3회 들어봅니다.
- 오늘 운동할 중량의 80~100%로 1~2회 들어본 후, 잠시 쉬었다가 본운동을 시작합니다.

워밍업 세트는 오늘 할 동작을 연습하는 동시에 중량의 '느낌'을 확인하고 몸을 대비시키는 것이 목적입니다. 과거에는 아주 가벼운 바벨이나 덤벨을 들고 수십 번 반복했지만, 그런 방식은 근육의 피로만 불러오고 외려 본운동에 악영향을 줍니다. 최근에는 그날 운동할 중량과 비슷하게 적은 횟수만 해서 본운동에 집중합니다.

워밍업 세트는 모든 종목마다 다 하는 것이 아니라 해당 부위의 첫 종목에서 주로 합니다. 예를 들어, 하체운동으로 스쿼트와 런지, 레그 익스텐션을 한다면 스쿼트를 할 때 워밍업 세트를 하고, 후속 종목인 런지와 레그 익스텐션은 워밍업 세트를 생략하거나 아주 짧게 한 세트 정도만 합니다.

이것만은 꼭 기억합시다!

몸이 안정된 상태에서 바로 격한 운동을 시작하는 것은 매우 위험합니다. 그래서 보통 10~15분 정도의 준비 과정을 거쳐 몸을 서서히 달구고, 굳은 곳은 충분히 풀어준 후 비로소 본운동에 들어갑니다. 최근에는 워밍업도 최대한 본운동과 비슷한 동작으로 합니다.

chapter 02

기초체력을 위한 운동

본격적인 운동을 시작하기 위한 워밍업은 끝났습니다. 이제 유산소운동부터 실제로 몸으로 부딪쳐 보겠습니다. 여기서는 40대 이상의 몸에 맞추어 가장 안전하고 효율적으로 운동하는 법을 설명합니다.

걷기와 등산 – 모든 활동과 운동의 기본값

걷기는 나이와 몸 상태를 불문하고 누구나 할 수 있는, 가장 진입장벽이 낮은 유산소운동입니다. 젊은이부터 백세 고령자까지 모두에게 좋은 운동입니다. 다만 건강한 사람이 일상에서 평소처럼 걷는 동작은 운동이라기보다는 '활동'의 범주입니다. 여기서 활동이란, 삶의 질을 위해 기본으로 장착해야 할 능력치라는 뜻이기도 합니다. 운동은 그 후에 생각할 문제고요.

걷는 장소는 되도록 야외가 실내 트레드밀(러닝머신)보다 좋습니다. 야외 걷기는 발목과 관절을 더 많이 쓰고, 외기를 맡고 햇볕을 받으며 걷는 것 자체로 호르몬 분비나 우울증 개선 등 정신건강에도 좋습니다. 여건상 야외 걷기가 어렵다면 평상시 걷는 거리를 최대한 늘리고, 트레드밀은 3~5 정도의 경사로 중간중간 속도를 바꿔가며 걷습니다.

어떤 자세로 걸을까?

걷기와 달리기에서 강조하는 것은 네 가지로, 발디딤과 보폭, 무릎 방향과 시선 처리입니다.

걷기에서 발디딤은 앞발을 디딜 때 뒤꿈치부터 바닥에 닿고, 그 뒤 발바닥이 구르듯이 발 중간, 앞쪽의 순서대로 디뎌야 합니다. 발끝부터 디디거나, 발 바깥쪽이나 안쪽부터 디디면 안 됩니다.

보폭은 무릎과 허리가 튼튼하다면 큰 걸음으로 성큼성큼 걷는 편이 큰 근육을 많이 쓰게 되어 하체와 허리를 단련하기는 유리합니다. 다만 이 자세는 허리와 하체에 부담이 실리므로 몸이 가볍고, 관절과 근육이 튼튼한 사람에게 적합합니다. 비만하거나 관절 등에 부담을 느낀다면 보폭이 짧은 종종걸음으로 걷는 편이 안전합니다.

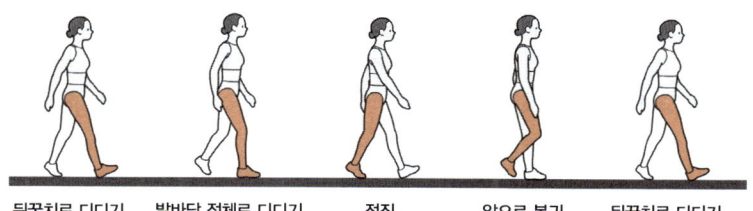

뒤꿈치로 디디기 　 발바닥 전체로 디디기 　 전진 　 앞으로 복귀 　 뒤꿈치로 디디기

걷는 순서

무릎이 측면으로 틀어지지 않는 것도 중요합니다. 중년 이후에는 걸을 때 무릎이 바깥으로 벌어지거나 안쪽으로 모이는 경우가 많습니다. 특히 무릎과 발끝을 바깥으로 벌리고 걷는 걸음이 흔한데, 예전엔 양반걸음 혹은 팔자걸음이라고 했죠. 긴 좌식 생활로 고관절과 하체가 변형된 것이 큰 원인인데, 나이가 들수록 대체로 심해집니다. 무릎 주변과 허리 근육이 약해져 힘을 줄 때 상체가 구부정해지며 무릎이 벌어지기 때문이죠. 어르신들 상당수가 다리를 똑바로 펴지 못하고 엉거주춤 걷는 것도 근육이 약해졌기 때문입니다. 이렇게 다리가 벌어지면 골반과 허리에도 부담이 됩니다. 그래서 걸을 때는 의식적으로라도 무릎과 발끝을 11자에 가깝게 만들어야 하고, 달릴 때는 더더욱 중요합니다.

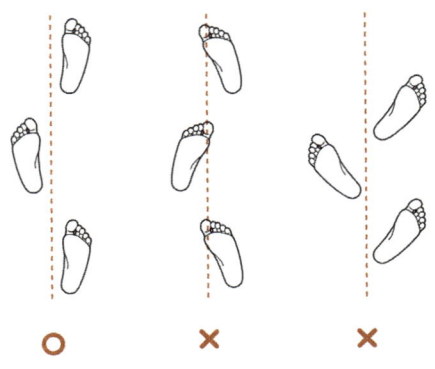

걸을 때의 발끝 방향

  시선은 땅바닥이나 하늘을 보지 말고 고개를 똑바로 세워 최대한 정면을 보아야 합니다. 요즘은 걸으며 스마트폰을 보는 사람이 많다 보니 고개를 푹 숙이기 쉬운데, 그 과정에서 허리의 곡선뿐 아니라 자세 전반이 틀어집니다. 그러니 걸을 때는 동영상 시청은 잠시 접고 이어폰 등으로 팟캐스트만 들으시기 바랍니다. 트레드밀에서 운동한다면 모니터를 정면에 두는 것이 좋고요.

  오르막길은 운동 강도를 높일 수 있는 좋은 기회지만 제대로 걸어야 합니다. 몸을 앞으로 바짝 기울여 무게중심을 앞에 실으며 걸으면 무릎에 부담이 집중됩니다. 몸은 아주 조금만 기울이고, 무릎이 발끝보다 더 나가지 않게 짧은 보폭으로 걸어야 합니다. 그러면 무게중심은 자연스럽게 몸의 중심에 오고, 무릎에만 의존하지 않고 고관절을 함께 쓰며 걷게 되죠.

  내리막길은 주의가 필요한데, 다리 근력이 약하거나 힘이 빠졌다면 발을 쿵쿵 디디며 터벅터벅 걷기 쉽습니다. 당연히 하체와 허리에 큰 부담이 되죠. 운동을 오래 해왔고, 다리 근력이 아주 좋다면 어떻게 내려가든 크게 상관없습니다. 하지만, 그게 아니라면 무릎을 살짝 굽히며 스프링처럼 충격을 받아내면서 올라갈 때보다 느린 속도로 내려갑니다.

파워 워킹과 트레드밀 걷기

한때 '파워 워킹'이라고 해서 팔을 ㄴ자로 꺾고 걷기가 유행이었죠. 당시에는 팔을 꺾고 걷기만 하면 강도 높은 전신운동이 되는 양 오해해 팔만 굽히고 '느릿느릿' 걷는 촌극이 벌어지기도 했습니다.

파워 워킹에서 팔을 꺾는 것은 팔동작의 속도를 높여 걸음 속도를 같이 높이자는 목적입니다. 걸을 때 다리와 팔은 같은 템포로 움직이므로 팔을 빨리 휘두르면 그만큼 다리의 움직임도 빨라지기 때문입니다. 그러니 팔을 굽혀서 더 빨리 걸을 수 있다면 당연히 굽힙니다. 하지만, 그 자세가 불편하거나 편하게 팔을 펴고도 빨리 걷는 데 문제가 없다면 굳이 불편하게 굽힐 필요는 없습니다.

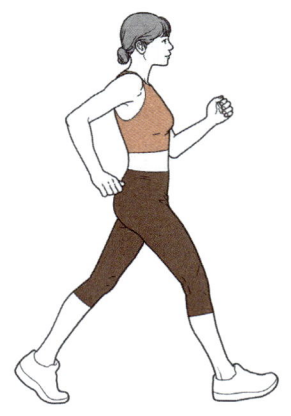

파워 워킹

트레드밀에서 걷는다면 원칙적으로 손잡이는 잡지 않습니다. 트레드밀의 손잡이는 중심을 잃는 등 비상시, 트레드밀을 처음 타 본 초보자나 고령자, 장애인, 재활치료용 장치입니다. 손잡이를 잡으면 중심을 잡는 허리와 측면 근육을 거의 쓰지 않게 되어 운동 강도와 에너지 소모가 20~30%까지 낮아집니다. 걷기나 균형 잡기에 지장이 없는 사람이 손잡이를 잡는 것은 운동 효과를 깎아 먹는 짓입니다.

여기에 한술 더 떠 손잡이에 기대어 몸을 앞이나 뒤로 기울인 채로 걷기도 하는데, 이렇게 하면 에너지 소모량은 더 줄어듭니다.

얼마나 숨차게 걸어야 할까?

일상의 걷기와 운동으로서의 걷기는 다릅니다. 일상의 걷기는 활동이고, 심혈관이나 근육 발달 측면에서 큰 이득은 없습니다. 그나마도 안 하는 사람보다야 낫다는 정도죠.

운동으로서의 걷기는 심폐기능과 근육 발달, 건강 지표를 '적극적으로' 향상하는 것이 목적입니다. 그래서 직업상 평소에 많이 걷더라도 숨이 찰 정도의 유산소운동을 별도로 해야 하죠. 평상시 걷기는 활동일 뿐 운동은 아닙니다.

일하면서 충분히 많이 움직이는데 왜 운동을 따로 해야 하느냐는 질문을 많이 받는데, 운동과 활동의 역할이 다르기 때문입니다. 평상시의 걷기나 육체노동은 살이 찌는 것을 막아주는 효과는 있습니다. 하지만, 몸의 기능은 딱 그 정도에 최적화해 더는 발전하지 않죠.

운동에서는 평상시 겪지 않는 '숨차고 힘든 상황'을 인위적으로 만들어서 내 심장과 혈관, 신진대사를 더 튼튼하고 강한 상태로 업그레이드합니다. 그러니 평소에 활동량이 많다면 짧고 굵게 운동을 끝내고, 평소에 활동량이 적다면 운동 시간과 운동량을 늘리는 것이 좋죠.

평소에도 많이 하는 걷기가 운동으로서 차별성이 있으려면 최소한 숨이 가빠지는 빠른 속도여야 합니다. 심박수를 기준으로 한다면 50~60% 이상은 되어야 하고, 70% 정도면 제일 좋습니다. 이 정도가 되려면 평소보다 훨씬 빠르게 걸어야 합니다. 건강한 일반인의 평상시 걸음이 시속 4~5km 정도인데, 운동이 되려면 시속 5.5~6km는 넘어야 합니다. 키가 아주 크거나 경보 선수는 시속 7km 이상으로 걷기도 합니다. 고령이거나 장애가 있다면 그에 맞게 낮춰야 하고요.

걷기의 에너지 소모량과 효과는 거리보다 속도가 좌우합니다. 같은 거리도 빠르게 걸을 때 더 많은 에너지를 씁니다. 느린 걸음은 같은 거리를 가도 에너지를 덜 쓰고 운동 효과도 빵점입니다. 반대로 빠른 걸음은 같은 거리를 가도 에너지를 더 쓰고 운동 효과도 큽니다. 뒤에 나올 달리기와는 다른 특성이죠.

최근에는 스마트워치나 스마트폰에 앱을 깔아 걸음 수와 속도를 쉽게 잴 수 있으니 자신에게 맞는 방식을 이용하면 됩니다.

그렇다면 얼마나 오래 걸어야 할까요? 여기서는 일상의 걷기와 운동으로서의 걷기를 함께 생각해야 합니다. 한때 만 보 걷기가 유행했지만, 하루 1만 보를 걸으려면 90분 이상은 걸어야 하니 바쁜 현대인에게는 현실적이지 않죠.

연구 결과로도 일일 보행 수가 많을수록 질병이나 사망률 등 건강지표가 개선되는 것은 사실이지만, 자세히 살펴보면 하루 6,000~8,000보를 경계로 추가로 얻는 이득은 미미합니다. 그러니 그만큼을 하루 목표로 두고 나머지 시간은 근력운동에 투자하는 것이 효율적입니다. 평소 출퇴근길에도 운동화를 신고 숨이 찰 정도로 최대한 빠르게 걸어서 '운동 걷기'를 만드는 것도 시간과 노력을 절약하는 좋은 방법입니다.

그럼 한 번에 얼마나 걷는 것이 좋을까요? 시간이 충분하다면 한 번에 30분~1시간 사이를 권합니다. 그 이상은 역효과가 될 수 있습니다. 관절에도 피로가 누적되고, 하체 근력이 약하다면 관절에 문제가 생기는 시발점이 될 수 있죠. 30분쯤 걸으면 보폭과 걷는 방식에 따라 4천 보 정도 될 텐데, 여기에 4천 보 이상을 일상의 걸음 수로 보태주면 하루에 8,000보는 채울 수 있습니다. 다른 유산소운동 없이 빠른 걷기만 한다면 나이와 무관하게 주 4회 이상을 권장합니다.

걷기운동 전에 준비할 것들

우선 가장 중요한 것은 신발입니다. 거두절미하고 러닝화가 가장 좋습니다. 메이저 스포츠 업체에서 가장 많이 투자하고, 최고의 소재와 기술로 만드는 신발도 단연 러닝화입니다. 그렇다고 초고가의 러닝화가 필요하지는 않습니다. 최근의 고가 러닝화는 카본 플레이트 등을 붙여 전문 마라토너가 경기에서 고속으로 달리기에 최적화된 제품이라 걷기에는 오히려 부적합합니다. 적당히 두툼한 중창을 갖춘 일반 러닝화 중 본인의 발에 편한 것을 고르시면 됩니다.

쿠션은 꼭 필요하지만 과하면 안 됩니다. 물렁물렁한 신발은 신을 때는 편하다고 느끼지만, 오래 신으면 발과 발목에 피로가 누적되어 어느 순간부터는 더 힘들게 느껴집니다. 신자마자 푹 꺼지는 물렁물렁한 쿠션보다는 걸으면서 체중을 실을 때 비로소 쿠션과 탄력이 느껴지는 신발을 고릅니다. 걷기는 뒤꿈치로 디디는 만큼, 뒤쪽 쿠션이 좋은 신발이 유리합니다.

산에 가는 것이 아니라면 등산화는 금물입니다. 등산화는 거친 산악에서 발을 보호하고 미끄러지거나 발목이 비틀리는 것을 방지하는 것이 목적이니 현대의 도시나 마을 주변에서는 쓸모없는 기능이죠. 등산이라는 목적을 위해 쿠션을 희생시켰고, 무겁기까지 합니다.

요즘 유행하는 '맨발걷기'도 주의할 점이 있습니다. 이런 맨발걷기는 아주 천천히 걸으며 발의 감각을 단련하는 훈련이지 살을 빼기 위해 땀을 흘리며 빠르게 걷는 것이 아닙니다. 나이가 들수록 발바닥의 자연적인 완충 막인 지방층이 얇아지는 데다, 발목과 종아리 근육이 아주 좋지 않으면 걸을 때의 충격을 온전히 받아내지 못합니다. 특히 당뇨 등으로 발의 혈액순환이 나쁘다면 발에 생기는 작은 상처도 큰 문제로 발전하기 쉽습니다. 그러니 유산소운동을 목적으로 걷는다면 쿠션 좋은 신발을 신어야 합니다.

나이에 맞는 걷기운동 세팅

나이나 몸 상태에 따른 걷기운동의 방식은 다릅니다. 여기서 나이는 해당 연령대의 일반적인 예시일 뿐, 본인의 몸 상태나 이전 운동 경력 등에 따라 더 젊거나 높은 연령대의 기준을 적용할 수 있습니다.

① 40~50대 초반

최대한 빠른 속도로 30분 이상 연속 걷기에 주력합니다. 숨이 차고 땀이 흐를 때까지의 강도가 적당합니다. 30분 이상 빠르게 걸어도 딱히 힘들지 않다면 속도를 더 높이고, 필요에 따라 40~50분까지 늘려도 됩니다. 키 큰 남성은 시속 6.5km, 여성이나 키가 작은 남성은 시속 6.2km를 목표로 삼고 되도록 빠르게 걷습니다. 이 정도 속도는 걷기라기보다는 거의 뜀걸음 수준인데, 이 정도면 같은 거리를 느리게 달리는 것과 비슷한 정도의 에너지를 소모할 수 있습니다.

50분 정도를 걷고도 체력적으로 여유가 있다면 오르막 걷기나 계단오르기로 강도를 높일 수 있고, 관절과 하체 근육이 튼튼하다면 느린 달리기로 아예 업그레이드할 수도 있습니다.

② 50대 중반~60대

이때도 우선 30분으로 시작합니다. 무리해서 속도를 내면 무릎관절이나 허리에 부담이 크기 때문에 여성은 시속 5.8km 이상, 남성은 시속 6.0km를 목표로 걷습니다. 중간에 다리가 무겁거나 허리에 통증이 느껴진다면 2~3분 쉬었다 걸어도 됩니다. 앉아서 푹 쉬기보다는 허리와 무릎 부담을 더는 감압 자세로 최대한 빨리 회복한 후 되도록 빨리 다시 걷는 것이 좋습니다. 운동으로 하는 걷기에 한해 니트형의 무릎 보호대를 착용하는 것도 좋습니다.

무릎이나 허리에 부담이 없다면 속도를 높이기보다는 시간을 50분까지 늘려줍니다. 50분을 소화할 수 있다면 남는 시간은 근력운동에 투자합니다. 달리기는 초보자에겐 원칙적으로 권하지 않지만, 몸이 가볍고 직전까지 운동한 이력이 있거나 하체가 튼튼하다면 연습과 근력운동을 거쳐 신중하게 시도해야 합니다.

③ 70대 이상

본인이 걸을 수 있는 한도만큼 연속으로 걷고, 필요하면 쉽니다. 목표 속도는 없지만 최소한 젊은이들의 평보 수준인 시속 5.5km를 유지하려고 애쓰고, 하루에 총 6,000~8,000보 이상 걷기를 목표로 합니다. 걷는 중간중간 다리가 무거워질 때마다 감압 자세를 취하고, 필요하면 앉아서 쉽니다.

  퇴행성관절염 등으로 무릎이나 발목이 좋지 않다면 보호대 착용을 권장합니다. 이 시기에는 니트 형이나 벨크로 방식의 보호대가 적합합니다. 무릎이 아프다고 포기하기보다는 보호대를 착용하고 느리게라도 걷는 편이 하체 근력을 보존하고 혈압과 혈당 등 기본적인 건강 지표를 유지하는 데 유리합니다. 중심을 잘 잡지 못하거나 무릎 관절이 나쁘다면 보호자의 보호 아래 트레드밀 손잡이를 잡고 걷는 방법도 있습니다. 트레드밀 자체의 완충 기능 덕분에 관절의 부담도 덜 수 있습니다.

  집에서는 하체 근력운동을 주 3~4회 하고, 마사지와 스트레칭 등으로 근육의 피로를 풀어줍니다.

스틱을 이용한 걷기

걷는 동작 자체가 관절에 불편하다면 양손에 등산 스틱을 쥐고 체중의 일부를 실어 걸으면 부담을 크게 줄일 수 있습니다.

  스틱을 쥐고 걷는 동작을 지팡이를 쓴다는 식으로 불편하게 해석할 필요는 없습니다. 유럽에서는 노르딕 스키 동작을 걷기에 도입한 '노르딕 워킹'이라는 운동도 일반화되어 있고, 국내에서도 중년층 이상을 중심으로 보급되고 있습니다. 이 종목은 등산 스틱처럼 땅을 수직으로 짚는 것이 아니라 후방을 향해 비스듬히 짚어 팔로 뒤로 밀면서 추진력을 얻습니다.

이렇게 미는 동작은 등과 팔, 어깨의 근육을 함께 씁니다. 상·하체를 모두 사용하고, 일반적인 걷기보다 큰 보폭으로 빨리 걷다 보니 운동 강도도 높습니다. 때문에 중년~노년층에서 달리기의 대체재로 유용한 운동이 됩니다.

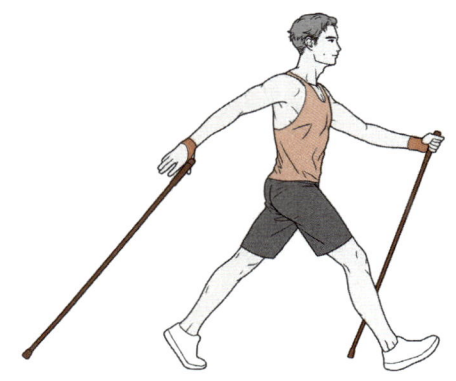

등산 스틱을 이용한 걷기

전용 스틱 외에는 따로 비용이 들지 않고, 등산처럼 멀리 갈 필요 없이 가까운 걷기 코스를 그대로 활용할 수 있어 시간과 경제적인 부담도 적습니다. 강습 클래스를 운영하는 지자체도 있으니 확인해 보고 참여하는 것도 좋습니다.

등산을 해도 될까?

등산 자체는 분명히 매우 좋은 운동입니다. 그런데 중년 이후에 자주 등산을 하는 것은 조심할 필요도 있습니다. 체중이 정상이고, 이전에 빠른 걷기나 달리기를 꾸준히 해서 하체 근육과 관절이 충분히 건강하다면, 주당 1~2회 가볍게 등산하는 것은 좋습니다.

하지만 40대 이후이고, 이전에 운동 경험도 거의 없는 사람이 주기적으로 등산에 도전하는 것은 그렇지 않아도 퇴행이 시작된 무릎이나 발목의 상태를 악화하는 최악의 선택이 될 수도 있습니다. 우리나라의 산은 높지는 않지만 짧고 가파른 오르막과 내리막이 많고, 바위도 많아 관절에 부담이 더 큽니다.

운동 차원이라면 등산보다는 최근 전국 각지에 흔한 둘레길이 더 안전하고 유리합니다. 비교적 완만한 오르막과 내리막이 길게 이어지기 때문에 등산보다 몸에 주는 부담은 덜면서 기초 체력과 근력을 단련하기에 좋습니다. 여기에 근력운동을 더해주면 금상첨화입니다. 둘레길 걷기를 남들보다 빠른 걸음으로 끝낼 수 있게 되면 그때 등산을 시도하면 됩니다. 근교 산행이 보통 2~3시간 코스이니 관절과 근육이 회복하는 시간을 고려해 주 1회를 넘기지 않는 것이 좋고요.

등산을 할 때는 대개 전문 등산화를 신지만, 봄에서 가을철의 잘 정비된 근교 등산로라면 트레일 러닝화를 신어도 됩니다. 트레일 러닝화는 비포장길이나 거친 산길에서 달리기 위한 러닝화인데, 가볍고 통기성도 좋은 데다 등산화보다 쿠션도 좋습니다. 보온이나 발목 보호 기능은 약해서 동절기나 험하고 가파른 산에는 맞지 않지만, 온화한 시즌의 근교 산행에는 최적의 신발입니다. 최근에는 전문 등산인들도 트레일 러닝화를 활용하는 추세입니다.

등산 스틱은 관절의 부담을 덜 수 있어서 중년 이후 세대에게는 필수품으로 자리 잡고 있습니다. 하지만, 등산 스틱은 등산로 주변의 토양과 식생을 망가뜨린다는 비난도 받지요. 꼭 산에 오르고 싶고 스틱 없이는 몸에 너무 부담이 된다면, 반드시 고무 캡을 씌우고 급경사나 미끄러운 곳 등 필요한 구간에서만 사용하는 배려도 필요합니다.

중년 이후라면 당장은 무릎에 문제가 없더라도 등산 중에는 슬개골을 덮는 형식의 니트형이나 벨크로형 무릎 보호대를 착용하는 것이 좋습니다. 무릎 보호대는 걸을 때 관절을 보호하는 기능과 함께 혹시라도 낙상할 경우 무릎을 물리적으로 보호해 줍니다.

 이것만은 꼭 기억합시다!

걷기는 활동과 운동 사이에 애매하게 걸친 운동입니다. 걷기를 활동이 아닌 운동으로 하는 것이 중요하며, 그러려면 평상시처럼 걷지 말고 숨이 차게 걸어야 합니다. 걷기는 빠르고 힘들게 걷는 만큼 효과가 큰 운동입니다.

달리기, 할 수는 있지만 조심해야 할 때

달리기는 걷기를 업그레이드한 버전이라고 생각하기 쉽지만, 사실 둘은 성격이 다른 동작입니다. 가장 큰 차이는 두 발 중 한 쪽이라도 바닥을 디디고 있느냐입니다. 걷기는 최소 한 쪽은 바닥을 디디고 있어 체중의 일부를 받지만, 달리기는 두 발 모두 공중에 뜨는 타이밍이 있어 착지 순간에 몸이 충격을 감내해야 합니다. 실제로 경보 같은 걷기 경주에서는 두 발이 모두 바닥에서 떨어지면 실격 처리됩니다.

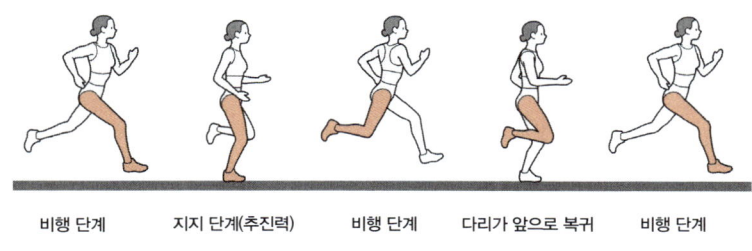

달리기 동작의 순서

또 하나는 추진하는 방법입니다. 걷기는 한쪽 다리를 내밀어 디딘 후, 상체가 전진해서 무게중심을 앞으로 옮기고, 반대편 다리를 다시 앞으로 내밀며 같은 동작을 반복합니다. 다리 위주의 동작으로 엉덩이와 허리는 중심을 잡는 제한된 역할을 합니다.

그에 비해 달리기는 다리를 뒤로 차며 추진력을 얻기 때문에 엉덩이와 허리를 많이 쓰죠. 속력이 높아질수록 팔 동작의 중요성이 커져서 결국 전신운동과 비슷해집니다. 그래서 100m 달리기 선수들은 보디빌더 뺨칠 만큼 상·하체가 모두 근육질입니다.

중년 이후에 달리기를 해도 될까?
달리기는 유산소운동 중에서도 몸에 가해지는 충격이 큰 편이고, 체중이 많이 나간다면 더 커집니다. 몸이 가볍고 좋은 자세와 능숙한 테크닉으로 달리면 부담이 적지만, 서툰 자세로 바닥을 쿵쿵 디디며 달리면 한두 달도 못 가 무릎이나 허리를 싸쥐고 병원으로 가는 신세가 될 수도 있습니다.

정리하면, 이미 달리기에 능숙하고, 하체와 허리 근력이 좋고, 체중도 적정선 아래라면 40~50대 이후에도 달리기를 계속할 수 있습니다. 하지만, 경험이 없는 중장년이라면 걷기부터 천천히 시작해 단계를 밟아나가야 합니다. 특히 비만하다면 살부터 빼야 합니다. 근력운동은 당연히 추가해야 하고요. 달리기를 위한 근력운동은 뒤에서 따로 소개하겠습니다.

60대 이상은 이전에 달리기나 다른 격한 운동을 한 경험이 없다면 달리기는 권하지 않습니다.

달리는 자세
적절한 체중이면서 근력도 충분히 강하다면 어떻게 달려야 부상 위험이 적을까요? 가장 중요한 것은 달리는 자세입니다. 구체적인 자세는 클럽 등에서 직접 배우는 것이 가장 좋지만, 여기서는 중요한 요점만 정리해 보겠습니다.

무리해서 속도를 내려고 하면 다리를 앞으로 많이 내밀고 보폭을 크게 하기 쉬운데, 일반적으로 보폭이 짧을수록 무릎과 고관절에 가해지는 부담이 적습니다. 즉 종종걸음으로 뛰는 편이 길게 뻗어서 달리는 것보다 대개 안전합니다. 다만, 이 경우는 무릎 부담은 적은 대신 발목과 종아리 부담은 조금 커집니다.

달리는 자세는 크게 세 가지가 있는데, 앞으로 내민 다리를 어디부터 딛느냐로 갈립니다. 과거에는 어떤 주법이 더 좋은지 마니아들 사이에 다툼도 있었지만, 지금은 각각의 장단점을 인정하고 본인에게 맞는 주법을 택하는 추세입니다.

'리어풋 rear-foot'은 뒤꿈치로 땅을 디디는 주법으로 '힐 스트라이크'라고도 하며, 보통 사람들이 가장 흔하게 달리는 방식입니다. 넓은 보폭으로 성큼성큼 달리는 방식으로, 무릎과 허리 부담은 커도 발목이나 종아리의 부담은 적습니다. 이 주법에서는 특히 뒤꿈치의 창이 두툼하고 탄력과 쿠션이 좋은 러닝화를 많이 신습니다.

'미드풋 mid-foot'은 발의 바깥쪽 날 부분으로 바닥을 딛는 주법입니다. 리어풋에 비해 약간 짧은 보폭으로 종종종 달리는 방식이죠. 이 방식은 무릎과 허리 부담은 적지만, 발목과 종아리의 부담이 상대적으로 큽니다. 이 주법에서는 발의 중간 부분 쿠션도 중요하기 때문에

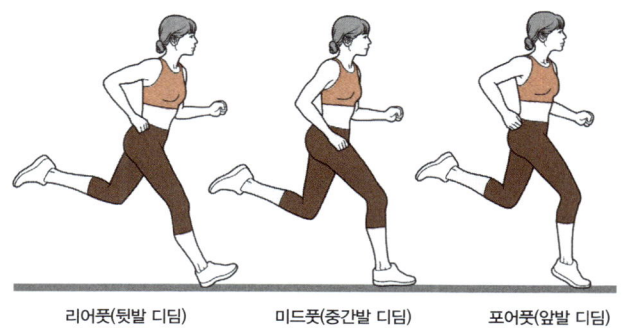

리어풋(뒷발 디딤)　　미드풋(중간발 디딤)　　포어풋(앞발 디딤)

달리는 자세

앞뒤의 창 두께 차이(오프셋)가 비교적 적은 러닝화를 많이 신습니다.

'포어풋 fore-foot'은 발의 앞부분으로 땅을 딛는 주법으로, 발끝으로 땅을 밀며 달리기 때문에 땅을 딛는 시간이 매우 짧고 속도도 빠릅니다. 조깅이나 마라톤보다는 단거리 달리기에서 많이 씁니다.

초보자를 위한 달리기 팁

달릴 때는 필요하지 않은 곳의 힘을 빼는 것이 중요합니다. 초보 러너일수록 온몸이 뻣뻣하게 경직되어 달리는데, 몸놀림도 부자연스럽고 바닥의 충격이 다리를 거쳐 허리와 온몸으로 전달됩니다.

땅을 디딜 때도 무릎과 발목에서 부드럽게 완충해야 하는데, 힘이 들어가 있으면 그 부담이 뼈와 관절을 두들기게 됩니다. 어깨에 잔뜩 힘이 들어가도 허리의 충격이 커집니다. 팔은 축 늘어뜨린다는 느낌에서 팔꿈치만 살짝 굽힌 정도면 충분합니다.

호흡도 중요한데, 달리기 같은 고강도 운동을 해보지 않았거나 해본 지 오래라면, 근육이 피로해서가 아니라 숨이 막히고 가슴이 답답해서 오래 달릴 수 없습니다. 호흡근이 약해서 한 번에 충분한 들숨과 날숨을 쉬지 못하기 때문입니다. 다행히 이런 근육들은 조금만 연습하면 빠르게 강화됩니다. 이런 호흡 곤란은 강도 높은 운동에서는 공통으로 부딪치는 장벽이라서, 어느 한 운동에서 '일단 호흡이 트이면' 다른 고강도 운동에서도 이 단계는 무사히 통과할 수 있습니다.

이때 흔히 권하는 방식이 '흡흡-후후'인데, 짧게 두 번 들이마시고, 짧게 두 번 내쉰다는 뜻입니다. 한 번에 크게 들이마시고 내쉬지 못하니 두 번으로 나누는 거죠. 숨이 트이지 않은 초보자는 큰 효과를 볼 수 있는데, 익숙해지면 한 번에 호흡을 끝내도록 합니다.

보통은 코 호흡을 중시하라고 강조하지만, 실제로 코 호흡만으로 달릴 때의 호흡량을 감당하기는 어렵습니다. 그래서 코를 위주로 입도 함께 사용합니다.

어떤 길에서 달릴까?

달리는 길의 상태는 충격치에 큰 영향을 줍니다. 가장 좋은 길은 흙길이나 육상 트랙, 우레탄으로 코팅된 산책로입니다. 근처에 그런 곳이 없다면 아스팔트길, 목재 덱 정도도 괜찮습니다.

보도블록이나 시멘트 포장길은 너무 단단해서 하체에 충격이 큽니다. 반대로 최근 산책길 등에 흔히 깔린 '야자 매트'는 너무 푹신해서 스텝이 불안정하고 빨리 피로해질 수 있으니 역시 피하는 것이 좋습니다.

달리기 운동 시작하는 법

40~50대에서 달리기를 시작하고 싶다면, 일단 본인의 몸이 달리기를 감당할 수 있는지 따져본 후 걷기부터 단계를 밟아나갑니다.

이때는 시속 6km 이상의 아주 빠른 걷기 30~50분이 기본입니다. 연속 걷기가 되면 다음엔 3분 걷고 2분간 느리게 뛰는 방식으로 시작해 달리기의 비중을 조금씩 늘려나갑니다. 이때 속도에는 절대 욕심내지 마세요. 걷기보다 조금 더 빠른 정도면 됩니다. 느린 속도로 오래 달리는 데 주력합니다.

본격적인 달리기에 들어가기 전에는 기본적인 하체 근력운동인 스쿼트와 런지로 충분한 근력을 확보해야 부상도 덜 수 있습니다. 달리기를 위한 근력운동은 뒤에서 다시 설명하겠습니다.

보통 2~3km, 20분 이상 연속으로 뛸 수 있게 되기까지가 이른바 '숨이 트이는 구간'으로 가장 힘든데, 일단 그 장벽만 넘어가면 뛸 수 있는 거리는 확 늘어납니다. 이 정도의 달리기 능력을 갖추었다면 10km나 하프 마라톤까지 거리를 늘리기는 어렵지 않습니다.

한발 더 나아가 달리기 자체를 즐기고, 장기적으로 마라톤에도 도전하고 싶다면 혼자 운동하지는 마세요. 달리기도 깊이 들어가면 독학으로는 한계가 있습니다. 마라톤 클럽, 카페 등 동호회에 가입해 전문적인 지식을 익히는 것이 좋습니다.

건강과 체중 관리가 목적이라면

달리기를 하는 목적이 마라톤 기록이 아니라 건강이나 체중 관리, 달리면서 느끼는 생동감이라면 속도에 욕심을 낼 필요는 없습니다. 달리기의 에너지 소모량은 속도에는 크게 상관없이 달린 거리에 비례하기 때문이죠. 이것이 달리기와 걷기의 또 다른 점입니다.

걷기의 경우 같은 거리도 빨리 걸을수록 더 많은 에너지를 씁니다. 반면, 달리기는 빠르든 느리든 같은 거리라면 비슷한 에너지를 씁니다. 체중 관리와 건강이 목적이고 기록에 큰 욕심이 없다면 빠르게 달려 부상 위험을 감수하느니 적은 부담으로 30분쯤 느긋하게 달리는 것이 나을 수도 있죠. 물론 빨리 달리는 쾌감을 선택하는 것은 자유고요.

일반인이 달리기를 시작할 때 현실적인 목표는 한 번에 20~30분 이상을 지속하는 것입니다. 이 정도의 달리기를 주당 3회 이상 할 수 있다면, 건강 목적의 유산소운동으로는 충분합니다. 체중은 식사 관리가 7할 이상이기 때문에 운동량을 늘리는 것이 답은 아닙니다.

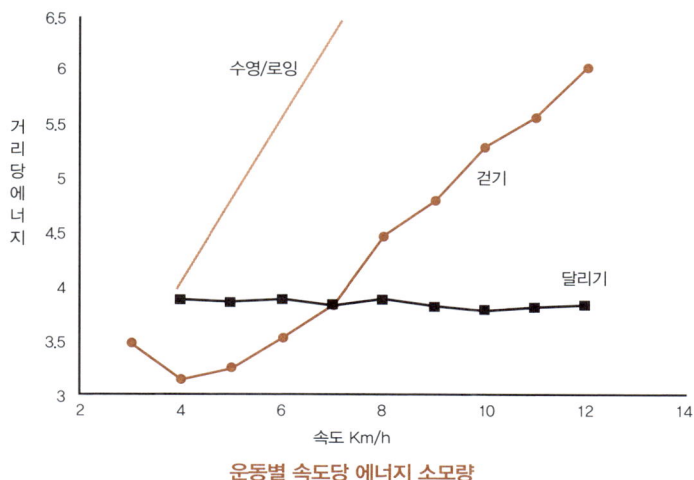

운동별 속도당 에너지 소모량

이 방식이 부담된다면 주당 2회 달리고, 다른 시간대에는 수영이나 자전거 등 충격이 덜하면서도 기초체력에 도움이 되는 운동을 해서 회복 시간을 갖는 것입니다. 이때 걷기운동은 권하지 않습니다. 달리기가 몸에 익은 사람은 걷다 보면 자기도 모르게 뛰는 경우가 많기 때문이죠.

러닝화는 무조건 신어보고 살 것

달리기는 러닝화가 절반입니다. 걸을 때도 신발이 중요하지만, 달릴 때 신발의 중요성은 몇 배로 높아집니다. 러닝 동호인들 사이에서는 우스갯소리로 '옷은 거지처럼, 신발은 왕처럼'이라는 말이 있을 정도니까요. 신발은 나중에 쓸 병원비 아낀다 생각하고 과감하게 투자하세요.

사람마다 발의 모양과 걷고 달리는 패턴이 제각각이라 많이 신는 브랜드의 비싼 신발이 내 발에 맞는다는 보장은 없습니다. 선수나 상급자들이 기록을 위해 신는 고가의 카본화나 초경량화는 말 그대로 기록을 위해 몸을 희생하는 신발입니다. 선수, 그것도 대회용이 아니라면 권하지 않습니다. 선수들도 평소에 훈련할 때는 그런 신발을 신지 않습니다. 중장년층은 대략 중·상급 러닝화 중에서 고르면 무난합니다.

서구권 유명 브랜드는 발볼이 좁은 칼발이나 발바닥 아치(안쪽 중앙의 움푹한 곳)가 깊은 사람에게 잘 맞는 경향이 있습니다. 서구인의 족형이 대개 그렇거든요.

반면, 아시아권 브랜드나 서구권의 몇몇 브랜드(뉴발란스나 브룩스 등)는 아시아인의 특성대로 발볼이 넓거나 아치가 낮은 사람들이 선택할 수 있는 라인도 많습니다. 다만 어디까지나 경향일 뿐 절대적인 것은 아닙니다. 제품 라인업에 따라 제각각이라 직접 신어보지 않으면 알기 어렵습니다. 그러니 러닝화는 최소 한 번은 매장에서 신어보고 내게 맞는 라인을 찾은 후, 온라인으로 구매하세요.

유명한 러닝화 라인은 기본적인 틀 내에서 주기적으로 개량된 상품이 나옵니다. '뉴발란스1080의 버전13이 내 발에 맞는구나!'라고 일단 내 발에 맞는 라인을 골랐다면, 이후 버전 14, 15를 계속 구매해도 대개는 문제가 없습니다. 한두 버전 이전의 이월 상품을 저렴하게 구매할 수도 있고요.

2025년 기준으로 러닝화 트렌드는 중창이 아주 두껍고 쿠션이 좋은 신발들입니다. 한동안 쿠션이 없다시피 한 '미니멀 슈즈'가 유행했지만, 최근에는 충격을 잘 흡수하는 가벼운 신소재가 등장하면서 이전의 '맥시멀 슈즈'로 회귀했습니다. 과거에는 '안정화'와 '쿠션화'의 구분이 명확했지만 최근에는 전반적으로 쿠션이 강화되면서 이 구분도 애매해졌죠.

자신의 발 크기보다 훨씬 크게 신어야 하는 신발은 내 발에 안 맞을 가능성이 큽니다. 볼 좁은 신발이 예뻐 보이고, 유명 브랜드에서 그런 신발이 많이 나오다 보니 발볼이 좁은 신발을 사이즈만 크게 신기도 하지요. 그런데 내 발보다 긴 러닝화는 기록도 나쁘게 만들고, 발과 관절의 건강을 갉아먹는 최악의 선택일 수 있습니다.

중년 이후라면 무릎 보호대를

유산소운동, 그중에서도 달리기는 무릎 부상의 빈도가 근력운동보다 높습니다. 제대로 달리면 괜찮다는 말은 잘 달릴 만큼의 근육이 갖춰졌고, 바른 자세를 구사할 수 있게 된 사람들이 하는 말입니다. 제대로 달리지 못해 중간에 포기했거나 이탈한 사람들은 말이 없죠. 40대 넘어 이제 막 달리려는 초보 러너가 좌충우돌 치고받으며 그 단계까지 가는 과정에서 겪어야 할 위험 요소는 너무 많습니다. 적당한 무릎 보호대는 일종의 보험이 될 수 있습니다.

찬반은 있겠지만, 개인적으로는 80세 이상으로 수명이 길어진 상황에서 평생 써야 할 관절을 굳이 혹사할 필요는 없다고 봅니다. 저 역시 20대부터 뛰었지만 40대부터는 달릴 때 무릎 보호대를 착용하고 있습니다.

 이것만은 꼭 기억합시다!

달리기를 시작하기 전에는 지금의 내 몸으로 달릴 수 있는지 객관적으로 판단하는 과정이 필요합니다. 일단 시작했다면 속도나 기록에 욕심내지 말고 느리게 오랫동안 달리는 그 자체를 목표 삼아 시간을 조금씩 늘려나갑니다. 기록은 그렇게 30분, 1시간 달릴 수 있게 된 후에 생각할 문제입니다.

자전거, 야외와 실내에 가상현실까지

자전거 타기는 중년 이상이 많이 하는 유산소운동이면서 최근에는 단체 레저 스포츠의 하나로도 자리 잡고 있습니다. 그런데 자전거는 실내에서 타느냐, 야외에서 로드바이크를 타느냐에 따라 완전히 다른 성격의 운동이 됩니다.

로드바이크는 레저의 영역이라 관련 동호회나 카페 등을 통해 자료를 얻을 수 있으니, 여기서는 실내 자전거를 위주로 다루겠습니다. 다만 기초가 되는 근력운동은 로드바이크와 실내 자전거가 공통이므로 뒤에 근력운동을 설명하면서 함께 다루겠습니다.

실내 자전거를 운동 목적으로 탄다면 대개 두 가지 방법이 있습니다. 단체로 지도자의 리드에 따라 타는 스피닝이 있고, 헬스장이나 가정에서 혼자 타는 '헬스 자전거'가 있습니다. 둘은 무거운 원판에 마그네틱이나 벨트 등으로 저항을 주는 방식입니다. 최근에는 로잉머신처럼 커다란 팬을 달아 공기저항을 이용하는 '에어바이크' 방식도 있습니다.

자전거는 기본적으로 하체, 그중에서도 허벅지를 위주로 쓰는 운동입니다. 체중의 대부분은 안장에 실리고 달릴 때와 같은 바닥 충격은 없습니다. 그래서 몸이 무겁거나 관절에 부담을 느낄 때 달리기 대신 할 수 있는 유산소운동입니다. 대신 엉덩이와 골반, 허리 하부에는 부담이 실릴 수도 있죠.

실내 자전거는 홈 트레이닝 기구로도 선호도가 높습니다. 트레드밀 등에 비해 저렴하고 차지하는 공간도 적으면서 층간소음도 덜해 공동주택에서도 사용하기에 부담이 적기 때문이죠. 하지만 이것도 쓰지 않으면 '비싼 빨래걸이'가 되기는 마찬가지입니다. 집에 기구가 있으면 매일 운동할 것 같아서 구매하지만, 운동 습관이 없는 사람이 집에 기구를 들였다고 갑자기 열심히 운동하는 경우는 거의 없습니다. 운동이 몸에 익기 전까지는 가정용 운동기구를 구매하는 것은 권하지 않습니다. 중고 거래 사이트에 새 제품 상태의 운동기구가 얼마나 많이 나와 있는지 보면 현실을 알 수 있죠.

입식 자전거와 좌식 자전거

실내 헬스 자전거를 구분하는 가장 큰 기준은 입식인가 좌식인가입니다. 입식 자전거는 보통의 자전거처럼 조그만 안장에 체중을 싣고 다리를 아래로 내려서 페달을 딛는 방식입니다. 좌식 자전거는 등받이가 있는 의자 모양의 큰 안장에 앉아서 다리를 앞으로 내밀어 페달을 돌리는 방식이죠.

입식 자전거는 실제 자전거 자세와 비슷하고, 하체 외에 허리와 상체 근육 일부도 함께 사용합니다. 페달을 힘껏 밟을 때는 체중도 어느 정도 함께 실어 강하게 돌릴 수 있죠. 사용하는 근육이 많고, 온몸을 써서 고강도로 운동할 수 있습니다.

단점은 좌식에 비해 허리나 무릎 부담이 크고, 무게중심이 높아 자칫 중심을 잃을 수도 있습니다. 특히 남성은 회음부나 고환 주변에 통증을 느끼기도 합니다. 운동능력이 떨어지는 고령자나 고도비만인, 재활 중이거나 균형 감각이 떨어지는 사람에게는 맞지 않습니다.

좌식 자전거는 체중을 등받이와 안장이 동시에 받아주기 때문에 자세가 안정적이고, 무게중심도 낮아 균형감이 떨어져도 쓸 수 있습니다. 허리와 엉덩이는 거의 쓰지 않고 사실상 하체만 쓰며, 입식에 비하면 허벅지 뒤쪽 햄스트링을 더 많이 씁니다. 허리의 압박은 등받이로 분산되고, 무릎에는 체중이 거의 안 실리기 때문에 허리나 무릎에 문제가 있다면 좌식이 안전합니다. 회음부 통증도 적습니다.

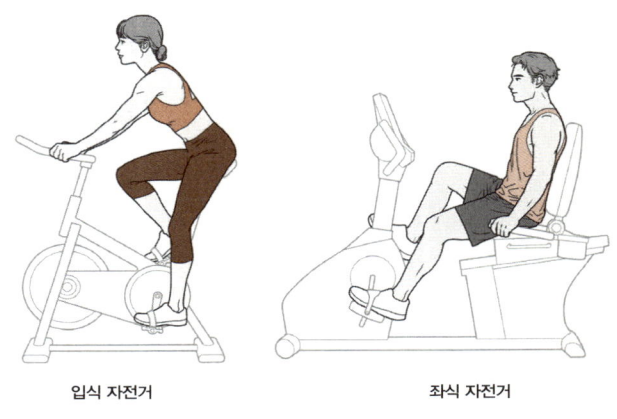

입식 자전거   좌식 자전거

실내 자전거와 타는 자세

입식과 좌식의 운동 효과는 차이가 없을까요? 같은 속도와 힘으로 돌린다면 이론적으로 둘은 같은 에너지를 소모합니다. 그런데 실제로는 입식 자전거가 더 많은 근육을 쓰고 폭발적인 힘을 내어 **빠르게 달리기에 유리한 구조**입니다. 좌식 자전거는 다리만 쓰다 보니 입식만큼의 출력을 내기 어렵습니다. 대신 엉덩이나 허리 부담이 없어서 느리게 오랜 시간 운동하기에는 오히려 유리합니다.

  정리하면, 입식 자전거는 건강하고 체력이 좋은 사람이 짧은 시간 고강도로 운동하기에 유리하고, 좌식 자전거는 근골격계에 이상이 있는 고령자, 고강도 운동을 소화하기 힘든 신체 조건을 가진 사람이 느리게 장시간 운동하기에 적합합니다.

실내 자전거 타는 자세

실내 자전거는 안장 높이 설정이 가장 중요합니다. 입식 자전거를 기준으로, 페달이 가장 낮은 곳에 있을 때 무릎이 아주 조금만 굽도록 설정합니다. 대다수가 '좀 높은데?'라고 생각할 정도죠.

안장이 이보다 낮으면 무릎이 너무 많이 굽거나 옆으로 벌어져 무릎이나 고관절에 좋지 않습니다. 특히 무릎이 옆으로 〈 〉 모양으로 벌어지는 것은 가장 나쁩니다. 앞에서 보았을 때 양 다리는 11자가 되어야 하죠. 그 자세에서 두 손으로 손잡이를 잡고 몸은 앞으로 조금 기울입니다.

페달은 발의 앞에서 3분의 1 지점으로 디딥니다. 페달을 돌릴 때는 한 다리는 누르고, 반대편 다리는 의식적으로 당겨 올려야 허벅지의 앞뒷면 근육을 고루 씁니다. 헬스 사이클의 페달에 발등을 잡아주는 페달 끈이 있는 것도 당기는 동작을 위해서죠.

집에 실내 자전거를 들여놓고 운동한다면 귀찮아서 맨발이나 양말만 신고 타기 십상인데, 신발을 신어야 페달의 저항력이 발 전체로 분산되어 발과 발목이 덜 피로합니다. 반드시 신발을 신고 타세요.

약하고 빠르게 돌리기 vs 강하고 느리게 돌리기

실내 자전거는 저항력을 높게 두고 돌리면 근력운동 성격이 강해집니다. 실내 자전거 트레이닝은 여러 유산소운동 중 하체 근육 발달에 가장 도움이 되는 방식입니다. 그래서 근육량에 목숨을 거는 보디빌더들도 실내 자전거를 선호하죠.

하지만 저항력을 높이는 만큼 관절에 부담도 커집니다. 그러니 근육발달은 근력운동에 양보하시고, 자전거는 유산소운동으로 충실하게 하는 것이 낫습니다. 즉 강도는 중간보다 조금 낮게 두고 최대한 빠르게 돌리는 방식을 권합니다. 구체적으로 운동 강도를 정하는 법은 다음 단락에서 설명하겠습니다.

슬렁슬렁 하지 않으려면?

헬스 자전거는 다른 유산소운동에 비해 장단점이 분명합니다. 단점부터 말하면, 운동하면서 TV나 동영상을 보는 등 다른 무언가를 할 수 있다는 점입니다. 이게 장점이지 왜 단점이냐고요? 누군가에겐 장점일 수도 있지만, 상당수는 집중력이 떨어져 정작 운동은 슬렁슬렁 한다는 점입니다. 그러니 같은 시간 동안 빠른 걷기나 달리기를 할 때보다 턱없이 적은 에너지를 소모하고, '헬스 자전거로는 살이 안 빠진다'라는 악평을 듣기도 합니다.

그래서 헬스 자전거는 자신이 어느 정도의 강도로 운동하고 있는지 파악할 수단이 필요합니다. 기계 자체에 와트(W)나 MET를 표시하는 장치가 있는 경우도 있는데, 이것은 절대치라 사람마다의 체격과 체력을 반영하지 않습니다. 그나마 가장 쉬운 수단은 스마트워치로 분당 심박수를 측정하는 것인데, 유산소운동이 목적이라면 60~70% 심박수로 30분~1시간 정도가 적합합니다.

그런데 실내 자전거 운동의 가장 큰 장점은 '인터벌 트레이닝'에 최적화되었다는 점입니다. 실내 자전거는 원할 때 즉시 강도를 높이거나 낮출 수 있어서 인터벌에 유리하고, 속도를 높여도 저항만 너무 크지 않다면 관절에 부담도 적습니다. 덕분에 달리기는 엄두도 못 낼 60대 이후 고령자도 자전거로는 인터벌 트레이닝을 할 수 있습니다.

> **자전거를 이용한 30분짜리 인터벌 트레이닝 예제**
> - 워밍업 : 10분간 50~70%로 운동(워밍업)
> - 본운동 : 1분간 90% 운동 후 90초간 50% 운동 ⇨ 총 4회 반복
> - 마무리 : 10분간 60~70%로 마무리운동

여기서 본운동의 구성은 체력이나 선호에 따라 달리 잡을 수 있습니다. 예제보다 주기를 길게 잡아 '고강도 2분+저강도 2분'으로 잡을 수도 있고, 반대로 더 짧게 '고강도 40초+저강도 80초'로 잡을 수도 있죠.

스피닝을 할까, 즈위프트를 할까?

스피닝은 음악 등을 틀어놓고 지도자의 리드에 따라 단체로 실내 자전거를 타는, '자전거 버전 에어로빅(?)'에 가깝습니다. 헬스장의 단체운동(GX) 클래스나 지역 체육시설 등에서 별도의 클래스를 운영하기도 합니다.

장점은 분위기에 맞춰 리더를 따라 하니 강제로 고강도 운동을 하게 되고, 헬스 자전거의 가장 큰 단점인 '슬렁슬렁 처지는' 문제는 벗어날 수 있습니다. 하지만, 이 점이 단점도 됩니다. 리드하는 트레이너의 스타일에 따라 운동 방식과 위험성도 달라지기 때문이죠.

스피닝은 크게 두 가지 방식이 있는데, 지도자의 리드에 따라 속도와 강도를 조절하며 오직 페달링에 집중하는 '멘탈 스피닝'이 있습

니다. 단체 인터벌 트레이닝으로 서구에서 일반적이며, 남성의 참여 비중도 높고 기초체력을 단련하기에 좋습니다. 안장에서 일어서는 동작이 적어서 관절에 부담을 느끼는 중년 이후 세대나 비만이 심한 사람에게도 유리하죠. 다만 국내에서는 이런 강좌가 드뭅니다.

국내에는 음악에 맞춰 자전거 위에서 율동을 하는 한국식(?) '퍼포먼스 스피닝' 클래스가 대부분입니다. 퍼포먼스 스피닝은 페달링보다는 흥겨운 율동이 주가 되고, 많은 동작을 안장에서 일어서서 하다 보니 무릎 부담은 다소 큽니다. 젊은 여성 회원이 압도적으로 많다 보니 남성 회원은 부담을 느끼기도 합니다. 다행히 무료 체험을 제공하는 클래스가 많으니 참여해 본 후 결정하면 되겠습니다.

이런 단체운동이 불편하거나, 주변의 스피닝 클래스가 취향에 맞지 않는다면 아예 내 자전거를 가상 세계와 연결해 다른 참여자와 경주하는 방식으로 탈 수도 있습니다. 말하자면 자전거를 게임기로 활용해 벌이는 온라인 게임입니다. 대표적인 플랫폼으로는 즈위프트 zwift와 루비 rouvy 등이 있습니다.

여기에 참여하려면 가지고 있는 야외용 자전거에 '스마트 로라'를 달아 컴퓨터나 태블릿, 스마트TV 등으로 연결하기도 하고, 즈위프트 기능을 지원하는 헬스 자전거를 이용하기도 합니다. 일반 자전거의 페달에 부착하는 IOT 파워센서도 있죠.

일단 라이딩을 시작하면, 가상의 도시나 자연을 배경으로 같은 공간에서 달리는 전 세계 라이더들을 만나 경쟁하게 됩니다. 대형 TV나 화면이 큰 컴퓨터 모니터에 연결하면 현실감을 높일 수 있죠. 이런 가상공간 스포츠가 크게 성공하면서 최근에는 달리기, 노젓기 등도 이런 메타버스 플랫폼으로 구현되고 있습니다. 운동에 게임과 경쟁을 도입해 동기유발을 강화했다는 것이 장점입니다.

다만 유료 서비스이고, 제대로 즐기기 위해 장비를 마련하려면 수십만 원 이상이 필요합니다.

 이것만은 꼭 기억합시다!

헬스 자전거는 충격으로 생기는 관절 부담이 없어서 비만인이나 고령자에게도 유리한 운동 방식입니다. 특히 인터벌 운동에 매우 유리합니다. 다만 본인의 의지에 따라 운동 강도가 극과 극을 달리는 만큼, 객관적으로 강도를 높일 수 있는 측정 방식이나 단체운동, 경쟁 시스템 등 동기를 높일 수 있는 여러 방식이 필요합니다.

수영, 좋은 운동이지만 5퍼센트 부족한

수영은 한때 달리기, 사이클과 함께 3대 유산소운동으로 꼽혔지만 항상 접근성이 골칫거리였습니다. 설상가상으로 코로나19 사태 이후 많은 수영장이 문을 닫아 상황이 더 나빠졌습니다. 그래도 가까운 곳에 이용할 수 있는 수영장이 있다면, 수영은 특히 고도 비만인과 고령자에게 장점이 많은 유산소운동입니다.

수영의 가장 큰 장점을 꼽자면 무릎 관절에 부담이 적고, 열심히만 하면 단위 시간당 굉장히 많은 열량을 태울 수 있다는 점입니다. 또한 하체 위주로 운동하는 다른 유산소운동과 달리 상·하체 모두를 운동할 수 있다는 것도 강점입니다. 한 종목만으로 체력 발달과 몸매, 건강관리까지 다양한 목적을 달성할 수 있다 보니 고강도 운동을 하기 어려운 중년 이후 세대에 굉장히 좋은 운동입니다. 그런데 단점도 확실합니다.

장점도 크고, 단점도 크다

몸을 많이 노출한다는 것은 고도비만이거나 외부 시선에 예민한 사람에게는 심리적인 장벽이 됩니다.

다른 대중적인 유산소운동보다는 비용도 많이 듭니다. 초반에 몇 달은 강습을 들어야 합니다. 설명을 듣거나 순서를 기다리며 대기하는 시간이 필요하다 보니 실제로 '수영을 하는 시간'은 길지 않습니다. 운동 시간 대비 살이 잘 빠진다 해도 따로 개인 수영을 하지 않으면 그 효과를 온전히 거두기는 어렵습니다.

체온을 빼앗아 가는 수상 운동의 특성상 운동 직후에는 일시적으로 식욕이 강해질 수 있어 폭식의 우려도 있습니다.

체중을 싣지 않는 점이 관절 보호 측면에서 큰 장점이지만, 골밀도를 높이려면 적절한 압박도 필요하니 양날의 칼이 됩니다.

다른 유산소운동에 비해 하체 근육을 적게 씁니다. 하체 근육은 갱년기 이후 삶의 질에 결정적인 영향을 주는 만큼, 수영만으로는 전신의 균형 발달 차원에서 아쉬울 수 있습니다.

무릎관절에 대한 압박은 없지만 허리와 고관절을 격하게 쓰는 동작이 있습니다. 평영이나 접영에서는 요추를 격하게 움직이고, 평영에서는 고관절도 강하게 사용합니다. 이런 부위에 문제가 있다면 큰 부담이 됩니다.

그래도 수영을 해야 하는 이유

몇 가지 한계도 있지만 수영 자체가 좋은 운동이라는 사실은 부정할 수 없죠. 수영은 건강이나 체중 관리 외에도 혹시 모를 물놀이나 수상 사고에 대비한 '생존 수영'이 될 수도 있고, 스노클링이나 서핑, 로잉 등 수상 레저 스포츠에서 기초 소양이 됩니다. 그러니 수영의 한계를 알고 활용하는 센스가 필요합니다.

수영은 주당 2~3회 하고 다른 운동을 추가합니다. 전신 근력운동을 더하는 것이 가장 좋은데, 스쿼트와 런지 등 하체 근력운동에 비중을 높게 둡니다.

지상에서 하는 유산소운동을 더할 수도 있습니다. 체중이 정상이고 관절에 문제가 없다면 달리기나 빠른 걷기가 적합합니다. 체중이 많이 나가거나 걷기운동이 어렵다면 헬스 자전거도 좋습니다.

다이어트 목적으로 수영을 한다면 운동 직후에 군것질이나 폭식을 하지 않도록 주의합니다. 수영장 중 상당수는 헬스장도 함께 운영하니, 수영 후 헬스 자전거나 달리기 등을 20~30분 해서 몸에 열을 내는 것이 좋습니다.

체력을 기르고 살도 빼고 싶다면 강습에만 의존해서는 곤란합니다. 강습 전후든, 따로 시간을 내든 오직 수영에만 집중하는 개인 자유 수영을 30~40분 이상 할 것을 권합니다.

 이것만은 꼭 기억합시다!

수영은 몸에 가해지는 충격이 거의 없고, 특히 무릎 부담이 매우 적은 전신운동입니다. 다만 허리에는 부담이 될 수 있고, 하체 근육 발달에 불리하다는 면에서 단점 또한 확실합니다. 그래서 본인의 몸 상태가 수영에 적합한지 미리 따져보고, 수영만 하기보다는 단점을 보완할 수 있는 근력운동을 반드시 추가해야 합니다.

계단오르기, 계단실 또는 천국의 계단?

계단오르기는 주변에 흔한 계단을 이용하면 돈 한 푼 들이지 않고도 할 수 있는 강도 높은 운동입니다. 에너지 소모량으로 따지면 MET 8 정도로 달리기와 비슷한 수준입니다. 계단을 달려 올라간다면 전력 달리기를 능가하는 유산소 효과를 볼 수도 있고요. 즉 효율이 매우 좋은 운동입니다. 그것만으로도 계단 운동을 할 이유는 충분하죠. 하지만 단점도 미리 알고 시작해야 합니다.

계단오르기를 할 때 주의할 것들

단점이라면 당연히 관절 부담입니다. 그래서 중년 이상이라면 선뜻 운동 목록에 올리기가 망설여지는데, 사실 자세에 따라 무릎 부담은 제각각입니다. 무릎을 앞으로 많이 내밀지 않고, 즉 정강이를 최대한 세워서 디디고, 뒤로 뻗는 다리에는 힘을 주어 오르면 무릎 부담을 고관절로 분산할 수 있습니다. 계단은 단의 높이가 낮고 일정한 데다 계단에 발 전체를 디딜 수 있어서 제대로만 걷는다면 충격을 분산시키기 쉽습니다.

　단, 이미 무릎에 문제가 있다면 계단 운동은 권하지 않습니다. 이때는 평소에 계단을 오르내릴 때도 손잡이를 잡는 것이 좋습니다. 두 칸씩 올라가거나 뛰어 올라가는 것도 무릎에 큰 부담이 되고 지속성이 떨어져 권하지 않습니다. 천천히, 대신 쉼 없이 걸어 오르는 것만으로도 충분히 강한 운동이 됩니다. 필요하다면 손잡이를 잡고 올라도 됩니다.

　계단오르기의 또 한 가지 단점은 장시간 연속으로 올라갈 수 있고 공기 좋은 계단을 도심에서 찾기 어렵다는 점입니다. 또한 올라가면 내려가야 하는데, 계단을 내려가는 것은 에너지 소모는 적으면서 무릎 부담은 더 클 수 있습니다. 올라가며 힘이 빠진 다리로 털퍼덕 털퍼덕 충격을 실으며 내려올 가능성이 크기 때문이죠.

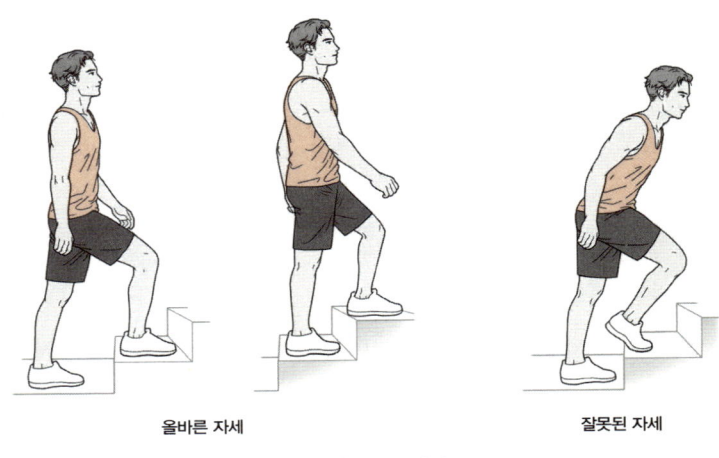

올바른 자세　　　　　　　　　잘못된 자세

계단을 오르는 자세

따라서 계단오르기를 운동으로 하고 싶다면 10층 이상 숨이 넘어갈 만큼 올라간 뒤, 엘리베이터를 타고 내려와 다시 올라가기를 반복하는 인터벌 방식이 현실적입니다. 순수하게 계단을 오르는 시간만으로 20분을 운동하려면 40~50층 정도를 올라야 합니다. 10층 건물이라면 다섯 번을 오르내려야 하죠. 이렇게 20분 이상 계단오르기를 주 3~4회 할 수 있다면 사실 다른 고강도 유산소운동이 필요 없을 정도죠.

여담이지만, 매년 잠실 롯데월드 타워에서 '스카이런'이라는 계단 오르기 대회가 열립니다. 여기서는 123층 2,917개의 계단을 올라야 하는데, 최고 기록은 20분 안쪽이지만 일반인의 기록은 보통 40분~1시간 정도입니다.

그런데 도심의 빌딩에서 계단오르기를 하려니 문제가 있습니다. 빌딩 계단실은 대부분 음산하고 담배연기로 가득 차 있거나, 마주치고 싶지 않은 인간들이 서식하는 불편한 공간인 경우가 많습니다.

너구리굴을 피해 천국의 계단으로

이런 현실적인 문제 때문에 최근 헬스장에 부쩍 많이 등장한 유산소 기구가 '스테어밀' 혹은 '스텝밀'이라 부르는 계단 운동기구입니다. 국내 사용자들 사이에서는 '천국의 계단'이라는 별칭으로 더 유명하죠. 천국을 맛본다는 다소 반어적인 의미인데, 실제로도 강도가 높은 유산소운동입니다.

천국의 계단, 즉 스텝밀은 계단 운동을 기계로 재현한 장치로, 에스컬레이터처럼 무한으로 돌아가는 계단이 계속 내려오고, 위치를 유지하려면 내려오는 속도에 맞춰 쉼 없이 스텝을 밟아야 합니다. 역학적으로 계단오르기와 비슷한 근육을 쓰지만 발판 자체에 충격 완화 효과가 있고, 양쪽으로 손잡이를 잡을 수 있어 실제 계단오르기보다 몸이 느끼는 부담은 적습니다. 관절에 심각한 문제가 없다면 중년 이상에서도 할 수 있는 고강도 운동입니다.

운동 강도는 달리기와 비슷한 수준으로, 걷기의 절반 정도 시간으로도 더 많은 열량을 태울 수 있고, 심폐기능 단련에도 유리합니다. 하지만 하체 근육이 충분히 단련되지 않았거나, 이미 관절에 문제가 생긴 상태, 혹은 체중이 너무 많이 나간다면 이 운동은 맞지 않습니다. 걷기 운동과 기본적인 하체 근력운동으로 최소한의 체력을 확보한 뒤에 하는 것이 좋죠.

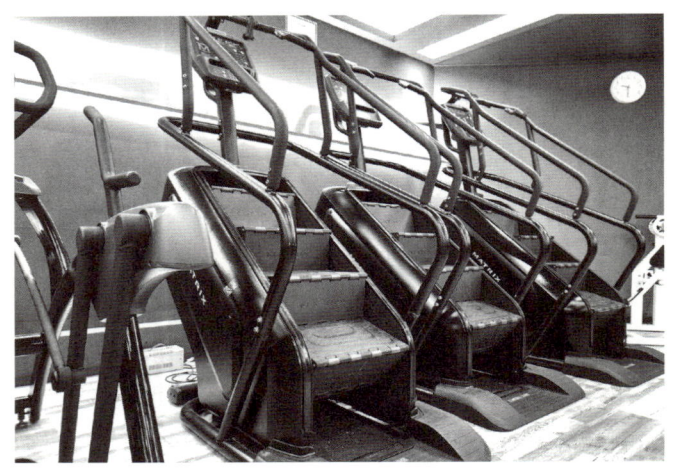

천국의 계단

이 기구는 손잡이를 잡느냐 마느냐, 체중을 어디에 두느냐에 따라서도 운동 효과가 다릅니다. 손잡이를 잡으면 관절 부담은 크게 줄어드는 대신 운동 효과도 다소 떨어집니다. 그래도 여전히 강도 높은 운동이기 때문에 관절을 잘 관리해 가며 오래 써야 하는 중년 이상이라면 손잡이를 잡고 몇 분 더 하는 편이 나을 수도 있습니다.

단, 손잡이에 아예 몸을 기대면 곤란하고, 중심을 잃지 않는 수준으로 살짝만 잡습니다. 무릎을 앞으로 내밀면서 몸을 기울여 타면 무릎에 부담이 실리니 되도록 몸을 곧게 세우고 탑니다.

실제로 이 운동을 하다 보면 상체를 앞으로 푹 숙이고 아예 손잡이에 몸을 기대어 운동하는 사람을 자주 봅니다. 이렇게 되면 체중이 정상적으로 상하로 움직이지 않아 에너지 소모가 확 줄어듭니다. 절대로 피해야 할 자세죠.

 이것만은 꼭 기억합시다!

계단오르기나 스텝밀(천국의 계단)은 운동 강도가 높아서 20~30분 정도만 해도 큰 효과를 거둘 수 있습니다. 다만 무릎 부담이 문제인데, 몸을 세우고 손잡이를 잡으면 부담을 최소로 줄일 수 있습니다. 그래도 불편할 만큼 무릎 상태가 좋지 않다면 이 운동은 일단 나중으로 미루는 것이 좋습니다.

그 밖의 운동들, 일립티컬 / 줌바(에어로빅) / 로잉머신

앞서 대표적인 종목들을 다루었지만 이외에도 유산소운동은 많습니다. 이번에는 대표급은 아니지만 흔히 볼 수 있는 운동기구, 혹은 최근 뜨고 있는 운동법을 정리해 보겠습니다.

일립티컬과 스텝퍼는 어떨까?

'싸이클론'이라고도 하는 일립티컬 트레이너는 자전거와 걷기를 결합했다는 이야기도 있고, 스텝퍼나 스키 동작에서 따왔다는 이야기도 있습니다. 어느 쪽이든 기계적인 메커니즘은 페달 형태만 다를 뿐 안장에서 일어나 타는 자전거와 비슷합니다. 페달과 연결된 손잡이를 잡고 팔을 움직이는 동작은 있지만 크게 운동이 되는 강도는 아닙니다. 그저 약간의 체중을 실으면서 균형을 잡아주는 정도죠. 에너지 소모는 달리기보다는 적고, 일상 속도로 걸을 때와 비슷한 수준입니다.

일립티컬의 페달은 자전거 같은 원운동이 아닌 타원운동을 합니다. 안장에 체중을 싣지 않고 서서 타기 때문에 하체에 체중이 실리지 않는다는 자전거의 장점은 사라집니다. 대신 손잡이에 약간의 체중을 기댈 수 있고, 달리기나 걷기처럼 바닥에 닿을 때의 충격은 없습니다. 그래서 제조사 측에선 관절 부담이 걷기나 달리기보다는 적다고 주장합니다.

하지만, 실제로 대다수의 저가형 일립티컬은 다리 사이에 드럼(본체)이 있고, 그 양옆의 페달을 밟아 돌리는 방식입니다. 그러자면 다리를 ∧ 형태로 벌리고 타야 해서 무릎 양 측면에 부담이 됩니다. 또한 페달에 발바닥 전체를 딛고 돌리니 발과 발목 움직임이 거의 없고, 그 과정의 충격도 흡수할 수 없죠. 걷거나 달릴 때보다 발목이 제한된 범위로만 움직이다 보니 근육이 뻣뻣해질 수 있다는 문제점도 제기합니다. 실제로 무릎 부담이 적다는 주장과 달리 통증을 호소하는 사례가 제법 많습니다.

그래서 일립티컬을 고를 때는 다리 사이에 드럼이 있는 기종은 피하고, 양 페달 사이가 가까운 기종을 택해야 합니다. 또한 주된 유산소운동으로 장시간 사용하기보다는 20분 이내의 단시간 몸풀기 용도로만 추천합니다.

체중을 실어 누르는 가정용 스텝퍼도 일립티컬과 비슷한 원리인데, 일립티컬보다 관절에 부담이 커서 40대 이후에는 사용을 권하지 않습니다.

줌바, 댄스 스포츠 – 신도 나고, 운동도 되고

유산소운동의 여러 방식 중에는 춤도 있습니다. 과거에는 '에어로빅'이 유행했고, 지금은 줌바나 댄스 스포츠로 대중화해 젊은이부터 노년층까지 널리 보급되었습니다. 지자체 운동 시설이나 헬스장의 그룹 트레이닝 프로그램에도 단골로 포함되죠.

댄스라곤 하지만 체조와 비슷한 동작으로 쉽고 일정한 패턴이 반복되어 춤치도 따라 하기 쉽습니다. 층간소음 우려만 없다면 실내에서 혼자 동영상을 틀어놓고 해도 됩니다. 댄스는 분위기에 휩쓸려 체력적인 한계를 잊는다는 것이 가장 큰 장점이니 되도록 사람들과 어울려 추는 것이 좋습니다.

　동작이 틀리더라도 크게 신경 쓰지 않아도 됩니다. 댄서가 되려고 모인 사람들도 아니다 보니 앞줄의 우등생들만 잘 따라 하지 뒷줄로 가면 어차피 막춤의 향연입니다. 막춤이라고 살이 덜 빠지는 것도 아니고, 운동화와 가벼운 운동복만 있으면 되니 비용 부담도 없고, 유료 강좌도 다른 운동보다 저렴한 편이죠.

　운동 강도는 걷기보다는 높고, 달리기보다는 낮습니다. 가벼운 조깅과 비슷한 수준인데, 조깅은 5분도 엄두를 못 내는 사람도 춤은 분위기만 갖춰지면 30분 넘게 출 수 있죠. 어떤 홍보물에는 1시간에 1,000kcal를 태운다고 광고하기도 합니다만, 그 정도는 전문 댄서 수준의 힘든 동작에나 해당하고, 일반인의 단체 운동은 그 절반도 안 됩니다. 그렇지만 운동 시간에 비해 효율적이고, 신나는 리듬과 함께 즐겁게 할 수 있으니 굉장히 좋은 운동인 것은 분명합니다.

　단점이라면 여성의 비중이 높아 남성들은 부담을 느끼곤 합니다. 또한 서서 하는 동작이다 보니 무릎 부담도 걷기나 자전거보다 큰 편이죠. 하체 근력이 아주 약하거나, 심하게 비만하거나, 무릎에 이미 문제가 있다면 줌바는 추천하기 어렵습니다. 다른 운동으로 하체 근력을 충분히 기른 후 시도하는 것이 좋고, 중년 이상의 여성이라면 보험 차원에서 무릎 보호대를 사용하는 것도 좋습니다.

　줌바도 스피닝처럼 강좌 스타일에 따라서는 고령자가 따라 하기 힘든 동작이 많을 수 있습니다. 그러니 클래스에 이미 참여하는 분들의 연령대나 스타일을 미리 확인한 후에 결정하기를 권합니다.

로잉머신 – 머신보다 머신 놓을 자리가 문제?

로잉머신은 수상 스포츠인 조정을 지상에 옮겨놓은 것으로, 크로스핏 등에서는 기본 종목이기도 합니다. 강도와 효율이 좋은 운동이지만 일반인에게는 낯선 편이라 먼저 기본 지식을 익히고 연습해야 운동으로 할 수 있습니다. 그래서 대중 헬스장에서는 보기 어렵고, 대개 강사가 가르치는 크로스핏이나 PT샵 등에서만 볼 수 있습니다. 가정용으로 놓으려면 상당한 공간이 필요하고요.

여기서 말하는 로잉머신은 팬이 달린 풍압 방식(컨셉2, 세벡스, 소위 '짭셉'이라 부르는 유사 제품), 혹은 커다란 물탱크가 달린 워터로어나 고가형 마그네틱 머신입니다. 구조가 단순한 저가의 유압식이나 마그네틱 제품도 있는데, 동작과 메커니즘이 완전히 달라 사실상 별개의 운동기구입니다.

로잉머신은 전신의 근육을 모두 쓰다 보니 계단오르기나 달리기와 맞먹는 많은 열량을 소모하면서도 몸에 가해지는 충격은 적습니다. 특정 부위에 부담이 집중되지 않아서 체력만 된다면 수십 분 이상 연속으로 운동할 수 있다는 것도 장점이죠. 시간에 쫓기고, 몸 여기저기 고장 나기 시작하는 중장년층 이상에게는 좋은 운동이 됩니다. 해외에서는 노년층까지도 두루 사용합니다.

반면, 단점도 큽니다. 대중 체육 시설에서는 찾기가 어렵고, 집 안에 기구를 들여 독학으로 연습하기엔 기구 자체가 매우 큽니다. 가장 널리 쓰이는 컨셉2 머신은 2.44m×0.64m 정도이니 아파트 거실 벽면 하나를 꽉 채우는 수준이죠. 접거나 옮길 수 있지만 현실적으로 매번 접었다 펴면서 쓰기는 힘듭니다. 그래서 우스갯소리로 기계 가격보다 기계를 놓을 수 있는 부동산 가격이 문제라고도 하죠.

바닥 진동은 거의 없어서 공동주택에서도 쓸 수 있지만 풍압식은 원리상 풍절음이 커서 꽤 시끄럽습니다. 물을 이용한 워터로어는 조용한 데다 마치 가구처럼 보여 미관상으로도 좋지만, 물 관리가 까다롭고 물 때문에 생기는 부식 등 내구성 문제가 고질병입니다.

가장 기본적인 머신인 컨셉2를 기준으로 동작을 설명하자면, 일단 팬 옆에 달린 댐퍼부터 설정해야 합니다. 댐퍼는 팬에 드나드는 공기량을 조절하는 장치입니다. 단거리 경주나 몸놀림이 느린 사람에겐 높은 댐퍼가, 장거리 경주나 가볍고 민첩한 사람에겐 낮은 댐퍼가 유리합니다. 실제로 물과 가장 비슷한 감을 주는 설정은 3~4 정도입니다.

느린 템포로 손잡이를 풀어준 뒤, 기계를 깜짝 놀라게 한다는 느낌으로 순간적으로 확 잡아채어 당깁니다. 동작은 '다리→허리→팔→허리→다리'의 순서로 순환하며 사용합니다. 풀어줄 때는 느린 템포로 힘을 비축하고, 당길 때는 순간적으로 힘을 주어 강하게 당겨주는 것이 강도도 높고 속도도 잘 납니다.

로잉머신은 강하게 당기는 만큼 기계가 강하게 반응하기 때문에 '강도 설정'은 없습니다. 손바닥으로 수면을 찰싹 때리면 물이 강하게 반발하면서 손바닥이 아프죠? 이런 유체의 특성을 이용한 장치입니다. 당겼을 때 힘없이 딸려 온다면 느리고 힘없이 당겼다는 뜻입니다.

① 가장 힘센 다리를 힘차게 펴며 발동을 걸고,
② 두 번째로 센 허리로 1시 방향으로 누우며 다시 힘을 가하고,
③ 마지막에 가장 약한 팔을 힘차게 명치까지 당겨 마무리합니다.
④ 천천히 팔을 펴서 줄을 놓고

⑤ 천천히 허리를 11시 방향으로 숙이고
⑥ 천천히 무릎을 굽혀 시작 지점으로 되돌아갑니다.

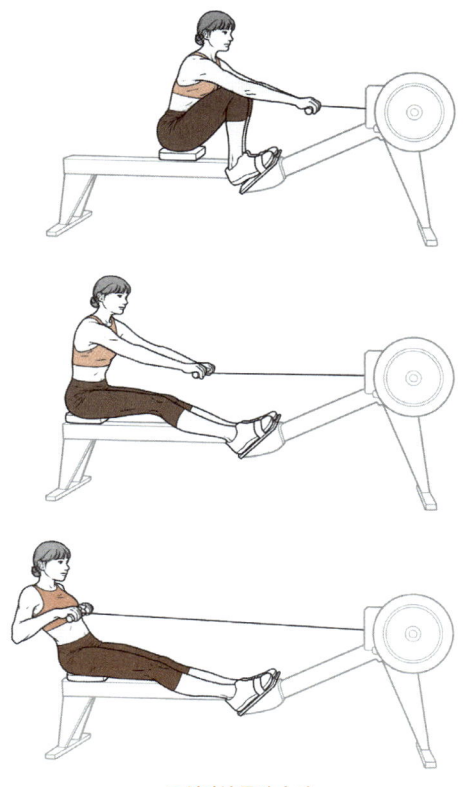

로잉머신 동작 순서

이렇게 한 번 앞뒤로 왕복하면 1스트로크가 됩니다. 각 동작을 따로 연습한 후 연속으로 이어서 해봅니다.

컨셉2나 세벡스 등을 기준으로 할 때 남성이라면 500m는 2분, 2,000m는 8분, 5,000m는 22분에 완주하는 것을 목표로 훈련합니다.

여성은 500m는 2분 20초, 2,000m는 10분, 5,000m는 25분을 목표로 삼습니다. 소위 '짭셉'이라 불리는 유사 제품은 거리 산출이 정확하지 않아 이 기준을 적용하기 어렵습니다.

기록은 관심 없고 단순히 건강을 위해서 운동한다면 심박수를 70~80% 사이로 유지하면서 15~30분 연속으로 운동하는 것을 목표로 삼습니다. 장시간 하는 로잉은 허리에 부담이 될 수 있으니 중년 이상이라면 그 이상은 권하지 않습니다. 이 정도 운동량으로도 전신의 거의 모든 근육을 단련할 수 있습니다. 유일하게 '덜' 단련되는 부분이 삼각근과 흉근 정도인데, 푸시업을 더하면 훌륭한 세트가 됩니다.

 이것만은 꼭 기억합시다!

기존에 알려진 유산소운동 외에도 선택지는 많습니다. 일립티컬은 적절한 기계를 고를 수만 있다면 비교적 부담 없이 할 수 있는 운동이고, 댄스는 흥겹게 즐기며 할 수 있는 유산소운동입니다. 로잉머신은 유산소운동이면서 전신의 근육을 함께 단련할 수 있는 다목적 운동이 됩니다.

쉬어가기 나잇살까지 모조리 없애려면?

나이가 들면서, 특히 중년이 되면서 두드러지게 변하는 부위가 바로 뱃살, 특히 윗배입니다. 아무리 관리를 하고 체중을 이전같이 유지해도 왠지 모르게 허리가 굵어지고 타이트한 티셔츠가 부담스럽게 느껴지기 시작하죠. 그러다 어느 날부터는 어깨나 팔이 아니라 배에 티셔츠를 맞춰 입으며 이놈의 뱃살이 '웬수'처럼 느껴지기 시작합니다.

이런 변화는 가임기 여성보다는 남성에게 두드러지는데, 여성도 생리가 끝난 이후에는 중년 남성과 비슷하게 배가 나오기 시작합니다. 이렇게 윗배가 나오는 이유는 익히 짐작하실 수 있듯 내장지방 때문입니다. 간과 창자 주변에 쌓이는 지방이라 밖에서 만져지지도 않는 것들이죠.

이론적으로만 본다면, 내장지방은 피하지방보다 빼기 쉽습니다. 많이 걷고, 식사 관리만 잘 해주면 비교적 빨리 사라지는 부위라는 뜻이죠. 그런데 이건 정말로 배가 '많이' 나온 분들의 이야기이고, 배가 '약간' 나온 단계 그 이상은 또 줄지 않습니다. 하루에 몇만 보씩 걷고 다른 곳은 빼빼 말라도 나이가 들면서 살짝 나온 윗배는 여전한 경우가 많죠. 괜히 나잇살이라고 하는 게 아닙니다. 이것까지 없애고 싶다면 어떻해야 할까요?

결론부터 말씀드리면, 걷기나 느린 달리기 같은 가벼운 운동이나 일상의 식사 관리만으로는 어렵습니다. 숨이 턱에 차는 강도 높은 운동과 보디빌더들처럼 극한의 식사 관리가 필요합니다. 불가능하지는 않지만 엄청 어렵다는 뜻이죠.

그런데 식사 관리는 그렇다 치고, 중년 이후에 숨이 턱에 찰 만큼의 고강도 운동도 쉽지 않은 사람이 많습니다. 뱃살 빼려다 관절 망가지기 십상이거든요. 이때는 고정식 자전거처럼 관절 부담이 적거나 로잉머신처럼 전신을 쓰는 유산소 성격의 고강도 운동으로 인터벌을 하는 방식이 그나마 가장 안전합니다.

Part 04

THE ESSENCE OF
MIDDLE-AGED EXERCISE

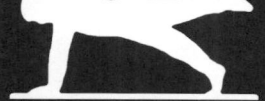

힘과 근육을 위한
운동

THE ESSENCE OF MIDDLE-AGED EXERCISE

Part 04

유산소운동이 기초체력을 위한 필수 운동이라면, 근력운동은 현재와 미래의 삶의 질을 위한 투자입니다. 여기에 외적인 자신감도 덤으로 얻을 수 있습니다. 유산소운동은 단기간에 건강 지표를 개선하고 살을 뺄 수도 있지만, 더 멀리 본다면 그 모든 지표의 밑바탕이 되는 근육을 몸에 쌓는 근력운동이야말로 당장 티는 나지 않아도 중요한 투자가 됩니다.

그런 의미에서 부상이나 피로에 취약해지는 중년기 이후에도 젊을 때와 같은 근육과 힘을 얻기 위한 방법을 알아보겠습니다.

chapter 01
근력운동, 이 정도는 알고 시작하자

대부분의 사람이 근력운동을 어렵게 생각합니다. 일상의 동작과 비슷한 면이 많은 유산소운동과 달리, 근력운동은 백지에서 시작해야 하기 때문이죠. 게다가 목적에 따라 해야 할 운동 종류도 많고, 그만큼 미리 머릿속에 담아야 할 내용도 많습니다. 각각의 구체적인 동작으로 들어가기 전에, 근력운동에서 반드시 갖춰야 할 준비물, 기본 원리와 현실적인 팁들을 먼저 알아보겠습니다.

중년 이후 근력운동 기구 선택하기

근력운동은 근육이 저항을 이기고 수축하는 방식으로 자극을 주는 운동입니다. 그래서 영어로는 '저항운동(resistance training)'이라고 하죠. 여기서 저항은 무거운 물체를 들 때의 저항일 수도 있고, 고무줄을 잡아당기거나 내 몸을 움직이는 저항일 수도 있습니다. 이때 선택하는 기구에 따라 저항의 성격이나 강도, 안전도 등이 달라집니다.

근력운동을 하기로 했다면 어떤 기구를 쓸지 먼저 선택해야 합니다. 여기서는 각각의 기구가 어떤 특성이 있는지 알아보겠습니다.

맨몸운동

맨몸운동은 체중을 주된 저항으로 쓰는 운동을 말합니다. 여기에 해당하는 대표적인 운동은 푸시업(팔굽혀펴기), 풀업(턱걸이), 맨몸으로 하는 스쿼트나 런지, 인버티드 로우, 크런치 등입니다. 올림픽 종목 중 기계체조를 생각하면 딱 맞습니다.

'맨몸운동'이라고 해서 정말 빈손으로만 하는 것은 아닙니다. 상당수의 맨몸운동은 철봉이나 평행봉, 링이나 로프, TRX 같은 기구가 필요합니다. 이런 기구로 원하는 부위를 더 효율적으로 자극할 수 있습니다. 그렇게 보면 영어의 'bodyweight training(체중 트레이닝)'이 더 적합한 표현이 아닐까 싶네요.

맨몸운동의 장점은 필요한 기구도, 장소의 제약도 적다는 것입니다. 공원 등에 설치된 기구도 대부분이 맨몸운동용 기구입니다. 동시에 여러 관절을 쓰는 운동이 많아서 몸 전체를 발달시키기 좋고, 개인용 홈 트레이닝 기구를 보강하면 종목 선택의 폭은 크게 넓어집니다. 거대한 근육맨을 꿈꾸는 것이 아니라면 맨몸운동으로도 충분히 보기 좋은 몸을 만들 수 있죠.

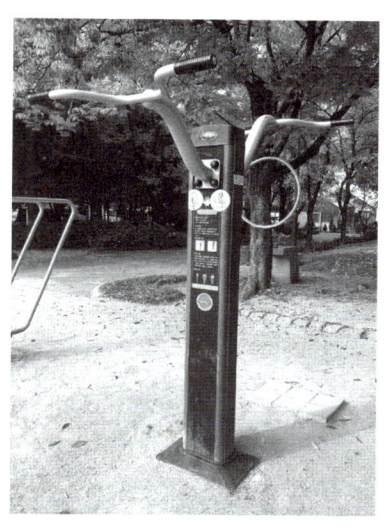 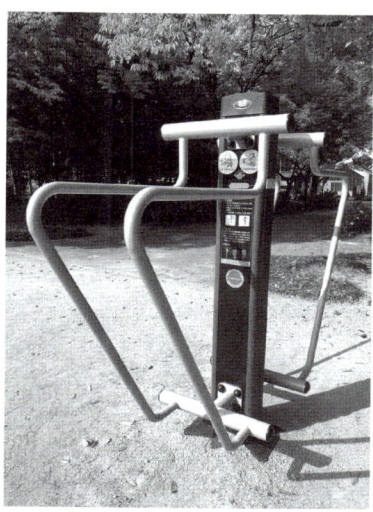

철봉   평행봉

공원의 맨몸운동 기구

단점은 난이도 관리입니다. 보통 기구는 근력에 맞춰 무게 등을 자유롭게 바꿀 수 있지만, 내 체중은 정해져 있기 때문이죠. 근력이 약하거나 비만한 사람에게 턱걸이는 한 개도 힘들고, 마르고 지구력 좋은 사람에게 맨몸 스쿼트는 50개, 100개도 거뜬합니다. 그렇다 보니 난이도도 아주 쉽거나 아주 어려운 식으로 극단으로 갈립니다. 그래서 무리한 동작을 하려다 다치거나, 반대로 너무 쉬워 지겹도록 많이 해도 별로 효과가 없을 수도 있습니다.

> **중년 이후를 위한 맨몸운동 권장사항**
>
> 중년 이후에도 푸시업이나 맨몸 스쿼트, 런지나 복근운동, 가벼운 점프 같은 일반적인 맨몸운동은 괜찮습니다. 초보 때일수록 맨몸운동은 기본기를 다지는 차원에서도 유용합니다. 몸이 가볍다면 턱걸이까지도 주의해서 시도할 수 있습니다. 이런 종목들만으로도 남들보다 보기 좋은 몸은 충분히 만들 수 있죠.
>
> 그 이상의 난이도 높은 체조 수준의 맨몸운동은 중년 이후에는 권하기 어렵습니다. 맨몸운동에서 난이도를 높이기보다는 중량을 조절할 수 있는 보통의 기구를 사용해 '너무 쉽지도, 너무 어렵지도 않은' 적절한 난이도를 설정해서 운동하는 편을 권합니다.

프리웨이트(바벨, 덤벨, 기타 등등)

우리가 근력운동이라고 하면 떠올리는 대표적인 기구들입니다. 바벨(역기), 덤벨(아령), 케틀벨, 무거운 공처럼 자체의 무게로 저항을 주는 기구들입니다. 기구를 마음대로 움직일 수 있다고 해서 프리웨이트라고도 합니다.

바벨은 두 손으로 잡고 운동하는 기구로, 지지점이 두 개인 만큼 가장 안정적으로 무게를 다룰 수 있습니다. 그래서 고중량으로 운동할 때도 바벨을 씁니다. 자세를 잡기 쉬워서 초보자에게도 유리합니다. 헬스장에는 원하는 높이에 바벨을 거치할 수 있는 '랙'과 한 세트로 설치되어 있죠.

바벨은 종류가 매우 많은데, 흔히 아는 곧은 바벨부터 구불구불한 컬바, ㅠ 모양의 세이프티 바, 육각형 모양의 트랩 바 등 여러 형태를 사용합니다.

바벨 운동에서 양손의 위치가 고정된다는 것은 장점이자 단점입니다. 동작 중에는 양손 사이의 간격을 바꿀 수 없고, 바벨이 움직이는 궤적에 걸리는 것도 없어야 합니다. 무거운 중량을 다루기는 유리하지만 세심하게 컨트롤하기는 어렵고 부상 위험도 상대적으로 높죠.

그에 비해 덤벨은 한 손으로 쥐기 때문에 지지점이 한 개라 불안정해서 무거운 중량을 다루기는 어렵습니다. 모양은 조금 다르지만 케틀벨도 마찬가지입니다. 대신 각각의 손의 움직임이 자유로워서 원하는 궤적대로 자세를 연출하고 근육을 최적으로 자극할 수 있습니다. 한마디로 자유도가 높은 대신 다루기는 어렵습니다. 보통 상급자일수록 덤벨을 잘 사용합니다.

중년 이후를 위한 프리웨이트 권장사항
무거운 중량을 드는 것이 목표라면 바벨이 기본 장비이겠지만 신체 부담이 크다는 것이 흠입니다. 단순히 근육을 기르는 목적이라면 초반에 바벨로 기본기를 연습한 후, 나중에는 덤벨이나 케틀벨, 머신이나 케이블 등의 비중을 높이는 것이 안전하고 효율적입니다.

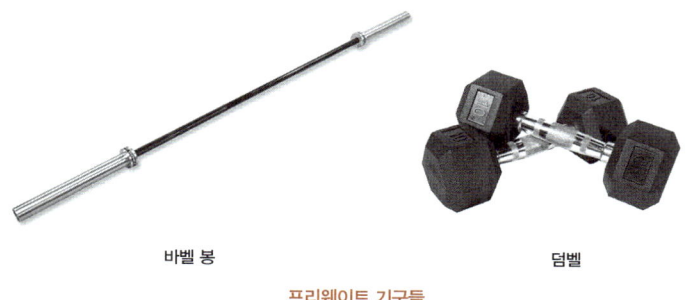

바벨 봉   덤벨

프리웨이트 기구들

머신과 케이블 머신

근력운동용 머신은 미리 설계된 방향에 맞춰 힘을 주며 움직이도록 만든 기구입니다. 하나의 기구로 여러 가지 운동을 할 수 있는 프리웨이트와 달리, 대부분의 머신은 기구 하나가 한 종목에 맞춰 제작됩니다. 운동 강도는 추의 개수를 조절하거나 원판을 꽂아서 쉽게 바꿀 수 있습니다. 벤치프레스를 본뜬 체스트프레스 머신, 바벨·덤벨 로우를 따라 한 로우 로우 머신 등 종목별로 머신이 따로 있습니다. 그렇다 보니 헬스장에 수많은 머신이 있죠. 스미스 머신이나 케이블 머신처럼 하나로 여러 가지 운동을 할 수 있는 머신도 있고요.

'근력운동용 머신'이라는 개념은 20세기 중반에 재활 운동을 위해 만들어졌습니다. 초기 제품들은 인체공학적으로 좋지 않은 경우가 많아 재활 운동이라는 목적이 무색하게 '관절 나간다'라는 악평도 받았습니다. 최근의 머신들은 크게 개선되어 때에 따라서는 프리웨이트보다 안전하고 효율적으로 자극을 주기도 합니다.

일정한 저항이 있는 케이블에 손잡이를 달아 당기는 방식으로 운

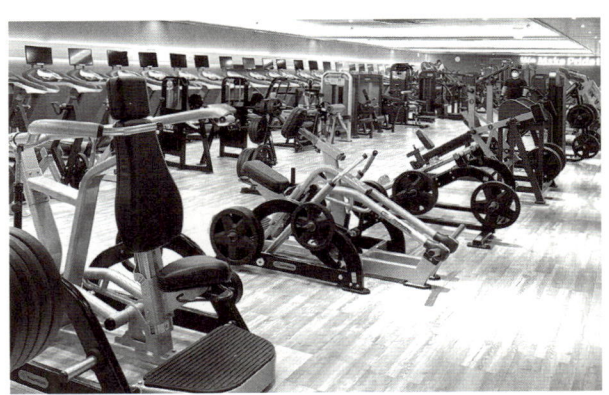

근력운동용 머신들

동하는 머신을 케이블 머신이라고 합니다. 궤적이 정해져 있지 않고 자유롭게 움직일 수 있다는 점이 일반 머신과는 다른 특징이죠.

중력 방향, 즉 아래로만 저항력이 실리는 프리웨이트와 달리, 도르래 위치만 움직이면 저항의 방향을 위, 아래, 옆으로 자유자재로 바꿀 수 있습니다. 랫풀다운이나 프레스다운처럼 밑으로 힘을 주는 동작도 할 수 있죠. 모든 구간에 걸쳐 저항이 일정하게 분산되는 것도 특징입니다.

덕분에 케이블 머신은 일반 머신이나 프리웨이트보다 부상 위험이 적고, 다양한 동작을 할 수 있어서 재활이나 보조 운동에도 널리 쓰입니다. 다만 이것도 머신 종류이다 보니 가정에서 쓰기는 현실적으로 어렵고, 헬스장 같은 공용 시설에서 사용해야만 합니다.

중년 이후를 위한 머신과 케이블 머신 권장사항

머신 운동은 프리웨이트로 부족한 자극을 보완하면서도 신체 부담은 더는 좋은 수단입니다. 다만 운동 종류에 제약이 있고 모든 머신이 내게 맞을 수는 없기에 선별이 필요합니다.

머신의 일종인 케이블은 동작의 궤적이 자유로우면서도 저항력이 고르게 나뉘어 모든 범위에서 근육을 자극할 수 있습니다. 다만 일반 머신에 비해 난이도가 높으니 프리웨이트와 머신으로 기본을 다지는 것이 먼저입니다.

밴드 운동

고무줄 같은 밴드의 탄성을 이용해서 운동하는 방식을 밴드 운동이라고 합니다. '줄'을 이용한다는 점에서는 케이블 운동과 비슷해 보이지만 저항력에서 결정적인 차이가 있습니다. 케이블 운동은 동작 내내 일정한 저항력을 유지하지만, 밴드는 당기기 전에는 저항력이 0에 가깝다가 당길수록 강해지는 것이 특징이죠. 밴드도 두께나 재질에 따라 저항력이 약한 것부터 강한 것까지 고를 수 있습니다.

저항력이 0에서 점차 늘어난다는 점은 근육을 자극하는 면에서는 단점이지만, 안전이라는 측면에서는 강점이 됩니다. 근력운동에서 가장 흔히 다치는 지점이 동작을 막 시작할 때이기 때문이죠. 또한 워밍업에 유용하고, 동작 도중에 '더는 안 되겠다' 싶을 때 중단하는 시점을 정하기도 쉽습니다.

> **중년 이후를 위한 밴드 운동 권장사항**
> 밴드 운동은 안전한 대신 근력이나 근부피 성장에는 불리합니다. 때문에 젊거나 건강하다면 주된 근력운동보다는 스트레칭이나 워밍업 용도로 적당합니다. 60대 후반 이후의 고령자, 부상이나 근골격 질환이 있다면 재활 단계에서 유용한 운동기구가 됩니다.

공원 운동기구(aka. 산스장)

공원이나 공공시설 등에는 여러 사람이 사용할 수 있는 공용 운동기구들을 자주 볼 수 있습니다. 헬스 자전거나 일립티컬과 비슷한 유산소운동 기구도 있지만, 대부분은 근력운동이나 스트레칭 기구들입니다. 엄밀히 구분하자면 머신의 일종이죠. 최근에는 소위 '산스장', '공스장'이라고 해서 벤치프레스나 랙처럼 실제로 헬스장에서 쓰는 중고 기구를 설치해 둔 곳도 있습니다.

몇몇 시설 좋은 산스장을 제외하면 대부분은 야외 공원용 기구들이 설치되어 있습니다. 습기와 햇볕에 노출되는 환경을 고려해 성능보다는 내구성을 중시하다 보니, 대개는 강도 조절이 어렵고 구조도 단순합니다. 너무 높아서 아무도 못 쓰는 철봉, 일반인의 키나 팔다리 길이에 전혀 안 맞는 설계 등 무슨 생각으로 만들었나 싶은 엉터리 기구도 없지 않지만, 그래도 건강이 목적인 일반인, 어르신과 초심자에게는 유용한 기구가 됩니다.

다만 적극적으로 몸을 키우고 싶다면 철봉 외에는 쓸 만한 기구를 찾기 어려운 것도 사실입니다. 이때는 시설이 좋은 산스장, 공스장을 찾거나, 비용을 내고 일반 헬스장을 이용하는 등 다른 방법을 찾는 것이 좋습니다.

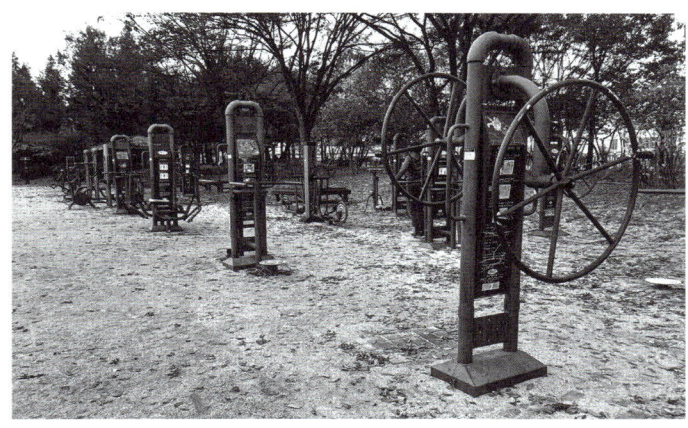

공원 운동기구들

> **중년 이후를 위한 공원 운동기구 권장사항**
> 근력운동을 전혀 해보지 않은 초심자나 건강을 위한 운동이라면 OK. 하지만 본격적으로 운동을 하겠다면 철봉 외엔 딱히 쓸 만한 기구가 없으니 조금 더 시설 좋은 곳을 찾아봅시다.

홈트레이닝 기구들

근력운동은 집에서도 할 수 있습니다. 집에서 하는 근력운동은 맨몸 운동일 수도 있고, 기구를 쓰는 운동일 수도 있습니다. 기구를 쓴다면 맨몸일 때보다 선택의 폭이 확 넓어집니다. 가정에서 근력운동을 할 때 필수적으로 권장하는 기구들은 아래와 같습니다.

① 서스펜션 운동기구

긴 웨빙 줄과 두 개의 손잡이가 있는 운동기구입니다. 줄을 고정하면 맨몸으로는 할 수 없는 많은 운동을 할 수 있습니다. 일반적인 근력운동도 더 효율적으로 할 수 있죠. 집에서 근력운동을 한다면 추천하는 기구로, 뒤에 나올 문틀 철봉과 짝이 되면 더 유용해집니다. 특정 브랜드의 이름을 따서 TRX라고 부르기도 합니다.

② 푸시업 바

푸시업(팔굽혀펴기)처럼 바닥을 짚는 동작을 할 때 손목이 꺾이지 않도록 만든 손잡이입니다. 가격도 비싸지 않으니 바닥을 짚는 운동을 한다면 꼭 마련해 두는 것이 좋습니다.

③ 문틀 철봉과 치닝디핑

턱걸이는 가슴을 뺀 상체 대부분을 단련하는 좋은 운동이지만 철봉이 꼭 필요하다는 단점이 있습니다. 철봉만을 위해 공스장, 산스장에 가기도 하죠. 집에 철봉을 마련하는 방법은 두 가지입니다. 문틀에 거는 형태의 문틀 철봉은 간편한 대신 문틀의 구조상 설치하기 어려울 수 있고, 안정성이 문제가 될 수도 있습니다. 그럴 때는 바닥에 세워두는 형태로 철봉과 딥 바를 겸하는 '치닝디핑'을 설치하기도 합니다. 딥 바는 '딥스'라는 운동과 복근운동을 함께 할 수 있어 나름 유용하게 활용할 수 있습니다.

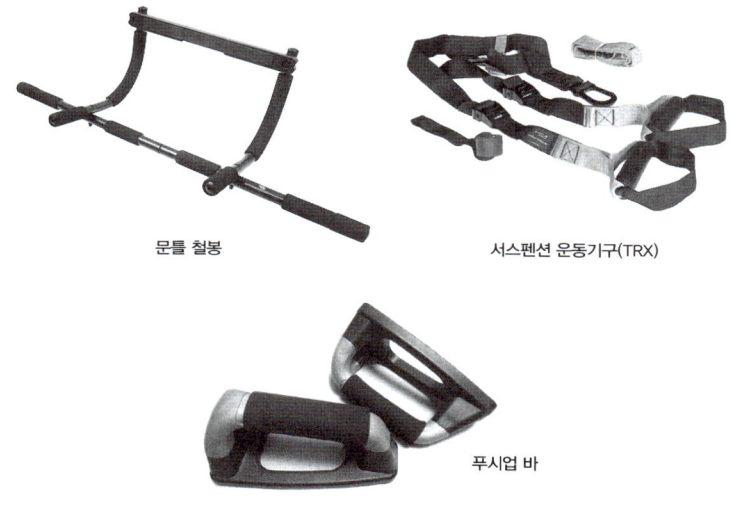

문틀 철봉　　　　　서스펜션 운동기구(TRX)

푸시업 바

홈트레이닝 기구들

참고로, 중년 이후에 홈 트레이닝을 한다면 젊을 때보다 안전에 더 주의해야 합니다. 운동 중에는 낙상, 추락 등의 돌발사고, 심혈관이나 뇌혈관 등의 건강 이슈로 급박한 상황이 발생하기 쉽습니다. 혼자 있을 때 이런 일이 생기면 불미스러운 결과가 될 수도 있죠. 그러니 되도록 가족, 지인이 있을 때 운동하는 것이 좋고, 어쩔 수 없이 혼자 해야 한다면 바로 도움을 청할 수 있는 수단을 곁에 두는 것이 좋습니다.

쉬어가기 중년 이후에는 왜 더 자주 다칠까?

젊어서부터 운동을 한 사람도 중년을 넘기면 익숙한 운동을 하면서도 몸 여기저기가 자꾸 고장 나곤 합니다. 새로운 운동을 하다 다쳤다면 서툴러서 그렇다지만, 같은 중량으로 수년간 멀쩡히 잘 했던 운동을 하면서도 계속 부상을 당하니 미칠 지경이 됩니다.

사실 여기에는 신체적인 이유와 심리적인 이유가 있습니다. 가장 큰 이유는 그동안 누적된 손상입니다. 힘줄이나 관절 등은 쓰는 만큼 손상이 누적되는데, 임계점을 넘기기 전까지는 문제를 자각하지 못할 때가 많습니다. 일단 그 선을 넘고 나면 비로소 부상 단계로 넘어가죠.

커뮤니티에서는 특정한 운동이 위험하다 아니다를 놓고 자주 논쟁을 합니다. 젊고 근골격이 건강할 때는 '나랑 친구들은 다 괜찮은데 왜 저렇게들 호들갑이지?'라며 비웃기도 합니다. 사실 위험한 운동의 효과는 운 없으면 당장 알게 되고, 대부분은 10~20년 운동한 후에 비로소 깨닫고 후회합니다.

여기에 유연성이 떨어지는 것도 한몫합니다. 크게 보면 손상이나 퇴행 증상의 하나인데, 힘줄과 근육의 섬유조직 구성이 달라지면서 전보다 탄력이 줄고 제대로 힘을 내는 영역이 짧아집니다. 그러니 전에는 잘 되던 자세와 중량에서도 전만큼 힘을 내지 못하고, 억지로 하려다 부상을 당하죠.

또 하나는 심리적인 영향, 정확히는 자존심 문제입니다. 운동을 오래 한 어르신들에게서 종종 볼 수 있죠. 나이가 들면 스스로 운동 강도나 자세, 종목 등을 조절해야 하는데, '내가 왕년에는…'이라는 생각에 '자세는 포기해도 중량은 포기할 수 없다(?)'라는 유혹에 빠지곤 합니다. 운동 경력이 쌓이면 자세가 좋아지는 것이 당연하지만 이런 분들은 기량이 역주행을 합니다. 가동 범위를 줄이거나 치팅과 반동으로 억지로 중량을 유지하려 들고, 자세는 점점 망가지죠. 그러다 어느 순간 '아차' 하다가 부상을 당하고, 아예 운동 자체를 접어야 하는 최악의 상황에 빠질 수도 있습니다.

그러니 중년 이후의 운동은 어느 정도 자신의 한계를 받아들이고 나이와 체력에 맞는 운동을 좋은 자세로, 적절한 시간만큼만 하는 것이 무엇보다 중요합니다.

근력운동은 영양을 더해야 완성된다

유산소운동을 왜 하냐고 물으면 답은 굉장히 다양합니다. 건강을 위해, 살을 빼려고, 기분 전환을 위해 할 수도 있고, 약간 초점이 어긋난 듯도 하지만 하체 근육을 발달시키려고 한다고도 합니다.

그에 비해 근력운동의 목적은 분명하죠. 근육 발달입니다. 그러려면 운동도 중요하지만, 근육의 재료가 되는 영양소를 제때 충분히 넣어주는 것도 중요합니다. 여기서 유산소운동과 차이가 납니다. 유산소운동은 운동 자체만으로도 효과의 대부분을 거둘 수 있지만, 근력운동을 통한 근육량 증가는 운동만으로는 절반의 효과밖에 거둘 수 없습니다. 나머지는 영양 섭취를 통해 비로소 완성되죠.

1단계 – 잉여 열량과 일일 총 단백질

운동과 영양은 근육을 만드는 기본입니다. 근육량을 적극적으로 늘리고 싶다면 열량이 최소한 부족하지는 않아야 합니다. 연구에 따르면, 열량이 부족할수록 운동을 해도 새로운 근육을 얻는 속도는 점점 더뎌지고, 하루에 쓰는 에너지보다 500kcal 이상 부족하면 그때부터는 아무리 열심히 운동을 해도 근육을 잃기 쉽습니다.

그러니 체중감량을 위해 혹독하게 식사를 조절한다면 근육량이나 다이어트 중 하나를 택해야 하는 딜레마에 빠지죠. 근력운동엔 아주 초보이고, 가벼운 다이어트라면 근육을 얻으면서 동시에 체지방을 뺄 수도 있습니다. 하지만 초보자도 아니고, 아주 적극적으로 체중을 줄여야 한다면 근육을 늘리기보다는 최대한 지키는 작전이 좀 더 현실적입니다. 그러니 아래의 세 가지 작전 중에서 선택해 보세요.

- [케이스 1] 너무 비만해서 근육량 감소를 각오하고라도 빨리 빼겠다면? 하루에 500kcal 이상 줄여 먹으면서 근력운동을 병행해 근육 감소를 최소로 줄인다.
- [케이스 2] 약간 통통할 뿐 심각한 비만은 아니라면? 하루에 200~300kcal 정도 줄여 먹으면서 근육량을 조금씩이라도 늘려간다.
- [케이스 3] 비만이 아니거나 말랐다면? 하루 필요량만큼 또는 그 이상 더 먹으면서 근육량 증가를 최우선으로 한다.(122쪽 참고)

열량과 함께 따져야 할 것이 단백질량입니다. 아무리 열량이 충분해도 재료인 단백질이 충분하지 않으면 근육은 기대만큼 빠르게 늘지 않습니다. 단백질은 그 자체로 몸에 '근육을 만들어!'라고 지시하는 신호수 역할도 합니다. 근성장을 최대치로 하고 싶다면 하루에 체중(kg) × 1.6g 이상의 단백질은 섭취해야 합니다.

여기까지가 근력운동을 하면서 근육량을 늘리고 싶을 때의 기본 1단계입니다. 일단 열량과 단백질의 총량이 갖춰졌다면, 이제 어떻게 먹을지가 두 번째로 고려할 문제입니다.

2단계 - 언제, 어떻게 먹을까?

위의 영양을 어떻게 섭취할지 따져보겠습니다. 일단 공복 상태가 길지 않게 최소한 하루 두 끼 이상, 되도록 세 끼 이상으로 배분하면 좋습니다. 다이어트법으로 널리 쓰이는 1일 1식은 근성장 면에서는 확실히 불리합니다. 두 끼니를 먹고 16시간을 굶는 간헐적 단식은 그나마 악영향이 적다고 알려졌지만, 여전히 논란은 있습니다.

근력운동을 하기 전에는 운동에 필요한 연료, 즉 탄수화물이 중요합니다. 지방도 도움은 되지만 두 영양소의 유불리를 따진다면 소화가 잘 되고 빠르게 에너지로 바뀌는 탄수화물이 유리하죠. 주스나 꿀물 같은 액상 탄수화물은 운동 직전에 마시면 됩니다. 밥이나 빵, 감자 등의 덩어리 탄수화물은 30분~1시간 이상의 시간적 여유가 필요합니다. 운동 직전에는 섬유소가 너무 많거나 소화가 잘되지 않는 음식은 최대한 피하는 것이 좋습니다.

단, 이것은 근육 성장을 최대화하는 방편인 만큼, 말랐거나 비만이 심하지 않은 경우에 한합니다. 살을 빼는 것이 당장 지상과제라면 굳이 여기서 열량을 더 들이붓지 말고 공복으로 운동하는 것이 낫습니다.

혈당 관리가 잘되지 않는 경우, 공복에 에너지 없이 운동을 하면 저혈당 쇼크가 올 수 있습니다. 그러니 한두 시간 여유를 두고 덩어리 탄수화물을 먹어서 혈당이 요동치지 않게 해야 합니다.

그럼 단백질은 언제 먹을까요? '가장 좋은 타이밍'은 운동을 끝내고 본격적인 회복에 들어가는 때입니다. 근성장을 테스트하는 학술연구에서도 항상 운동 후 한두 시간 내에 단백질을 섭취하도록 설계하는데, 대개 20~30g 이상의 단백질을 한 번에 섭취합니다.

이 정도의 단백질은 식사할 때 닭가슴살이나 달걀, 살코기나 생선 같은 반찬으로 먹어도 되고, 그게 어렵다면 보충제로 먹기도 합니다. 운동 시간을 세 끼니 식사 직전으로 맞춰두면 운동 후에 신경 써서 식단을 챙길 필요가 없으니 가장 간편합니다. 그냥 반찬에서 고기를 좀 많이 먹으면 되니까요. 운동 후에 단백질과 탄수화물을 같이 먹으면 회복에 필요한 에너지도 충당할 수 있어서 더 좋습니다.

그럼 운동 전에 단백질을 먹으면 안 될까요? 안 될 건 없습니다. 운동 전과 후의 단백질 섭취를 비교한 실험을 보아도 차이가 거의 없거나, 운동 후가 조금 유리한 정도입니다. 그러니 운동 후에 먹기 곤란하다면 아예 안 먹기보다는 운동 전 혹은 도중에라도 먹는 것이 낫습니다. 그렇더라도 '되도록' 운동 전에 단백질 섭취를 권하지 않는 이유는 소화기에 부담을 주어 운동능력을 떨어뜨리는 경우도 있기 때문입니다.

 이것만은 꼭 기억합시다!

내가 한 근력운동의 효과를 최대로 거두려면 일단 매일의 충분한 열량과 단백질을 채우는 것이 최우선입니다. 그다음으로는 공복 상태가 너무 길어지지 않게 신경 쓰되, 최소 두 끼 이상, 되도록 세 끼 이상은 반드시 제대로 챙겨 먹습니다. 운동 후에는 20~30g 이상의 질 좋은 단백질을 섭취해 줍니다.

내게 맞는 무게와 횟수, 휴식은?

이번에는 중년 이후에 처음 근력운동을 시작하는 분들을 위한 내용입니다. 이미 근력운동을 많이 해봤거나 저의 전작인 《헬스의 정석-근력운동편》을 읽었다면 그냥 넘겨도 됩니다.

근력운동에서 가장 기본은 얼마만큼의 무게로, 어느 횟수만큼 하는가입니다. 근력운동을 다룬 책들에는 생전 처음 보는 낯선 용어가 많은데, 이 용어들을 먼저 정리해 보겠습니다.

세트 (SETs)	첫 동작을 시작해 더는 못 하겠다고 중단할 때까지를 말합니다. 근력운동의 총 운동량을 정하는 기준이 됩니다.
REPs (Repetitions)	한 세트에 몇 회 동작하는지를 말합니다. 힘들고 무거울수록 REPs는 낮아집니다.
세션 (Session)	계획한 근력운동 전체를 다 끝낼 때까지를 말합니다. 헬스장에서 개인 트레이닝 한 세션은 보통 50~60분입니다.
RM (Repetition Max)	해당 횟수를 들 수 있는 최대 중량을 말합니다. 6RM이면 6번 들 수 있는 최대 무게입니다. 숫자가 낮아질수록 무거워지며, 흔히 말하는 개인 기록은 1RM을 말합니다.
AMRAP (As Many Reps As Possible)	실패할 때까지 최대한 하는 세트를 말하며, '앰랩'이라고 합니다.

RIR (Reps In Reserve)	최대로 할 수 있는 횟수에서 어느 정도까지 여유를 두고 하는지를 말합니다. 'RIR 1'이면 최대치까지 한 번 남겨두고 중단한다는 뜻이고, RIR 0은 AMRAP입니다.
수축 (Concentric Phase)	포지티브 동작이라고도 합니다. 근육에 힘을 주어 길이를 짧게 만드는 단계를 말합니다. 바벨이나 덤벨이라면 들어 올릴 때입니다. 동작이 빠를수록 힘듭니다.
이완 (Eccentric Phase)	네거티브 동작이라고도 합니다. 근육에 힘을 주며 통제하에 길이를 늘이는 단계입니다. 바벨이나 덤벨이라면 천천히 내릴 때입니다. 동작이 느릴수록 힘듭니다.
TUT (Time Under Tension)	근육에 힘을 주어 동작하는 시간을 말합니다. 보통의 운동에서는 '수축시간+이완시간'이지만 종목에 따라서는 둘 중 하나만 있을 수도 있습니다.
ROM (Range Of Motion)	동작 범위를 말합니다. 보통은 최대 이완~최대 수축하는 동작이 기본자세입니다.

근력운동에서 자주 사용하는 용어들

근력운동을 하기 전에 결정할 것들

근력운동을 처음 하는 초보자라고 가정해 봅시다. 헬스장에 가서 다들 많이 하는 벤치프레스를 해보려고 합니다. 빈 바벨이 걸려 있는 벤치프레스가 보입니다. 다른 회원들을 따라 누워서 밀어 보니 원판을 한 장도 걸지 않았는데도 제법 묵직합니다. 이제 오늘의 운동을 위해 아래의 문제들을 결정해야 합니다.

- 이 무게로 계속 들어도 될까? : 중량
- 이렇게 몇 번까지 들어야 운동이 될까? : 세트당 횟수

- 한 번 하고 나면 몇 분을 쉬어야 할까? : 세트 사이 휴식
- 지칠 때까지 드는 걸 몇 번 반복해야 할까? : 종목별 세트 수
- 이것 외에 가슴 운동을 또 해야 할까? : 부위별 종목 수
- 오늘 운동은 어디까지 해야 할까? : 일일 총 세트 수
- 다음 운동까지는 얼마나 쉬어야 할까? : 주당 운동 횟수

중년 이상의 초보자를 기준으로 했으니, 여기서는 수치를 딱 잘라 제시하겠습니다. 일단 동작 전에 최대한 가벼운 무게 또는 맨손으로 동작을 연습해 봅니다. 이것을 워밍업 세트라고 하며, 동작을 대여섯 번 정도 해보면서 어떤 관절과 근육이 움직이는지 느껴봅니다. 이때 동작 범위는 최대이완~최대수축이어야 합니다(Full ROM). 워밍업을 2~3세트 한 후 본 세트에 들어갑니다.

중량은 처음 들었을 때 살짝 묵직하지만 그래도 자연스럽게 동작이 되는 정도로 합니다. 너무 무거워 낑낑대며 다루어야 하거나, 반대로 든 것 같지도 않은 가벼운 무게는 안 됩니다.

일단 첫 세트를 해봅니다. 8회도 못 하고 포기한다면 중량을 낮추세요. 8~15회 정도 할 수 있다면 딱 적당합니다. 60대 중반 이상이라면 12~15회를 권합니다. 그 이상 반복할 수 있다면 너무 가볍다는 것이니 중량을 높여 다시 시도합니다.

일단은 그 중량에서 기를 쓰며 겨우 드는 상황(AMRAP)까지 반복하지는 않습니다. 보통 최대로 들 수 있는 횟수에서 1~3회쯤 줄인 횟수로 합니다. 이를 RIR 1~3이라고 합니다.

그렇게 한 세트를 마무리하면 90초~3분을 쉽니다. 10~15회를 들었다면 90초, 8~9회라면 2분, 7회 이하를 들었다면 3분을 쉬세요.

여성은 제시한 것보다 30초쯤 짧아도 됩니다. 젊은 사람들보다는 30초~1분 길게 잡은 수치입니다.

그렇게 한 종목을 3~5세트 실시합니다. 해당 종목의 마지막 세트에서는 AMRAP을 시도하기도 하지만 부상 위험이 있으니 주의해서 결정합니다.

이렇게 벤치프레스 5세트로 오늘의 첫 종목을 시작했습니다. 그런데, 벤치프레스만 하고 집에 가실 건가요? 다른 가슴운동은 안 하시고요? 아니, 가슴 말고 하체나 등, 팔 같은 다른 부위는 언제 운동하실 건가요? 이걸 따지려면 이제 휴식과 운동의 간격을 결정해야 합니다.

주당 총 몇 세트가 적당할까?

나이가 들수록 가장 신경 써야 할 것이 근력운동의 총량과 휴식 사이의 균형입니다. 젊을 때는 주당 5~6일이든 심지어 일주일 내내 쉬지 않고 운동하기도 하지만, 나이가 들면 그런 운동량은 몸이 버티지 못합니다. 그럼 얼마만큼의 운동을 어떤 간격으로 해야 할까요?

일단 운동에 하한선은 없다는 것을 명심해야 합니다. 소파에서 과자 먹으며 넷플릭스를 보다가 괜스레 죄책감이 들어 뜬금없이 푸시업 열 번을 했다 해도 그것조차 안 한 사람보다는 백배 낫습니다. 0부터 일정 수준까지는 하는 만큼 몸이 좋아집니다.

그런데 어느 수준에 다다르면 노력에 비해 얻는 것이 줄고, 또 어느 수준에 다다르면 다치거나 피로로 잃는 것이 얻는 것보다 많아집니다. 그럼 이 상한선은 어느 정도일까요? 사실 이 문제는 답이 없습니다. 사람마다 피로에 대한 내성과 회복력이 다르기 때문이죠. 분명한 것은 개인차가 있을 뿐 나이가 들수록 상한선이 낮아진다는 점입니다.

평균적으로 권하는 근력운동량은 하체나 등은 주당 20~30세트, 가슴과 어깨는 주당 15~20세트 정도입니다. 팔은 원칙적으로는 주당 10세트 이상을 권하는데, 실제로는 등이나 가슴, 어깨를 운동할 때 함께 운동이 되기 때문에 반드시 따로 운동해야 하는 것은 아닙니다. 그래도 팔에 더 집중하고 싶다면 추가로 하면 됩니다.

이 수치는 해당 부위를 단련하는 여러 종목들의 총합입니다. 예를 들어, 턱걸이는 등 근육과 함께 팔의 이두근을 단련하는데, 이때는 등운동과 팔운동에 이중으로 합산하죠. 푸시업은 가슴 근육과 팔의 삼두근을 단련하므로 이중 합산합니다. 팔과 같은 보조적인 근육은 ×0.5로 합산하기도 합니다. 하지만, 턱걸이와 푸시업은 팔을 단독으로 단련하는 웬만한 운동보다 훨씬 강하게 단련하기 때문에 이중으로 합산해도 됩니다.

오늘 운동은 끝났고, 이제 며칠을 쉴까?

근육은 운동할 때 자라는 것이 아니라 운동 후에 쉴 때 자랍니다. 휴식은 다음번 운동을 위한 에너지를 비축하고, 과하게 흥분한 신경을 정상화해 다음에도 충분한 힘을 낼 수 있게 하죠.

근력운동 후의 휴식은 이론상 짧게는 만 하루, 길게는 2~3일이 원칙입니다. 특정 부위를 기준으로 5세트 남짓 근력운동을 했다면 적어도 24시간 동안은 같은 부위의 근력운동은 하지 않는 것이 좋습니다. 그보다 훨씬 많은 10세트 이상을 했다면 적어도 이틀은 그 부위를 쉬어주는 것이 좋습니다.

그런데 이 내용은 젊은이가 기준이라 나이가 들면 이보다 더 쉬어야 하고, 65세 이후 고령자는 한 부위를 고강도로 운동했다면 회복하는 데 일주일 이상이 필요하다는 연구도 있습니다. 그럼 앞서 나온 주당 운동 총량을 어떻게 나누고, 어떻게 휴식을 배치할까요?

운동을 조금씩 자주 한다면 한 번에 하는 운동량이 적은 만큼 집중해서 질을 높일 수 있습니다. 대신 필요한 휴식 간격도 짧아집니다. 한 번에 모아서 운동한다면 후반으로 갈수록 지치고 집중력이 떨어져 운동의 질이 떨어집니다. 대신 긴 휴식을 한 번에 가질 수 있죠.

결국 실제로 운동 프로그램을 짜는 일은 운동의 질과 휴식 사이에서 적당한 타협점을 찾는 것인데, 이 문제를 해결하기 위해 '무분할법'과 '분할법'이 등장합니다.

운동량을 나누는 방법 1 – 무분할법

근력운동의 기본 원칙은 온몸을 다 단련해야 한다는 점입니다. 재활 같은 특별한 상황이 아닌 한 특정 부위만 단련해서는 안 되죠. 그런데 앞서 적었듯이 운동 후에는 쉬어야 근육이 자랍니다.

이때는 전신을 하루에 모두 단련하고 완전히 쉬는 무분할법과, 몸의 부위별로 나누어 돌아가며 단련하고 쉬게 하는 분할법이 있습니다. 중요한 것은 분할을 했든 안 했든 합쳤을 때 부위마다의 총운동량은 같아야 한다는 점입니다. 결국 똑같은 운동량을 놓고 무분할법은 부위 기준으로는 조금씩 자주 하는 셈이고, 분할법은 부위 기준으로는 큰 덩어리로 뭉텅뭉텅 소화하는 셈입니다.

무분할법은 이름 그대로 하루에 전신을 단련합니다. 보통은 하체, 등, 가슴과 어깨 같은 중요도 높은 종목 위주로 짭니다. 팔이나 종아리처럼 작은 부위는 큰 부위와 함께 운동이 되므로 초급 단계에선 별도로 하지 않는 경우가 많습니다.

무분할법이라고 해서 매일 같은 구성으로 하지는 않습니다. 보통은 부위별로 메인 운동 몇 종목을 정해두고 그중에서 돌아가며 합니다. 헬스장에서는 사용하려는 머신이나 기구를 다른 사람이 쓰는 경우도 많아서 비슷한 운동을 미리 준비해 둬야 합니다.

무분할법의 가장 큰 장점은 부담이 전신에 고르게 분산된다는 점입니다. 한 부위당 한두 종목만 하니 해당 부위에 집중하기에도 유리합니다.

또 하나의 장점은 생활 패턴이 불규칙해도 운동 일정을 잡기 쉽다는 점입니다. 예를 들어, 2일간 운동하고 3일간 갑자기 출장이 잡혀도 운동 프로그램이 망가지지 않습니다. 운동할 수 있는 날 헬스장에 가서 온몸을 운동하면 끝입니다. 그에 비해 분할법은 운동 부위를 도는 사이클이 있어 생활 패턴이 불규칙하면 이 사이클이 깨집니다.

단점도 있습니다. 제한된 스태미너로 온몸의 근육을 단련하려니 한 번에 여러 근육을 단련하는 운동을 골라야 합니다. 그래서 종목 선택에 제약이 많습니다. 부위당 운동량을 제한해도 전신을 다 합치면 하루 총운동량이 많아져 시간도 오래 걸립니다. 스태미너가 떨어지는 사람은 후반에 운동하는 부위에는 집중하기 힘들 수도 있죠.

사회생활로 바쁘고, 운동 외의 이슈가 많은 중장년에게는 스케줄 관리 측면에서 무분할법이 유용합니다. 한 부위만 혹사하지 않는다는 점도 장점입니다. 특히 주당 근력운동이 3일 이내면 무분할법을 권합니다. 다만 체력이 약하거나 육체 피로가 큰 직업이라면 무분할법은 운동 시간이 길고 피로를 감당하기 어려울 수 있습니다. 그때는 뒤에 소개할 분할법을 권합니다.

아래는 중장년층 이상에게 무리가 덜한 종목으로 선별한 무분할법 구성입니다. 무분할법은 구성이 다양할 필요가 있어 두 가지 예제를 제시합니다. 둘을 번갈아 해도 되고, 한쪽을 하다가 다른 구성에 있는 같은 부위의 종목과 바꿔도 됩니다. 팔운동 등은 필요할 때 추가합니다. 구체적인 종목별 동작은 뒤에 설명합니다.

중장년을 위한 근력운동 무분할 구성

헬스장 무분할법 (초급자) 예제 2종	하체 : 스쿼트 12회×5세트(덤벨 추천) 하체 : 레그 컬 12회×3세트 가슴 : 체스트프레스 머신 12회×4세트 어깨 : 오버헤드 프레스 12회×4세트 등 : 랫 풀다운 12회×4세트 등 : 머신 로우 12회×3세트 코어 : 플랭크 30초×3세트(혹은 슈퍼맨)
	하체 : 런지 12회×4세트(스미스 머신, 덤벨 추천) 하체 : 레그 익스텐션 12회×3세트 가슴/어깨 : 벤치프레스 12회×5세트 어깨 : 사이드 래터럴 레이즈 15회×3세트 등 : 턱걸이 머신 12회×4세트 전신 : 데드리프트 10회×3세트(케틀벨 스모, 트랩 바 추천)
헬스장 무분할법 (상급자) 예제 2종	하체 : 스쿼트 10~12회×5세트(세이프티 바, 프론트 추천) 하체 : 레그 익스텐션 12회×3세트 가슴 : 덤벨 벤치프레스 12회×4세트 가슴/어깨 : 인클라인 벤치프레스 12회×3세트(스미스 머신 추천) 어깨 : 덤벨 오버헤드 프레스 12회×3세트(혹은 숄더프레스 머신) 등 : 풀업 혹은 랫 풀다운 12회×5세트 하체/등/허리 : 루마니안 데드리프트 10회×4세트
	하체/등/허리 : 바벨 데드리프트 8회×3세트 하체 : 레그 프레스 10회×3세트(혹은 V스쿼트, 펜듈럼 스쿼트) 하체 : 레그 컬 12회×4세트 가슴 : 벤치프레스 10회×5세트(혹은 체스트프레스 머신) 어깨 : 사이드 래터럴 레이즈 15회×4세트 등 : T바 로우 12회×5세트(혹은 덤벨, 바벨 로우) 코어 : 변형 플랭크 30초×4세트(혹은 백 익스텐션 10회×3세트)

홈 트레이닝 예제 2종	하체 : 맨몸 스쿼트(AMRAP) 15~30회×6세트 하체 : 브릿지 15회×5세트 등 : 인버티드 로우 12~15회×5세트(TRX 추천) 어깨/가슴 : 푸시업(AMRAP) 20회×5세트 코어 : 플랭크 30초×4세트
	하체 : 런지(AMRAP) 15회×6세트(TRX 추천) 하체 : 덩키킥 좌우 각각 20회×5세트 등 : 턱걸이(AMRAP) ~15회×5세트(밴드나 발받침으로 보조 가능) 가슴/팔/어깨 : 디클라인 푸시업(AMRAP) ~20회×5세트 코어 : 슈퍼맨 30초×4세트

운동량을 나누는 방법 2 – 분할법

분할법은 몸의 부위별 또는 동작의 성격별로 나누어 운동하는 방식입니다. 가장 많이 알려진 방식은 몸의 부위별 분할법(Split)입니다. 하지만 최근에는 당기기, 밀기, 스쿼트, 파워트레이닝 등 동작의 성격이나 중량을 기준으로 나누기도 합니다.

분할법은 크게 2~5분할까지가 있습니다. 일반인과 약물을 쓰지 않는 대부분의 보디빌더들은 3분할까지가 일반적이고, 그 이상은 최근에는 잘 쓰지 않습니다. 4, 5분할은 하루에 한 부위를 녹다운되도록 단련하는 방식입니다. 휴식 시간을 일주일 가까이 두는 것은 장점이지만 부위당 운동 빈도가 너무 낮고, 힘이 빠진 후반부 종목은 운동의 질이 떨어지기도 합니다. 특히 스태미너가 떨어지고 관절이 약한 중장년층이 날을 잡아 하나의 부위, 하나의 관절을 혹사하는 것은 위험할 수 있죠.

여러 연구에서도 총운동량이 같다면 부위별로 주당 최소 2~3회 운동하는 방식이 최적으로 밝혀졌습니다. 너무 드문드문 운동하면 휴식 기간을 허비하는 셈이 됩니다. 그렇게 보면 무분할법으로 주 3~4회 운동하거나, 2~3분할로 주 2회 운동하는 것이 가장 무난하고 안전합니다.

다음은 가장 대중적인 2분할과 3분할의 예제입니다. 종목 구성이나 횟수 등은 운동을 시작하고 1~2년 이내의 중년층에 맞춰 변형했습니다. 기구는 상황에 따라 바꿔도 됩니다.

초·중급자용 부위별 2분할 예제

1일차 **등** **가슴** **팔**	**등** 머신 로우(혹은 덤벨 로우, 인버티드 로우) 10회×5세트 랫 풀다운(혹은 보조 풀업) 12회×4세트	
	가슴 벤치프레스(혹은 푸시업) 12회×5세트 체스트 플라이 머신(혹은 덤벨 플라이) 12회×4세트	
	팔 컬바 컬 12회×4세트 오버헤드 익스텐션 12회×3세트(컬바 혹은 덤벨 사용)	
2일차 **하체** **코어** **어깨**	**하체** 스쿼트 10회×5세트(초급자는 덤벨, 상급자는 세이프티 바 혹은 펜듈럼 스쿼트 추천) 레그컬 15회×3세트(시티드 레그컬 추천) 레그 익스텐션 15회×3세트 데드리프트(혹은 런지) 10회×4세트	
	어깨 오버헤드 프레스 12회×4세트(덤벨이나 숄더프레스 머신 가능) 사이드 래터럴 레이즈 12회×3세트(델토이드 머신, 케이블 추천)	
	코어 플랭크 30초×4세트(혹은 슈퍼맨이나 백 익스텐션 10회×4세트)	

초·중급자용 동작별 3분할 예제

1일차 미는 운동	**가슴** 벤치프레스(바벨, 덤벨) 10~12회×5세트 체스트 플라이(혹은 덤벨 플라이) 12회×3세트 인클라인 벤치프레스 12회×3세트(스미스 머신 추천)	
	어깨 오버헤드 프레스 12회×5세트(덤벨 추천) 사이드 래터럴 레이즈 12회×3세트(델토이드 머신, 케이블 추천)	
	팔의 뒷면 라잉 익스텐션 12회×5세트(컬바, 덤벨 추천)	
2일차 당기는 운동	**등** T바 르우(혹은 덤벨 로우, 인버티드 로우) 10회×4세트 랫 풀다운(혹은 보조 풀업) 12회×4세트 머신 로우(혹은 케이블 로우) 12회×4세트 데드리프트(혹은 루마니안 데드리프트) 10회×3세트	
	팔의 앞면 바벨컬 12회×5세트(컬바, 프리처 컬 추천)	
3일차 하체	**하체** 스쿼트 10회×5세트(중상급자는 세이프티 바, 펜듈럼 스쿼트 추천) 레그 프레스(혹은 V스쿼트) 10회×3세트 레그컬 12회×4세트 레그 익스텐션 12회×3세트 힙 쓰러스트(혹은 런지) 12회×3세트	
	코어 플랭크 30초×4세트(혹은 슈퍼맨이나 백 익스텐션 10회×4세트)	

이런저런 근력운동 상식들

이번에는 근력운동을 하면서 기본적으로 알아야 할 자잘한 이슈들을 요약해서 정리해 보겠습니다.

근력운동 호흡법

근력운동으로 몸에 힘을 줄 때는 호흡도 제어해야 합니다. 우리 근육은 호흡 상태에 따라 힘이 달라지기 때문이죠. 숨을 내쉴 때는 폐와 횡격막 등 호흡과 관련된 부분의 긴장이 풀리고 팔다리나 그와 연결된 골격근이 큰 힘을 발휘합니다. 반대로 숨을 들이쉬거나 참을 때는 호흡기와 주변 근육에 힘이 몰리고, 다른 부분의 골격근은 긴장이 약해지죠.

정리하면, 대부분의 근력운동 종목에서는 힘을 쓸 때 숨을 내쉬고, 힘을 빼고 이완할 때 숨을 들이마십니다. 특히 복근은 숨을 내쉬어야 제대로 힘을 쓰기 때문에 이 규칙이 아주 엄격하게 적용되죠.

- 스쿼트에서는 일어날 때 숨을 내쉽니다.
- 벤치프레스에서는 바벨을 밀어 올릴 때 숨을 내쉽니다.
- 랫풀다운에서는 손잡이를 내릴 때 숨을 내쉽니다.
- 복근운동 크런치에서는 몸을 말아 올릴 때 숨을 내쉽니다.

이렇게 동작에 따라 들숨과 날숨을 교차하는 것은 근력운동 도중에

규칙적으로 호흡하게 하는 효과도 있습니다. 호흡을 훈련하지 않은 초보자는 한동안 숨을 참거나 드문드문 호흡을 하다 보니 근육이 지치기도 전에 지레 숨이 차서 충분한 횟수를 소화하지 못하는 경우도 많기 때문이죠.

그런데 위의 교과서적인 호흡법은 세트당 6번 이상의 비교적 많은 횟수를 운동할 때 주로 씁니다. 그럼 그보다 낮은, 바꿔 말해 아주 무겁게 하는 근력운동에서는 어떻게 호흡할까요? 이때는 숨을 제한하며 복압을 최대한 높인 상태로 하는 '발살바 호흡법'도 씁니다. 보통 이런 고중량 운동들은 허리에서 큰 힘을 써야 하는데 숨을 내쉬면 복압이 낮아져 지지력이 떨어지기 때문이죠.

발살바 호흡법은 세트 내내 아예 숨을 참는 완전 발살바 호흡법과, 힘을 줄 때 목구멍과 입으로 '스스스스' 하면서 제한적으로 숨을 조금씩 내쉬는, 정확히 말하면 조금씩 새어 나가게 하는 부분 발살바 호흡법이 있습니다. 이런 호흡법은 아무래도 경력이 길고 무거운 중량을 다루는 단계에서 많이 사용하는 데다, 때로 혈압이 급변할 위험도 있기 때문에 건강상 문제가 있거나 고령자는 금물입니다.

기구를 잡는 법 – 언더그립, 오버그립, 뉴트럴그립

대부분의 근력운동은 손으로 기구를 잡고 합니다. 이때는 잡는 방식, 그립에 따라 사용되는 근육과 힘이 달라집니다. 우리 손은 무언가를 잡고 힘을 쓸 때 크게 세 방향을 향합니다. 팔이 머리보다 아래에 있을 때를 기준으로 다음과 같은 세 가지 그립이 있습니다.

- 손등이 위나 앞을 향하는 오버그립

- 손등이 아래나 뒤를 향하는 언더그립
- 손등이 바깥쪽을 향하는 뉴트럴그립(해머그립)

언더그립과 뉴트럴그립의 중간, 또는 오버그립과 뉴트럴그립의 중간에 걸친 애매한 그립도 있지만, 이 셋이 대표 선수죠. 각 그립마다의 특성과 원리를 알면 실제 근력운동에 적응하기도 쉽습니다.

언더그립은 팔꿈치가 몸에 붙고 견갑골이 안정적인 그립입니다. 쉽게 말해, 팔이 안정적이고 팔 힘을 상대적으로 많이 쓰게 되는 방식이죠. 그래서 팔운동이나 팔과 가까이 연결된 근육을 집중 단련할 때 많이 씁니다. 다만 무거운 중량으로 운동하면 팔을 다칠 위험도 커서 대개는 가벼운 중량으로 운동합니다.

오버그립은 팔을 넓게 벌리기 쉽고, 몸통 전반의 근육을 동원하기 쉽습니다. 팔은 다소 불안정해서 팔의 역할은 상대적으로 적어집니다. 오버그립은 중량이 무거워져도 팔을 다칠 위험은 낮아서 몸통의 큰 근육을 한 번에 동원하는 '큰 종목'에서 많이 씁니다. 벤치프레스나 데드리프트 등 유명한 종목 대부분에서 오버그립이 기본입니다.

뉴트럴그립은 언더그립처럼 팔을 몸에 붙이고 몸통을 고정하기 쉬우면서도 팔을 다칠 위험은 적습니다. 이 상태에서 손은 무언가를 쥐는 악력도 강합니다. 그러니 언뜻 다 좋아 보이는데, 바벨에서는 쓸 수 없다는 결정적인 단점이 있습니다. 덤벨이나 트랩 바 같은 특정 기구에만 사용할 수 있어서 종목도 제한적이죠.

이런 구분 외에도 썸리스그립과 썸어라운드그립으로 나누기도 합니다. 썸리스그립은 엄지를 빼고 네 개의 손가락만으로 기구를 잡는 방식을 말합니다. 썸어라운드그립은 엄지까지 다 써서 기구를 잡는 방식입니다.

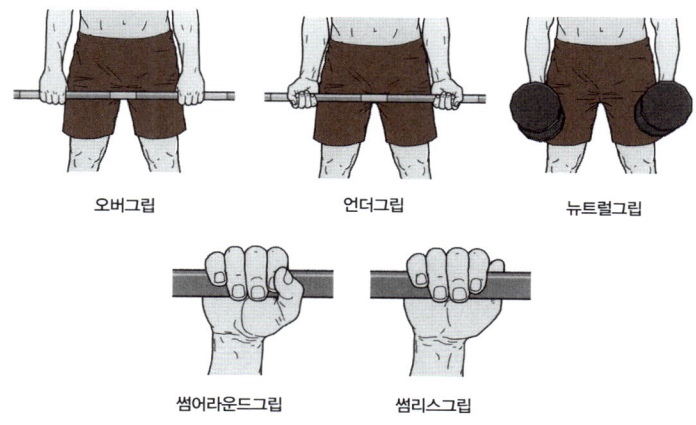

근력운동의 그립법

근육통은 근성장의 신호일까?

근육통이라고 썼지만 '알이 배긴다'라는 표현이 익숙할 겁니다. 평소 하지 않던 격한 운동을 하고 나면 짧게는 몇 시간, 길게는 2~3일 후 그 부위가 아픈 것을 말합니다.

운동 후의 근육통은 관절이 아픈 관절통과는 다릅니다. 보통은 근육이 미세하게 손상되거나 피로 물질이 축적되어 생기는 일시적인 현상입니다. 같은 운동을 해도 어떤 때는 생기고, 어떤 때는 없거나 가볍게 넘어가기도 합니다. 때로는 며칠 후에 찾아오는 소위 '지연성 근육통(DOMS)'도 있죠.

그런데 근육통이 있어야 근육이 자란다고 믿기도 하는데, 반은 맞고 반은 틀립니다. 대개 운동 초보자나 평소 하지 않던 혹독한 동작을 했을 때 근육통이 잘 생기고, 그 운동에 익숙해질수록 빈도가 줄어듭니다. 그래서 운동을 오래 한 상급자는 정말 새롭고 특별한 운동이라도 하지 않는 한 근육통을 거의 느끼지 못합니다. 초보자일수록 근육이 빨리 자라고, 강하고 새로운 자극도 근육 성장에 도움이 되는 때가 많으니, 근육통과 근성장 사이에 간접적인 연관은 있는 셈이죠.

하지만, 근육통이 많이 생기는 운동 방식이 무조건 좋지는 않습니다. 정자세보다는 반동을 많이 쓸수록 근육통이 심하고, 무겁게 적은 횟수로 들기보다 가볍게 아주 많이 반복하는 운동이 근육통은 더 심합니다. 근육을 수축시키는 운동보다 근육을 이완하며 힘을 쓰는 네거티브 동작이나 한 자세로 버티는 '등척성' 운동에서 근육통이 더 심한데, 모두 근육 발달에 최적의 운동 방식은 아니죠.

즉 근육통은 새로운 자극의 결과이고, 이런 자극이 근성장으로 연결되는 때도 있지만 아닌 때도 많습니다. 중량이 늘거나, 횟수가 증가하거나, 자세가 좋아지는 변화를 주면 딱히 통증이 없어도 근육은 '알게 모르게' 잘 자랍니다. 그러니 근육통 유무에 크게 신경 쓰지 말고, 하던 대로 꾸준히 운동만 해주면 됩니다.

단백질이나 물 섭취가 부족하거나, 음주 또는 흡연으로 혈액순환이 나쁘거나, 평소에 근육이 뭉쳐 있어도 근육통이 잘 생깁니다. 등산 후 막걸리에 파전이 필수 코스인 분들에겐 나쁜 소식이지만, 운동 후에 알코올을 섭취하는 것도 근육통을 더하는 원인입니다.

즉 근육통은 근성장과 연관된 경우도 있지만, 대부분 직접적인 연관은 없습니다. 그래서 모든 근육통을 근성장의 지표로 보는 것은 무리가 있습니다.

그럼 근육통이 있을 때 운동을 지속해야 할까요? 아니면 푹 쉬는 것이 나을까요? 결론부터 말하자면, 운동을 할 수 있다면 해당 부위를 가볍게 움직여 주는 편이 꼼짝하지 않는 것보다는 근육통을 줄이는 데 도움이 됩니다. 가볍게 주무르는 정도는 괜찮지만 '악' 소리 나게 강하게 마사지하거나 무리한 스트레칭을 하는 것은 좋지 않습니다. 물을 많이 마시는 것도 근육통을 완화하는 데 도움이 되고요.

때로는 근육통이 너무 심해서 거동조차 힘들 때가 있죠. 이때는 근육의 자연적인 회복 기능도 제대로 작동하지 않으니 무작정 버티지만 말고 차라리 병원에서 근이완제나 소염제 등을 처방받는 편이 낫습니다.

그리고 매번 운동할 때마다 근육통이 극심하다면 운동 직후에 가볍게 냉수욕을 하는 것도 방법입니다.

근력운동 직후에 유독 몸짱처럼 보이는 이유는?

여기에는 두 가지 원인이 있는데, 하나는 펌핑입니다. 근력운동처럼 근육을 여러 번 반복 사용한 직후에는 부피가 일시적으로 커지는데, 이를 펌핑이라 하죠. 근육이 영양 공급과 노폐물 순환을 위해 물을 최대한 많이 머금어 생기는 자연적인 현상입니다.

펌핑은 운동의 강도보다는 주로 횟수에 영향을 받기 때문에 고강도의 운동보다는 가벼운 무게로 많이 할 때 더 두드러집니다. 보디빌더들도 무대에 오르기 직전에 푸시업을 계속하거나 탄력밴드, 가벼운 덤벨로 계속 움직여 펌핑을 만듭니다. 유행하는 '보디 프로필' 사진을 찍을 때도 촬영 직전의 펌핑 작업은 필수입니다.

이 펌핑이 영원히 지속되면 정말 좋겠지만, 지속 시간은 그리 길지 않습니다. 짧으면 몇십 분, 길어야 한두 시간 내에는 도로 빠지죠. 그러니 헬스장이나 목욕탕 거울에서 보았던 불룩한 팔뚝과 우람한 가슴이 집에 가면 온데간데없이 사라지곤 합니다.

또 하나의 원인은 조명과 거울입니다. 헬스장이나 목욕탕의 조명은 주로 위에서 비추고, 거울 바로 앞에 서서 보는 내 모습은 위에서 내려다보는 각도가 됩니다. 때문에 실제로 멀리서 남들이 볼 때에 비해 더 근육이 선명하게 도드라집니다.

사실 이런 착시 아닌 착시는 사람을 허탈하게 만들기도 하지만, 운동을 할 때 '알면서도' 자신감을 얻는 원천이기도 합니다. 그러니 꼭 나쁘게 볼 문제만도 아니죠.

chapter 02
근육량과 힘을 위한 기본 근력운동

중년 이후에 근육의 의미는 자기 관리를 상징하는 멋진 외모 그 이상입니다. 이때부터는 외모 외에 현실적인 이슈가 더해지기 때문이죠. 노년을 대비해 근육을 저축하고, 관절 등의 퇴행을 막고, 갑작스러운 사고나 낙상에서 부상을 더는 수단으로 삶에서 중요성이 점점 커집니다.

그럼 지금부터 이 책의 핵심으로 들어가 각각의 관절과 그 부위의 주된 근육들, 그곳을 주로 단련하는 운동을 알아보겠습니다. 중요한 운동들에 관한 좀 더 이론적이고 자세한 사항은《헬스의 정석 - 근력운동편》을 참고하면 좋습니다.

하체운동

대개 보디빌딩 콘텐츠에서는 첫 장을 가슴운동으로 시작합니다. 몸이 좋은 사람들에게 제일 눈에 띄는 부위가 바로 가슴이기 때문이죠. 하지만, 나이가 들수록 중요도가 더 높아지는 부위는 하체입니다. 왜냐하면 근육이 줄고 힘을 잃었을 때 삶 전반에 가장 큰 타격을 주는 부위가 하체이기 때문이죠. 상체 근육은 조금 약해져도 육체노동자가 아니면 당장 삶에 큰 지장까지는 없지만, 하체가 약해지면 누구든 삶의 질이 급속히 추락하기 때문입니다.

하체의 가치는 노인이 되어 거동이 불편해진 극단적인 상황까지 상상할 것도 없습니다. 당장 50대 가운데 젊은 시절 버킷리스트였던 히말라야 트래킹, 아름다운 지중해 산토리니의 가파른 절벽을 오르는 계단을 돌고 도는 여행에 자신 있게 나설 수 있는 사람이 몇이나 될까요? 지하철 에스컬레이터가 고장 났다는 팻말을 보고 한숨부터 쉬지 않고 바로 계단으로 향할 수 있나요?

하체가 약해지는 것은 나이 들어 거동이 불편해지는 단계까지 가는 시작점입니다. 그래서 다른 근육은 몰라도 하체만은 반드시 지켜야 합니다.

하체에는 크게 보아 세 단계의 관절이 있습니다. 위에서부터 고관절, 무릎 관절, 발목 관절입니다. 각각의 관절은 깊이 따지면 다시 작은 관절들의 조합인 경우도 많지만 크게 보면 이 셋이죠. 위로 올라갈수록 관절도 점점 굵어지고 큰 뼈로 구성됩니다. 관절은 '자유도

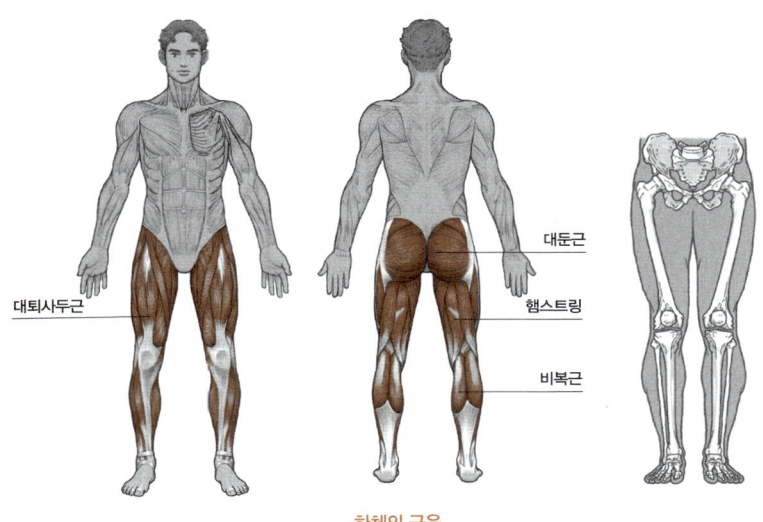

하체의 근육

가 높은 관절'과 '자유도가 낮은 관절'이 번갈아 나타나는 특성이 있는데, 하체에서도 고관절과 발목은 자유도가 높고, 중간에 낀 무릎은 자유도가 낮죠.

발목과 무릎, 고관절은 크게 보면 한 세트인데, 어떤 운동이든 이 세 관절이 부담을 나눠서 집니다. 똑같은 스쿼트도 미세한 자세 차이에 따라 무릎과 고관절이 지는 부담이 달라지고, 걷거나 달릴 때도 발의 어디로 땅을 딛느냐에 따라 무릎과 발목의 부담이 달라집니다. 강도의 총량은 정해져 있고, 문제는 특정 관절이 감당하지 못할 정도로 부담이 쏠리지 않도록 얼마나 현명하게 나누느냐입니다. 이 문제가 안전한 운동과 위험한 운동을 가르죠.

고관절은 골반과 대퇴골이 만나는 큰 관절로, 굉장히 큰 힘을 감당하는 견고한 관절입니다. 보통 자유도가 높은 관절일수록 잘 다치는 편인데, 인간의 고관절은 골반과 대퇴골두가 크고 굵은 데다 단순하게 결합해 예외적으로 튼튼한 편입니다.

그래서 고관절 부상은 운동보다는 주로 낙상 같은 사고로 발생합니다. 잘 다치지는 않지만 일단 다치면 거동 자체를 못 하는 치명적인 결과가 됩니다. 자연적으로 회복되는 정도도 제한적이라 수술해야 하는 경우가 많고, 고령자는 사망률까지 확 높아집니다. 적절한 고관절 운동은 이런 예기치 못한 사고를 예방하는 효과가 있습니다.

고관절을 움직이는 근육은 주로 엉덩이와 허벅지에 있으며, 우리 몸에서 가장 큰 근육들의 집합처입니다. 대표적인 근육은 대둔근, 햄스트링, 내전근, 대퇴사두근의 대퇴직근 등입니다.

무릎 관절은 허벅지의 대퇴골, 종아리의 경골과 비골이 만나는 큰 관절입니다. 무릎은 자유도가 낮고 매우 견고한 관절이지만, 유산소 운동과 근력운동은 물론이고 일상에서도 혹사당하기 쉬워서 부상이 잦습니다. 그래서 적절한 운동과 휴식의 균형이 중요합니다.

무릎은 주로 허벅지와 종아리의 굵직한 근육들이 제어합니다. 대표적인 근육은 대퇴사두근, 햄스트링, 내전근이 있고, 종아리의 비복근도 무릎 관절의 움직임에 제한적으로 관여합니다.

한국인은 나이가 들수록 무릎 사이가 벌어지는 '오다리'가 되는 경우가 많은데, 양반다리의 부작용과 대퇴부 근육이 약해지는 것이 큰 원인입니다. 그 결과로 어르신들이 무릎을 벌리고 어기적거리며 걷는 모습을 자주 볼 수 있습니다. 보기에만 불안한 것이 아니라 실제로 무릎 안쪽에 하중이 집중되어 퇴행성관절염이 악화하기도 합니다. 이런 상황을 피하기 위해서라도 하체운동은 중요하죠.

발목은 종아리와 발이 만나는 섬세한 관절입니다. 종아리는 경골과 비골이라는 굵은 뼈 두 개로 비교적 단순하게 이루어졌지만, 발은 여러 개의 작은 뼈가 퍼즐처럼 오밀조밀 모여 접합해 있죠. 덕분에 발목은 여러 방향으로 움직일 수 있는 자유도 높은 관절이 되었지만 그만큼 접질리거나 다치기도 쉽습니다.

발목에는 종아리 쪽의 비복근, 가자미근, 전경골근 등의 큰 근육이 있고, 이밖에 이름을 다 읊기도 힘든 수많은 작은 근육과 인대가 뒤엉켜 있습니다.

그럼 지금부터 대표적인 하체 근력운동을 알아보겠습니다.

하체운동의 종류와 우선순위

아래는 하체를 단련하는 대표적인 종목들입니다. '필수 운동'은 근력운동을 한다면 반드시 연습해야 하는 운동이고, '중요 운동'은 조건이 된다면 함께 하는 것이 좋은 추천 운동입니다. '보조 운동'은 해당 부위를 강조하고 싶거나 그 부위가 유독 발달이 더딜 때 선택적으로 할 수 있는 운동입니다.

필수 운동	스쿼트 : 허벅지 앞면과 엉덩이, 허리 런지 : 허벅지 전체와 엉덩이 데드리프트 : 허벅지 뒷면과 엉덩이, 허리
중요 운동	레그 프레스 : 허벅지 힙 쓰러스트, 힙 브릿지 : 엉덩이
보조 운동	레그 익스텐션 : 허벅지 앞면 레그컬 : 허벅지 뒷면 카프레이즈 : 종아리 스텝업 : 허벅지 전체와 엉덩이, 코어

쉬어가기 스쿼트를 못 하는 사람도 가능한 하체운동

하체운동은 이동 능력의 기반이 되기 때문에 그 어떤 근력운동보다도 현실적인 면에서 중요합니다. 젊은이보다는 고령자일수록 하체운동으로 얻는 현실적인 이득이 더 큽니다. 문제는 어떤 운동이냐입니다. 잘 알려진 하체운동 상당수는 노년기까지 가능하지만, 근골격이 심각하게 퇴행했거나 다른 문제로 맨몸 스쿼트조차 하기 어렵다면 다른 운동으로 대체해야 합니다. 이럴 때는 어떤 운동을 해야 할까요?

첫 번째는 숏스탑 스쿼트로, 손으로 허벅지를 짚고 하는 스쿼트입니다. 허리나 무릎에 문제가 있어서 일반적인 맨몸 스쿼트도 할 수 없을 때 대체할 수 있는 동작입니다.

다리는 어깨 폭이나 그보다 조금 좁게 벌립니다. 손은 허벅지 위나 옆을 짚은 상태에서 엉덩이를 조금씩 뒤로 빼며 내려갑니다. 무릎을 앞으로 내밀며 내려가면 무릎 부담이 커지니 엉덩이를 뒤로 밀며 내려가는 것이 중요합니다. 손은 허벅지를 스치며 무릎 부근까지 내려갑니다.

감당할 수 있는 한계까지 내려간 후, 허벅지에 힘을 주며 천천히 몸을 세우고 다리를 펴 몸을 세웁니다. 동작 내내 손이 허벅지를 짚고 있으니 허리에

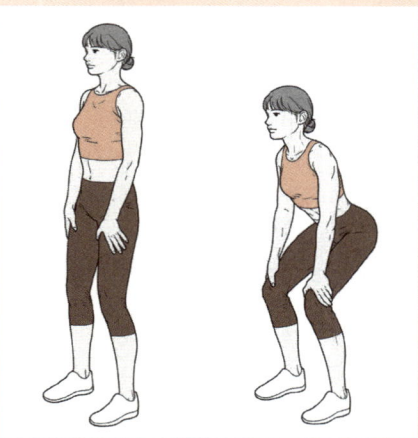

숏스탑 스쿼트

부담도 적고, 무릎의 흔들림도 잡아줘 두 관절에 모두 안정감을 주죠. 젊거나 건강한 사람들 중에도 맨몸 스쿼트 자세가 안 나오는 경우가 있는데, 이때도 숏스탑 스쿼트로 기초를 다진 후 맨몸 스쿼트로 넘어가면 좋습니다.

두 번째 대체운동은 액티브 니 익스텐션 혹은 터미널 니 익스텐션입니다. 이 운동은 하체가 극도로 약해진 상태에서도 할 수 있는 몇 안 되는 운동으로, 주로 허벅지 앞쪽을 위주로 단련합니다.

다리를 뻗고 자리에 앉아 무릎 아래에 말랑한 공이나 돌돌 만 수건 혹은 길쭉한 쿠션을 놓습니다. 삑삑 소리가 나는 애견 장난감도 좋습니다. 그 상태로 다리에 힘을 주어 쫙 펴면 발끝이 뜨면서 허벅지의 대퇴사두에 힘이 꽉 들어갑니다. 그렇게 힘을 주고 5~10초간 힘을 준 후 풀어주기를 10회 반복합니다.

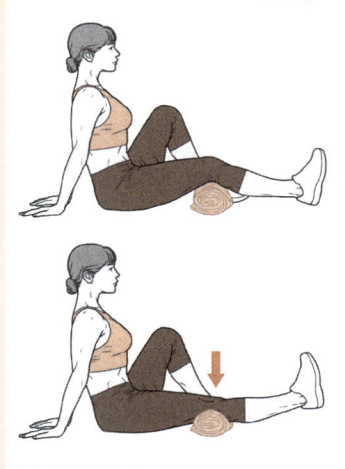

액티브 니 익스텐션

위의 운동들은 허벅지 앞쪽 대퇴사두근에 주력하는 것들인데, 그럼 뒤쪽의 엉덩이와 햄스트링은 어떡할까요? 엉덩이와 햄스트링 운동 대부분은 헬스장에 가야 하거나 데드리프트와 노르딕 컬처럼 허리에 부담이 되는 어려운 운동들이죠. 헬스장에 가기 어렵거나 몸이 불편하다면 '프로그 스쿼트'라는 운동이 있습니다. 이름은 스쿼트이지만 몸 뒷면을 쓴다는 점에서는 데드리프트와 비슷하죠. 두 손을 기도 자세로 앞에 두고, 몸을 숙여 팔꿈치를 무릎 안쪽에 댑니다. 그러면 엉덩이가 위로 솟는데, 그 자세로 엉덩이만 밑으로 내렸다가 다시 올립니다. 이렇게 하면 허리 부담 없이도 허벅지 뒷면과 엉덩이를 자극할 수 있습니다.

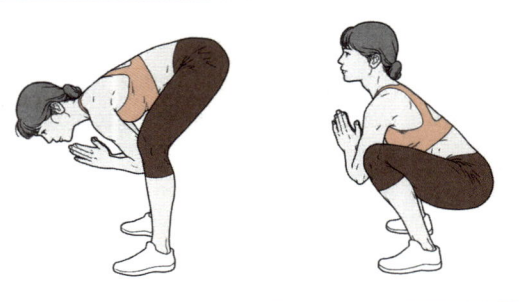

프로그 스쿼트

스쿼트
맨몸 혹은 기구를 지고 쪼그려 앉았다가 일어나는 동작

단련 부위 주된 자극 : 허벅지 앞면 ▌보조 자극 : 엉덩이, 허벅지 안쪽
부담 부위 무릎, 허리
사용 기구 맨몸, 일반 바벨, 세이프티 바벨, 덤벨, 스미스머신, 케틀벨, 트랩 바
비슷한 운동 V스쿼트, 펜듈럼 스쿼트(추천)

- 허리를 곧게 편 상태로 허벅지가 수평이 되는 지점까지 내려갔다가 올라온다. 유연성이 부족하면 덜 내려가도 된다.
- 중량을 드는 위치에 따라 백, 프론트, 고블릿, 저처 등 여러 버전이 있다. 몸 앞쪽으로 드는 스쿼트일수록 상체를 곧게 세우게 된다.
- 발 간격은 어깨너비가 원칙이나 바꿀 수 있다. 발끝은 30도쯤 벌리는 것이 대체로 편하다. 무릎과 발끝은 동작 내내 같은 방향을 향한다. 무릎이 모이거나 벌어지면 무릎을 상하기 쉽다.
- 무게중심은 동작 내내 복숭아뼈 부근을 유지한다.
- 같은 중량이면 덤벨이나 세이프티 바벨, 펜듈럼 스쿼트의 신체 부담이 적다.
- 기구는 복숭아뼈를 기준으로 한 수직선에 최대한 가깝게 오르내리게 한다.
- 상체를 세울수록 허벅지에, 상체를 숙일수록 엉덩이에 자극이 강해진다.
- 순간적으로 확 일어나며 점프하는 점프 스쿼트는 실전 운동에서 유용하다.

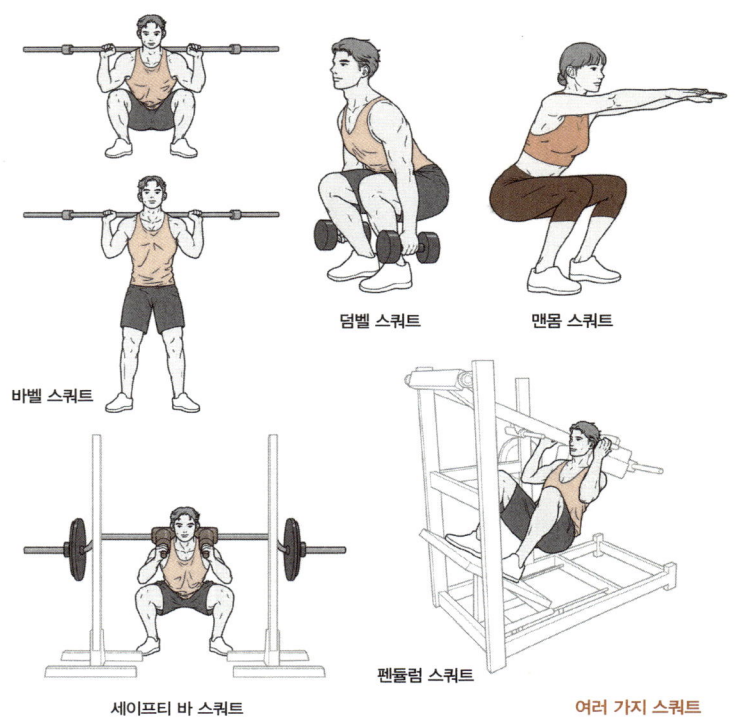

바벨 스쿼트   덤벨 스쿼트   맨몸 스쿼트

세이프티 바 스쿼트   펜듈럼 스쿼트

여러 가지 스쿼트

런지

양다리를 앞뒤로 디디고 일어나는 동작. 한쪽 다리를 움직이며 하기도 하고, 양발 위치를 고정한 상태로 하기도 한다.

단련 부위	주된 자극 : 허벅지 앞면, 엉덩이 ▎보조 자극 : 허벅지 양 측면
부담 부위	무릎
사용 기구	맨몸, 바벨, 덤벨, 스미스 머신, TRX
비슷한 운동	스텝업

- 달리기, 구기 운동 등 실전 스포츠의 경기력 발달에 유용한 근력운동이다.

- 동작은 앞으로 내민 다리의 힘으로 하고, 뒤로 간 다리는 중심을 잡는 역할만 한다.
- 앞으로 내민 다리의 복숭아뼈 위치에 힘이 실리도록 한다.
- 무릎이 안쪽으로 모이기 쉬운데, 반드시 발끝과 같은 방향을 향한다.
- 엉덩이는 최대한 수직으로 오르내린다.
- 맨몸보다는 바벨이나 덤벨을 들었을 때 중심 잡기가 더 쉽다. 중심 잡기 어렵거나 엉덩이가 흔들리면 스미스 머신을 쓰면 안정적이다.
- 뒷다리를 높이 올리고 하는 런지를 '불가리안 스플릿 스쿼트'라고 하며, 근벌크 발달에 좋지만 무릎 부담이 크므로 주의한다.
- 홈트레이닝에서는 TRX를 사용하면 중심을 잡기 쉽고, 관절도 부담을 덜 수 있다.
- 펄쩍 뛰면서 두 다리의 앞뒤를 순간적으로 바꾸는 점핑 런지는 난이도가 매우 높지만 실전 경기력에서는 유용하다.

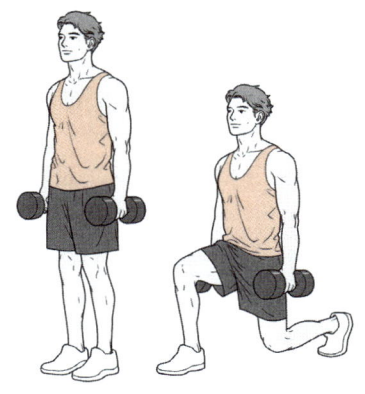

덤벨 런지

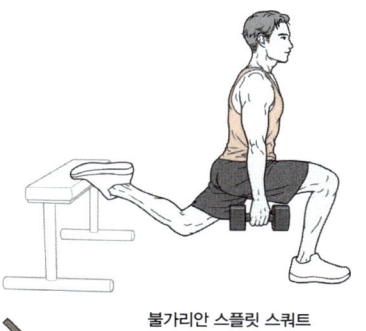

불가리안 스플릿 스쿼트

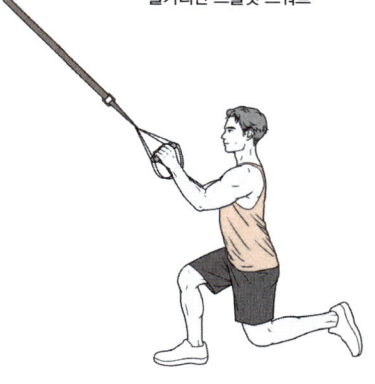

TRX 런지

여러 가지 런지

레그 프레스
머신에 앉아서 발판을 미는 머신 전용 운동

단련 부위	주된 자극 : 허벅지 앞면 ▎보조 자극 : 엉덩이, 햄스트링
부담 부위	무릎, 허리
사용 기구	수평 레그 프레스 머신, 파워 레그 프레스 머신
비슷한 운동	핵스쿼트

- 등판에 등 전체를 완전히 밀착시키지 않으면 허리를 다치기 쉽다.
- 무릎이 90도 굽어지는 지점까지는 내려가는 것이 원칙이다.
- 발판 아래쪽을 디딜수록 허벅지 앞쪽에 자극이 강해지는 대신 무릎에 부담이 되고, 발판 위쪽을 디딜수록 엉덩이에 자극이 강해지는 대신 고관절에 부담이 되며 허리가 뜨기 쉽다.

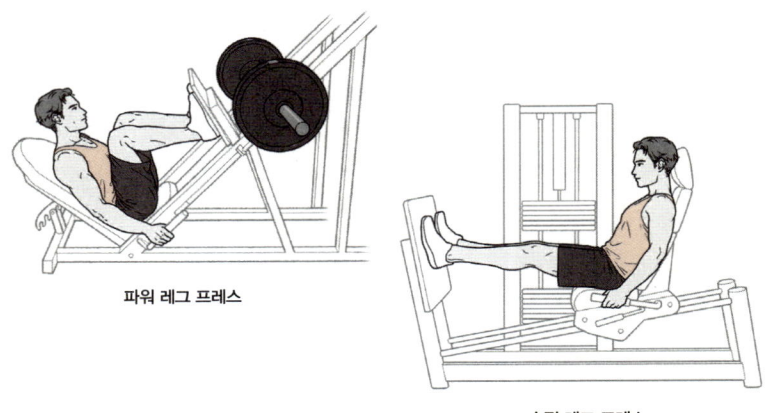

파워 레그 프레스

수평 레그 프레스

레그 프레스 머신 운동

힙 쓰러스트

벤치에 비스듬히 기대앉은 상태로 골반에 바벨을 얹고
엉덩이 힘으로 들어 올리는 운동

단련 부위　주된 자극 : 엉덩이 ▌보조 자극 : 햄스트링
부담 부위　고관절
사용 기구　바벨, 덤벨, 전용 머신, 케틀벨
비슷한 운동　힙 브릿지

- 허리가 뒤로 휘어지지 않고 내내 곧은 상태를 유지하는 것이 핵심이다. 동작 내내 고개를 들어 다리 쪽을 보면 도움이 된다.
- 엉덩이를 들었을 때 무릎이 90도가 되는 자세가 원칙이다.
- 힘은 발바닥 중심에서 약간 뒤쪽에 싣는다.
- 견갑골을 밑으로 내려 등을 단단히 하고, 팔은 아래로 내려 골반 위에 놓인 바벨이나 중량물을 꽉 잡고 실시한다. 손을 머리 뒤로 깍지 끼면 허리에 커브가 생겨 다치기 쉽다.
- 바닥에 누운 상태에서 엉덩이를 올리는 운동을 힙 브릿지라고 한다. 이 운동도 몸의 각도만 다를 뿐 기본 방식은 같다. 브릿지는 주로 초심자가 맨몸으로 하지만, 골반에 중량을 얹어서 하기도 한다.

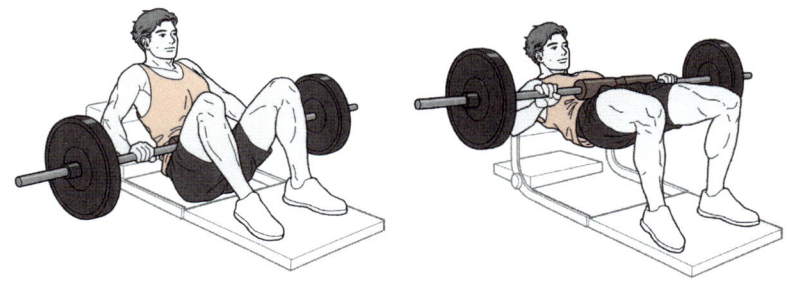

바벨 힙 쓰러스트

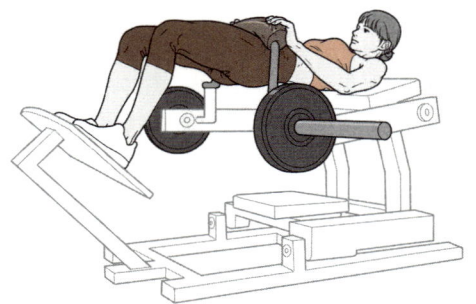

힙 쓰러스트 머신

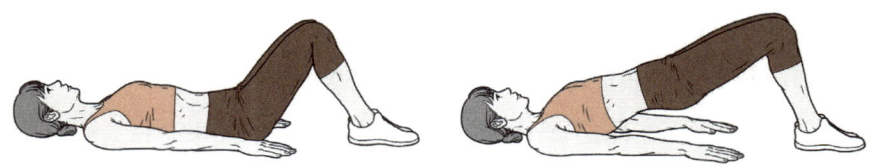

힙 브릿지

레그 익스텐션
의자에 앉아 굽힌 다리에 힘을 주어 곧게 펴는 머신 운동

단련 부위　주된 자극 : 허벅지 앞쪽(특히 대퇴직근)
부담 부위　무릎 앞쪽 힘줄
사용 기구　전용 머신, 밴드
비슷한 운동　씨씨 스쿼트

- 무릎을 90도 이상 굽혔다가 펴는 것이 정석이다.
- 종아리가 수평에 가까워지도록 펴되, 무리해서 끝까지 올릴 필요는 없다. 많이 굽힌 상태에서 막 펴기 시작하는 초반 단계가 더 중요하다.

- 발끝이 모이거나 크게 벌어지면 안 되고, 11자 혹은 아주 조금만 벌어진 상태를 유지한다.
- 힘이 들어도 몸을 앞으로 웅크리지 않는다.
- 양옆 손잡이를 꽉 잡고 곧은 허리를 유지한다.
- 홈 트레이닝에서는 의자에 밴드를 묶어서 하기도 한다. 운동 강도가 약해서 건강한 중장년보다는 재활이나 고령자 대상 운동으로 쓴다.
- 홈 트레이닝에서는 씨씨 스쿼트가 대체 운동이 되지만 무릎 부담은 다소 크다. 한 손으로 벽이나 안정된 가구 등을 잡고 한다.

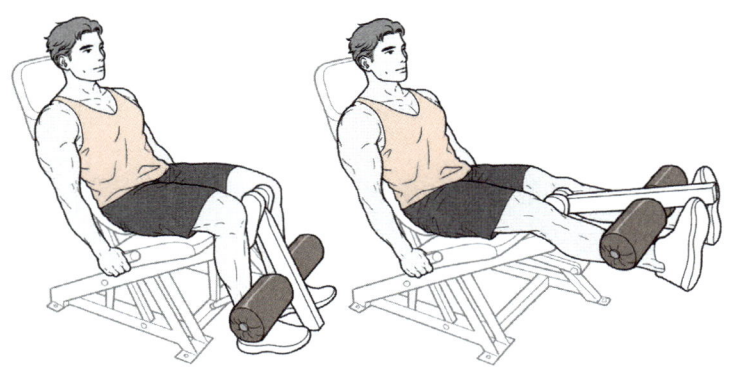

레그 익스텐션

레그컬
의자에 앉거나 엎드린 상태에서 힘을 주어 무릎을 굽히는 머신 운동

단련 부위　주된 자극 : 허벅지 뒤쪽
부담 부위　무릎 뒤쪽 힘줄
사용 기구　전용 머신, 밴드
비슷한 운동　노르딕 컬

- 무릎을 끝까지 쭉 펴지 말고 살짝 덜 편 채로 시작해야 관절이 편안하다. 무릎을 많이 편 상태에서 하는 동작이 근성장에서 핵심이니 절반만 굽히고 깔짝대면 안 된다.
- 앉아서 하는 시티드 방식과 엎드려서 하는 라잉 방식이 있다. 근성장 차원에서는 시티드 방식이 유리하다.
- 라잉 방식은 힘을 줄 때 골반이 바닥 패드에서 뜨지 않아야 허리가 안전하다.
- 시티드 방식은 등판에서 허리가 떨어지지 않도록 각별히 주의한다. 허벅지를 누르는 부분을 손으로 밀면서 하면 허리가 좀 더 안정된다.

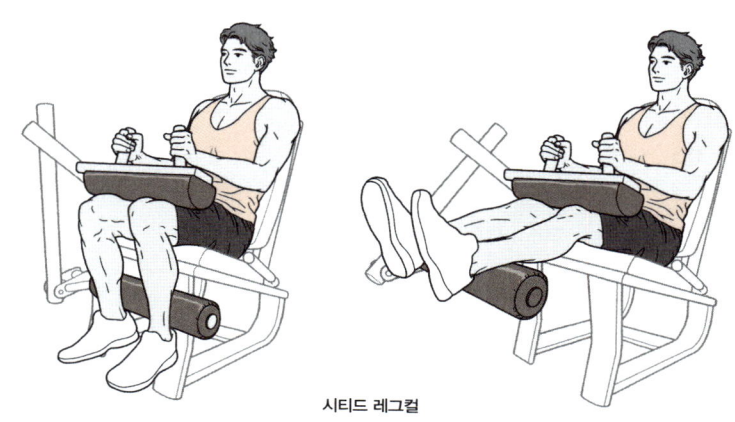

시티드 레그컬

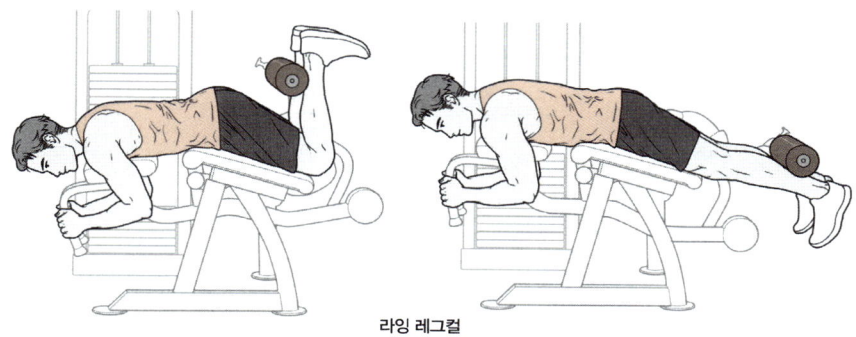

라잉 레그컬

레그컬

카프레이즈
발목을 앞으로 굽혔다가 펴며 까치발로 서는 운동

단련 부위	주된 자극 : 엉덩이종아리 뒤쪽(비복근, 가자미근) ▎보조 자극 : 종아리 앞쪽
부담 부위	발목
사용 기구	맨몸, 스미스 머신, 전용 머신, 레그 프레스 머신

- 무릎을 곧게 펴고 하는 스탠딩 방식과 무릎을 굽히고 하는 시티드 방식이 있다. 전자는 비복근, 후자는 가자미근을 주로 자극한다.
- 발목을 가능한 한 많이 굽혀서 종아리 근육을 최대로 이완시켜 시작하면 근성장에 유리하다.
- 맨몸으로 해도 되고, 스미스 머신이나 레그 프레스 머신을 이용하면 강도를 더 안정적으로 조절할 수 있다.
- 발끝 밑에 책이나 두꺼운 무언가를 놓고 발 앞부분만 디디고 실시하면 종아리 근육을 더 이완시켜 운동 강도를 높일 수 있다.

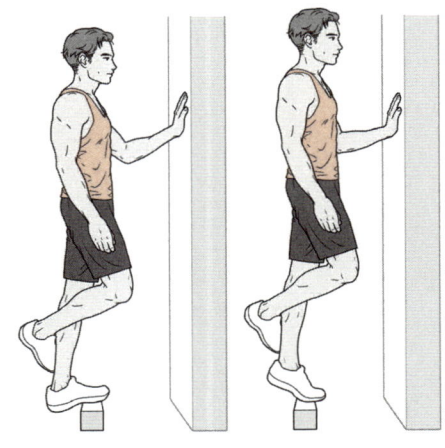
스탠딩 카프레이즈

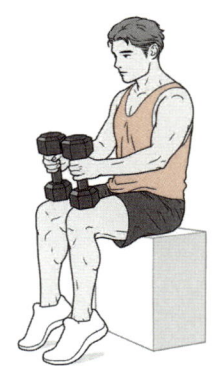
시티드 카프레이즈

카프레이즈

스텝업
높은 발판을 놓고 한 다리로 올라가는 체중 부하 운동

단련 부위	주된 자극 : 허벅지 전체, 엉덩이 ▎보조 자극 : 코어
부담 부위	무릎
사용 기구	발판
비슷한 운동	런지

- 런지와 비슷하나 수직 방향의 움직임이 더 크다. 순간적으로 빠르게 탁 치고 올라가는 '파워트레이닝' 버전으로 하기 좋다.
- 몸을 곧게 세우고, 한쪽 다리로 발판을 딛으며 힘껏 올라간다. 발판 높이에 따라 난이도가 달라지는데, 대개 디뎠을 때 무릎이 90도 굽어지는 높이를 사용한다.
- 한쪽 다리로 10회 정도 반복한 후 다른 쪽 다리로 넘어가도 되고, 양다리를 번갈아 가며 10회 정도씩 해도 된다.
- 무겁고 복잡한 기구가 필요 없고, 동작이 쉬우면서도 하반신 전체를 강하게 단련할 수 있다. 달리기나 자전거 타기 능력을 기르는 데 유용하고 실용적인 운동이다.

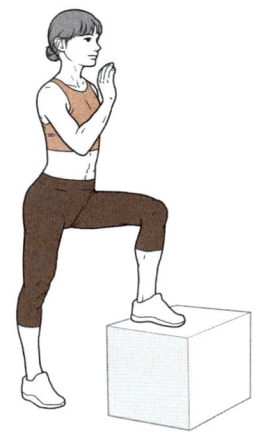

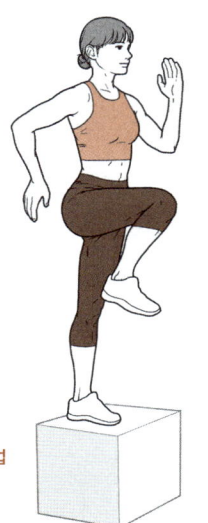

박스 스텝업

코어와 복근운동

나이가 들면서 유독 중요성이 커지는 두 부위가 하체와 코어입니다. 코어는 몸의 중심을 말하는데, 복근과 혼동하기 쉽지만 몸통 중심을 지지하는 근육 전체를 말합니다. 코어에는 복근은 물론 척추를 둘러싼 등 부위 근육, 골반을 지지하는 여러 속 근육까지 다양한 부위가 포함되죠.

코어 전체를 크게 보면 내장이 있는 복강을 에워싼 커다란 주머니입니다. 이 근육들이 탄탄하게 밖에서 눌러주면서 복강 내부에 압력이 생기고, 몸통 형태를 유지하는 힘이 되죠. 갈비뼈가 끝나는 지점부터 골반까지는 척추를 빼면 단단한 조직이 없기 때문에 이런 식으

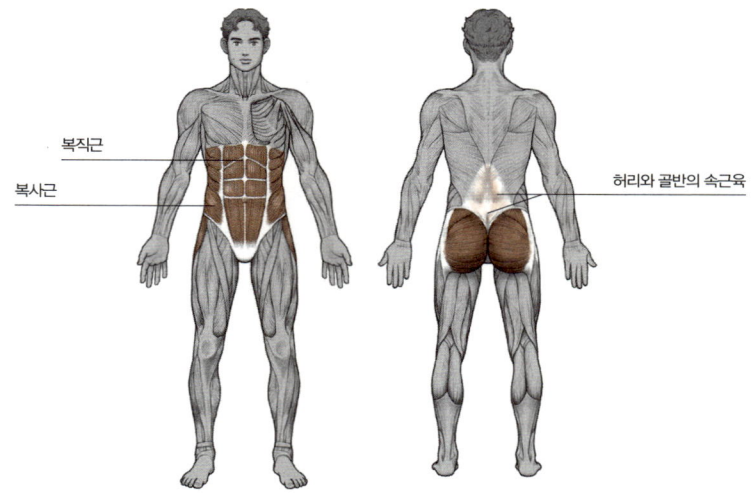

코어의 근육군

로 지지력을 얻습니다. 국도변에서 흔히 볼 수 있는 광고 풍선과 비슷해서, 압력이 세면 짱짱하게 서 있지만 바람이 빠지고 압력이 줄면 힘없이 주저앉습니다.

다른 부위는 특정 관절마다 움직이는 근육이 정해져 있지만, 코어는 모든 근육이 한 덩어리처럼 유기적으로 움직이기 때문에 특정 근육과 기능을 연관 짓기는 매우 어렵습니다. 식스팩이 있는 복직근이나 복사근 정도가 '몸을 앞으로 구부리는 기능'에 특화했다고 할 수 있죠.

코어의 기능은 기본적으로 몸을 지지하는 역할이기 때문에 다른 부위와는 운동의 개념도 다릅니다. 여기서는 버티는 운동이 중요한 비중을 차지하는데, 특히 허리 질환이 있다면 재활과 기능 회복 면에서 중요한 운동이 됩니다. 코어 운동은 맨몸운동이 대부분이라 집에서도 누구나 할 수 있습니다.

중년 이후에 유용한 코어 운동

버티는 운동	플랭크 : 코어 전반의 기초운동 슈퍼맨, 프론 코브라 : 척추 주변 단련 할로우바디 홀드 : 코어 전반의 중·상급 운동
동작을 통한 기능성 운동	데드버그, 버드독, 트위스트
복근 운동	크런치, 니레이즈

플랭크
팔꿈치에 기대어 몸을 곧게 펴고 엎드려 버티는 맨몸운동

단련 부위 주된 자극 : 코어 전반
부담 부위 허리
비슷한 운동 버드독

- 코어를 안정화하는 가장 기본적인 운동이다.
- 엉덩이를 쳐들거나 밑으로 늘어뜨리지 않고 곧게 유지한다.
- 한쪽 다리나 팔을 들면 난이도를 높일 수 있다.
- 30초 이상 유지할 수 있으면 추가로 시간만 늘리지 말고 어려운 버전으로 한다.
- 허리에 통증이 있으면 중단한다.
- 옆으로 누워서 하는 사이드 플랭크는 코어의 측면 지지력을 단련하는 효과가 있지만, 무릎 관절에 부담이 되는 단점이 있다. 이때는 그림처럼 무릎을 굽혀서 하면 부담이 적다.
- 중증 허리디스크나 협착증으로 플랭크가 힘들면 벽에 기대어 하는 '월 플랭크'로 시작할 수 있다.

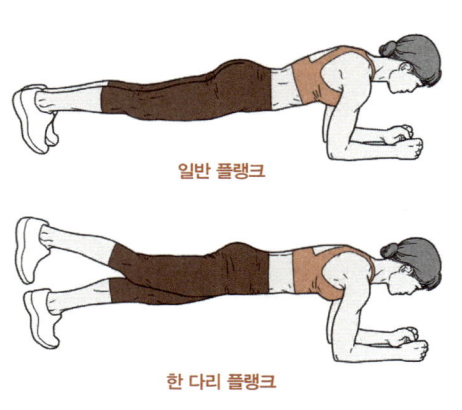
일반 플랭크

한 다리 플랭크

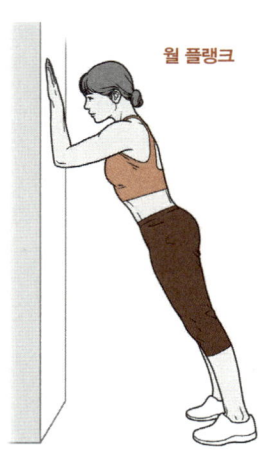
월 플랭크

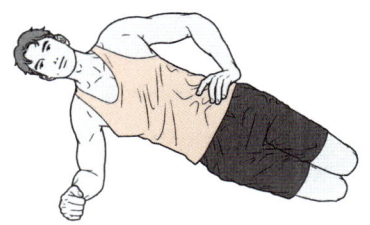

무릎 굽힌 사이드 플랭크

슈퍼맨, 프론 코브라

바닥을 보고 엎드려 상체 상부와 팔, 하체를 띄우고 버티는 맨몸운동

단련 부위 주된 자극 : 등 하부의 척추기립근
부담 부위 허리
비슷한 운동 백 익스텐션

- 팔을 앞으로 내밀고 허리 뒤편에 자극을 집중하는 운동을 '슈퍼맨'이라고 한다.
- 팔을 옆으로 45도 벌리고 등 상부의 지지력까지 함께 단련하는 운동을 '프론 코브라'라고 한다.

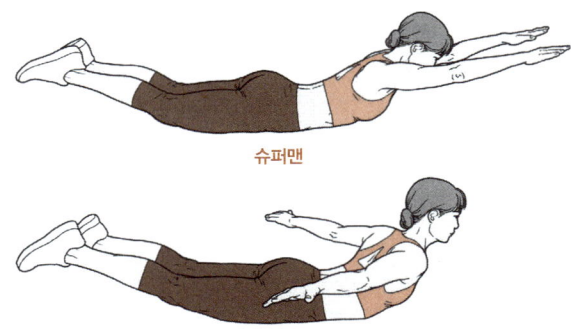

슈퍼맨

프론 코브라

데드버그, 할로우바디 홀드
허리 뒤를 바닥에 붙이고 하늘을 향해 누워 팔과 하체를 띄우는 맨몸운동

단련 부위   주된 자극 : 복근 위주의 코어 전반
부담 부위   허리

- 배에 힘을 꽉 주어 수축시켜 등 전체를 바닥에 붙인다(할로우 자세). 특히 허리 뒤가 뜨지 않고 바닥에 붙어야 다치지 않는다. 팔은 올리고, 다리도 무릎을 굽혀 위로 올려준다.
- 대각선 방향의 팔과 다리를 번갈아 머리 위와 아래로 뻗으며 숨을 내쉰다. 동작이 어려우면 팔이나 다리 중 하나만 움직인다. 좌우 각각 10회 이상 실시한다.
- 데드버그가 너무 쉽다면 같은 자세에서 팔다리 모두를 뻗어 10~30초간 버티는 '할로우바디 홀드'를 시도할 수 있다.

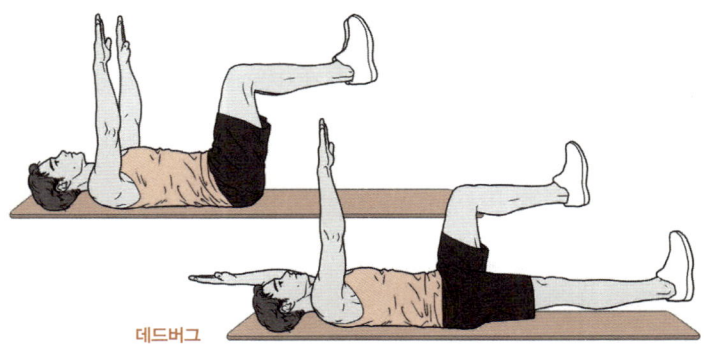
데드버그

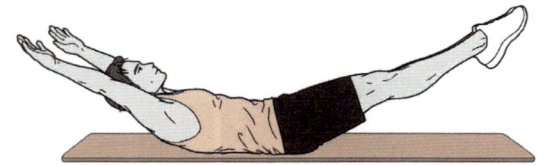
할로우바디 홀드

버드독

네 발로 바닥에 엎드린 상태에서 대각선 방향의 팔과 다리를 번갈아 뻗는 운동

단련 부위 주된 자극 : 허리 위주의 코어 전반
부담 부위 허리
비슷한 운동 플랭크

- 배가 아래로 축 늘어지지 않도록 배에 힘을 주고 허리를 편다.
- 대각 방향의 팔과 다리를 번갈아 머리 위와 아래로 뻗으며 숨을 내쉰다. 잠시 정지한 후 원래 자세로 돌아온다. 상·하체를 동시에 하기 어려우면 팔다리 중 하나만 움직인다. 좌우 각각 10회 실시한다.

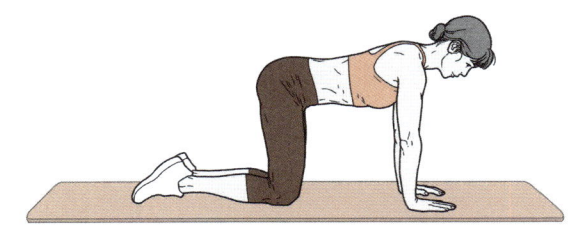

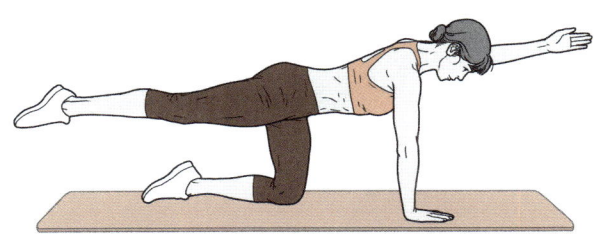

버드독

크런치
바닥에 누워 복근에 힘을 주어 상체 위쪽을 말아 올리는 운동

단련 부위　　주된 자극 : 배의 복근
부담 부위　　허리
비슷한 운동　싯업(윗몸일으키기)

- 바닥에 누워 무릎을 올리고 배에 힘을 주어 긴장시켜서 허리 뒤를 바닥에 붙인다(할로우 자세). 허리 뒤가 바닥에서 떨어지면 허리 부담이 커진다.
- 숨을 내쉬며 상체를 말아 올려 견갑골 전체가 바닥에서 떨어지면 멈추고 잠시 정지했다가 천천히 내려간다. 더 올라가면 허리로 상체를 지지하게 되어 허리 부담이 커진다.
- 손은 가슴 앞에 X자로 모아야 허리 부담이 적고 자세도 쉽다. 흔히 하듯 뒤통수에 깍지를 끼면 허리 뒤가 떠서 허리 부담이 커지기 쉽다.

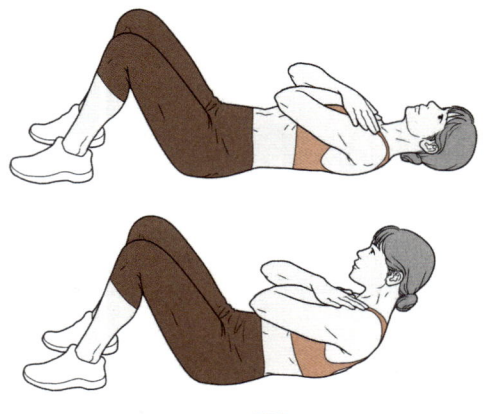

크런치

니레이즈

서거나 의자에 앉아서 철봉이나 평행봉에 몸을 실은 상태로
무릎을 올리는 복근운동

단련 부위   주된 자극 : 복근 ▌보조 자극 : 다리의 대퇴직근
부담 부위   허리
사용 기구   맨몸, 딥 바, 평행봉, 철봉, 의자
비슷한 운동 버티컬 레그레이즈

- 의자나 평행봉을 쓸 수도 있고, 서서 하는 스탠딩 버전도 있다. 스탠딩 니레이즈는 달리기나 구기 운동 등 실전 운동에 유용한 보조 운동이 된다. 양쪽 다리를 번갈아 실시하며, 중심을 잡기 어렵다면 벽을 잡고 한다.
- 철봉에 매달려서 하는 '행잉 니레이즈'는 어깨 부담이 커서 몸이 가볍고 어깨가 튼튼한 상급자만 한다.
- 시티드 니레이즈는 무릎을 가슴 쪽으로 최대한 올리고 잠시 멈춘 뒤 다시 무릎을 내린다.

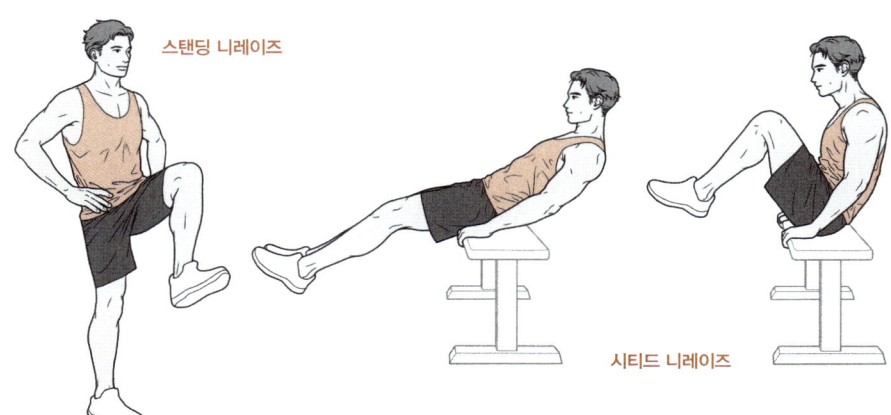

스탠딩 니레이즈

시티드 니레이즈

몸통 트위스트(상체 돌리기)
하체를 고정하고 허리 위 몸통 부분을 좌우로 회전하는 운동으로 다양한 버전이 있다.

단련 부위   주된 자극 : 옆구리의 복사근, 코어 전반
부담 부위   허리
사용 기구   맨몸, 봉, 케이블 머신, 볼

- 하체를 고정하는 것이 중요하다. 골반 위 상체만 회전해야 한다. 의자에 앉아서 해도 좋다. 바벨 트위스트와 케이블 트위스트가 가장 무난하다.
- 바닥에 비스듬히 앉아 상체를 비트는 러시안 트위스트, 상체를 숙이고 비트는 벤트오버 트위스트는 부상의 위험이 커서 허리가 강한 사람이 아니면 추천하지 않는다.
- 원칙적으로는 부상 예방을 위해 천천히 한다. 다만, 경기력을 향상하려면 빠르게 가속하면서 돌리는 파워 트위스트로 한다. 이때는 절반 이하의 가벼운 중량을 쓴다.
- 상체를 고정하고 하체를 돌리는 하체 트위스트 기구는 공원 등에서 흔히 볼 수 있지만, 효과 면에서는 상체 돌리기가 우선이다.

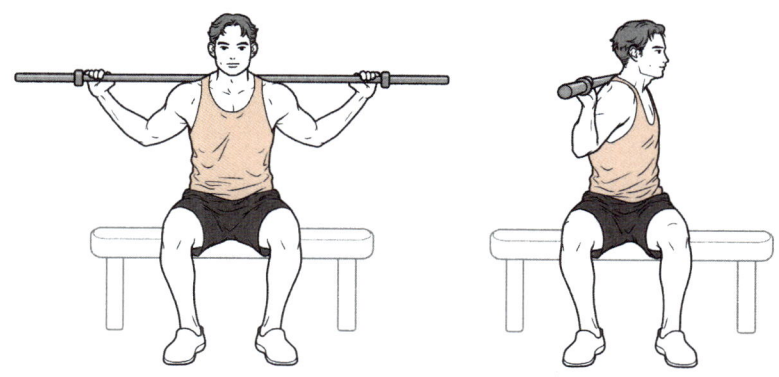

바벨 트위스트

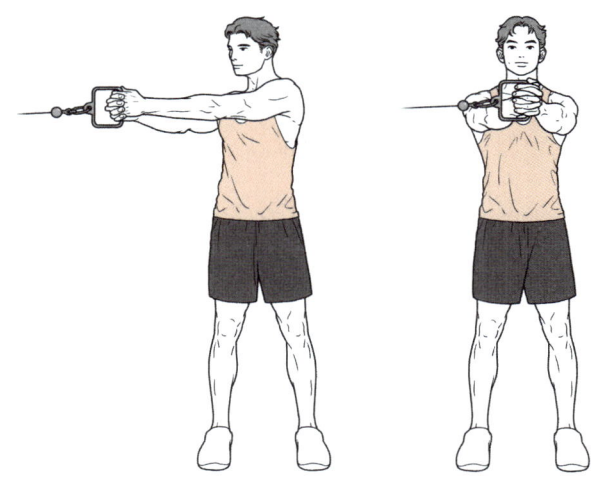

케이블 트위스트

등운동

등은 하체에 이어 두 번째로 근육이 많은 부분입니다. 등에서 중요한 골격 구조는 둘뿐입니다. 척추와 견갑골인데, 이 둘과 그곳에 연결된 관절을 먼저 알아보겠습니다.

척추는 목의 경추(C1~C7)-등 상부의 흉추(T1~T12)-등 하부의 요추(L1~L5)-엉덩이의 천추와 골반으로 이어지는 긴 심지입니다. 경추-흉추-요추까지는 내려갈수록 점점 굵고 튼튼해집니다. 하지만 내려갈수록 부담도 많이 받기 때문에 가장 부상이 잦은 것도 요추의 아랫부분이죠. 허리 디스크와 협착증도 이 부위의 단골손님입니다. 목의 경추도 유연하게 움직이면서 동시에 머리의 무게를 온전히 받

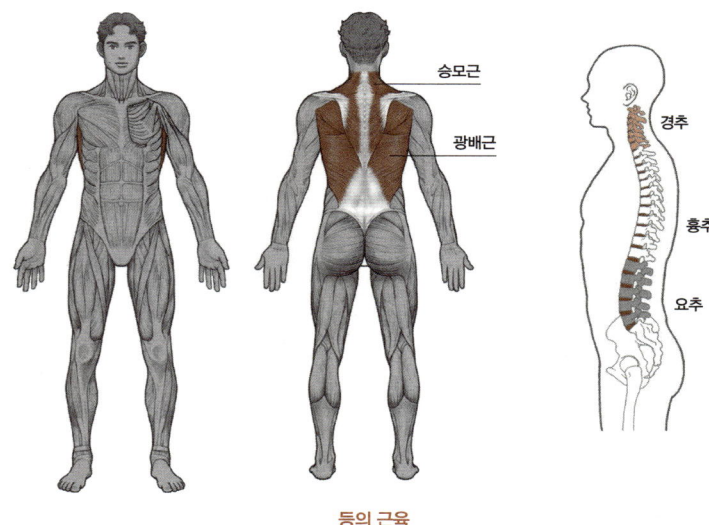

등의 근육

치려다 보니 부상이 잦은 부위입니다. 그에 비해 흉추는 부상이 드문 편이죠.

견갑골은 등판에 붙은, 팔뼈가 시작되는 삼각 접시 모양의 뼈입니다. 이 뼈를 관절이라고 하면 좀 이상하게 들릴 수도 있는데, 등판 위에 붙어서 위아래, 앞뒤로 미끄러지듯 움직이며 팔의 시작 위치를 옮겨주니 그 자체로 하나의 관절이 됩니다. 상상만 해도 굉장히 불안정할 수 있는 관절이죠. 그래서 등의 큰 근육들이 사방에서 견갑골을 붙들고 있습니다.

등 부위의 근육은 크게 세 가지 기능을 합니다. 하나는 척추를 중심으로 몸통을 지지하며, 척추라는 심지 주변을 근육들이 에워싸고 형태를 유지하죠. 척추를 받치는 근육 대부분이 등에 있습니다. 기능적으로는 굉장히 중요하지만 대개는 겉으로 드러나지 않는 속근육이라 생소할 수 있습니다. 척추기립근, 요방형근 등이 여기에 속합니다.

두 번째 기능은 견갑골을 잡아주는 역할입니다. 견갑골을 지지하는 승모근, 능형근 같은 큰 근육들이 등 상부의 주인공들입니다. 흔히 '등빨'이라고 하는 등 상부의 떡 벌어진 형태를 이 근육들이 좌우합니다. 특히 승모근은 상체에서 가장 큰 근육이기도 하죠.

세 번째 기능은 팔을 뒤나 아래로 당기는 역할입니다. 턱걸이나 노젓기 등을 생각하면 됩니다. 여기에 쓰이는 근육은 광배근과 대원근 등으로, 등 아랫부분과 겨드랑이 뒤편에서 상체의 옆 라인을 결정합니다. 역삼각형의 우람한 상체는 어깨너비를 만드는 등 상부와 옆 라인을 결정하는 등 하부가 합쳐진 결과물입니다.

등운동은 다음의 셋 중 최소 한 가지 이상에 속합니다. 대부분은 몸쪽으로 당기는 운동인데, 그래서 등운동을 '당기는 운동(Pull)'으로 표현하기도 합니다. 등운동을 계획할 때는 이 셋을 섞습니다.

- 위에서 당기기 : 턱걸이나 랫 풀다운
- 앞에서 당기기 : 로우
- 척추 주변의 몸통 전반을 단련하는 운동

기구를 잡는 그립은 자극의 성격에도 영향을 줍니다. 양손 사이의 폭이 넓을수록 승모근 같은 등 상부를 자극하기 쉽습니다. 좁게 잡으면 등의 중앙과 하부에 있는 광배근을 집중적으로 자극하기에 유리하죠. 손에 힘을 주어 꽉 잡으면 등보다 팔을 더 많이 쓰고 손에 굳은살이 생기기도 쉬우니, 손잡이는 놓치지 않는 선에서 되도록 헐겁게 잡습니다.

이제 등을 단련하는 구체적인 운동을 알아보겠습니다.

등운동의 종류와 우선순위

필수 운동	턱걸이, 랫 풀다운 : 허리 주변을 제외한 등 전반 바벨, 덤벨, 머신 로우 : 허리를 포함한 등 전반 데드리프트, 루마니안 데드리프트 : 등과 허리, 하체를 포함한 몸 후면 전체
중요 운동	백 익스텐션 : 허리와 엉덩이 주변 스트레이트암 풀다운 : 광배근
보조 운동	페이스풀 : 견갑골 주변 슈러그 : 승모근

데드리프트
바닥에 고정된 물체를 들어 올리는 운동

단련 부위   주된 자극 : 등과 허리 주변, 하체 ▮ 보조 자극 : 가슴을 제외한 전신
부담 부위   허리
사용 기구   바벨, 덤벨, 케틀벨, 트랩 바 등
비슷한 운동   클린(역도의 용상 시작 자세)

- 허리 부담이 매우 큰 운동이므로 곧은 허리를 유지하는 것이 핵심이다. 일상에서 무거운 물체를 드는 자세를 연습하는 운동이기도 하다.
- 발의 복숭아뼈 부근에 무게중심이 유지되도록 자세를 조절한다. 기구는 내 몸에 최대한 가까이 붙여야 한다.
- 기구를 든 손이 무릎 높이에 올 때까지는 상체를 세우지 않고 하체 힘을 주로 쓴다. 손이 무릎을 지나면 비로소 상체를 세운다.
- 근육량 유지와 건강이 목적이라면 무거운 중량의 바벨 데드리프트가 필수는 아니다.
- 트랩 바 데드리프트는 바벨 데드리프트에 비해 하체를 많이 쓰고 허리 부담이 적다. 이름과 달리 역학적으로는 스쿼트에 가까워서 트랩 바 스쿼트라고 부르기도 한다. 실전 스포츠로 활용도가 높다.
- 건강과 안전이 우선이라면 고중량의 바벨 데드리프트보다는 가벼운 무게로 할 수 있는 한 다리 데드리프트, 허리 부담이 적은 케틀벨 스모 데드리프트가 유용하다.

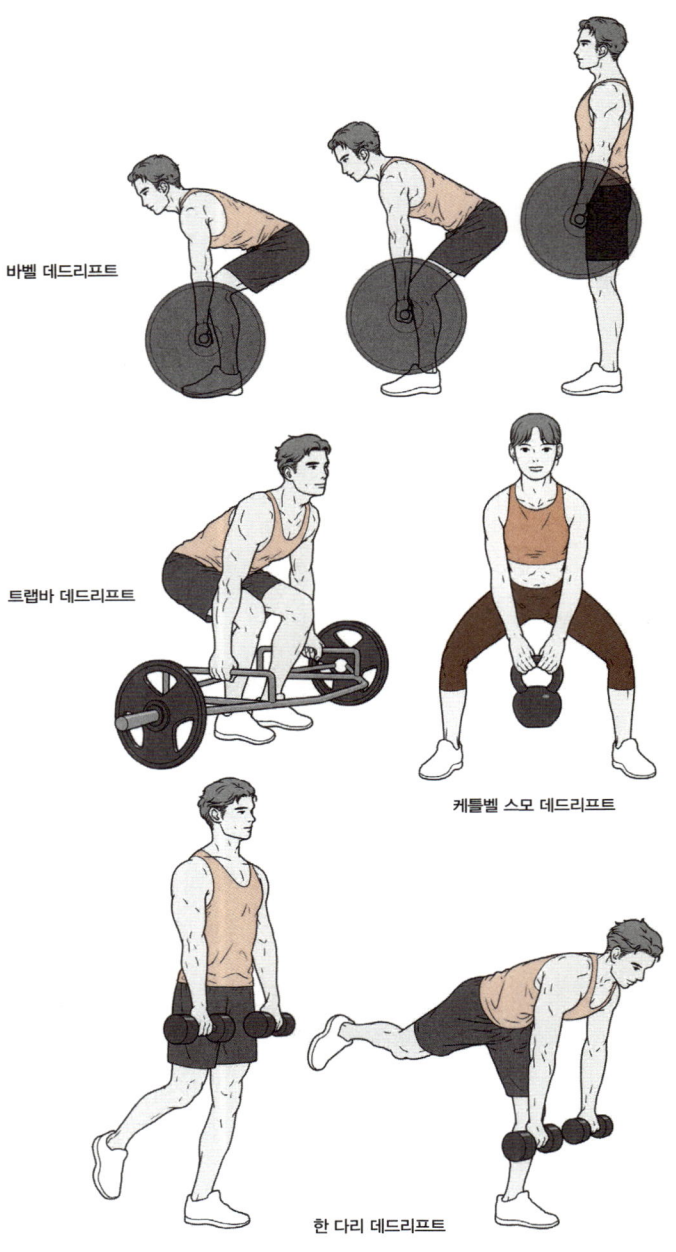

여러 가지 데드리프트

루마니안 데드리프트
손에 쥐고 선 기구를 정강이까지 내렸다가 다시 올리는 운동

단련 부위　주된 자극 : 허리와 엉덩이, 햄스트링, 등 하부 ▌보조 자극 : 등 상부
부담 부위　허리, 고관절
사용 기구　바벨, 덤벨, 케틀벨 등
비슷한 운동　굿모닝 엑서사이즈

- 허리에 큰 부담이 실리므로 곧은 허리를 유지한다. 유연성이 허락하는 만큼만 숙이고, 무리해서 깊이 숙이지 않는다.
- 중량물은 내 몸에 최대한 가까이 붙어야 한다.
- 엉덩이와 고관절을 뒤로 빼면서 동작하고, 무릎 관절의 움직임은 최소화한다.
- 데드리프트보다는 가벼운 무게로, 많은 횟수를 집중해서 느리게 한다.

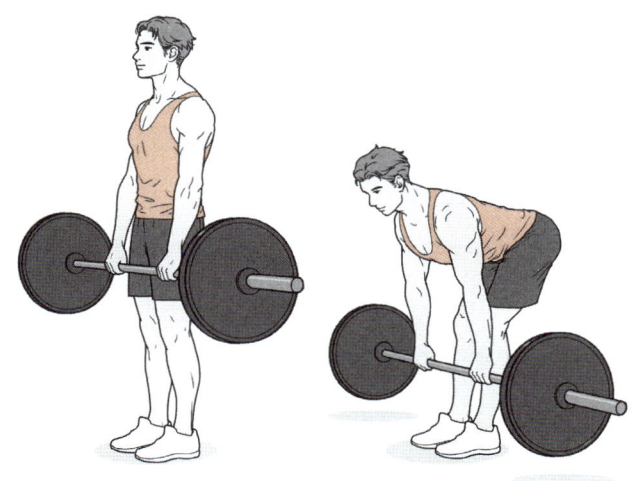

루마니안 데드리프트

턱걸이(풀업, 친업)

철봉에 매달려 머리가 봉 위로 갈 때까지 몸을 위로 끌어올리는 체중부하 운동

단련 부위　주된 자극 : 등과 팔의 이두근 ▎보조 자극 : 가슴 위쪽, 코어
부담 부위　어깨, 팔꿈치
사용 기구　철봉, 보조 머신
비슷한 운동　랫 풀 다운

- 그립 간격이 넓을수록 등 전반에, 그립 간격이 좁을수록 광배근과 팔에 자극이 집중된다.
- 그립 간격과 무관하게 전완은 수직이어야 한다.
- 정자세로는 아예 할 수 없다면 보조 머신을 이용하거나, 철봉에 탄력밴드를 묶어 도움을 받거나, 발판에 발끝을 걸치고 할 수 있다.
- '배치기' 등 반동을 쓰면 어깨를 다치기 쉽다.
- 동작 내내 어깨의 긴장을 유지한다. 하단에서 어깨 긴장을 풀어 '데드 행' 상태가 되면 어깨 부상을 당하기 쉽다.
- 견갑골은 팔의 움직임에 따라 자연스럽게 위아래로 움직이고 회전해야 한다.
- 좌우가 비뚤어지거나 어깨를 움츠리다가는 목 뒤편이나 견갑골 주변 근육이 뭉치기 쉽다.
- 중량벨트를 이용해 몸에 무게를 매달면 난이도를 높일 수 있지만, 어깨 부상 위험이 크므로 중년 이후로는 권하지 않는다.
- 비만하면 하지 않는다.

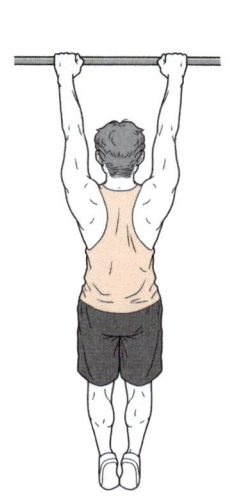
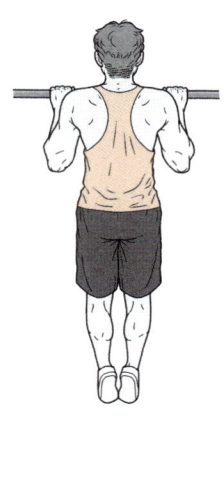

정자세 턱걸이

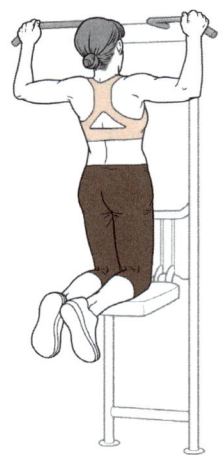
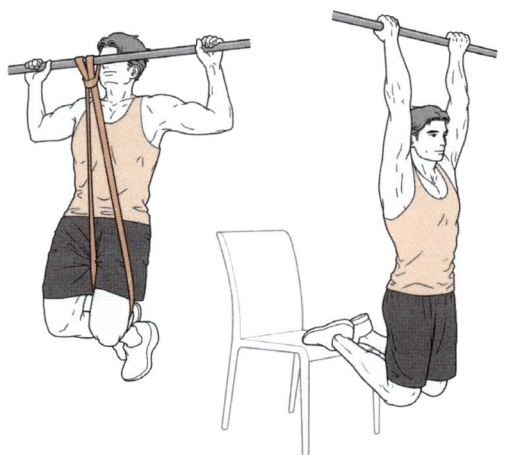

보조 머신을 이용한 턱걸이   밴드를 이용한 턱걸이   발판을 이용한 턱걸이(친업)

여러 가지 턱걸이

랫 풀다운

의자에 앉아 높은 곳의 손잡이를 힘껏 당겨 내리는 머신 전용 운동.
역학적으로는 턱걸이와 거의 같다.

단련 부위   주된 자극 : 등과 팔의 이두근
부담 부위   어깨
사용 기구   케이블 머신, 전용 머신
비슷한 운동 풀업

- 랫 풀다운 머신은 대부분 줄에 달린 손잡이를 당겨 내리는 케이블 형태지만, 지렛대 형태로 당겨 내리는 로터리 방식 머신도 있다.
- 당길 때는 손잡이를 가슴 부근까지 내린다.
- 체중을 실어 몸을 뒤로 기울이거나, 엉덩이를 의자에서 떼고 반동을 이용해 당겨 내려선 안 된다.
- 그립 간격이 넓을수록 등 전반에, 그립 간격이 좁을수록 광배근과 팔에 자극이 집중된다.
- 긴 막대 모양의 손잡이는 오버그립으로 어깨보다 넓게 잡으며, 범용으로 널리 쓰인다. 언더그립으로 좁게 잡거나, 손바닥이 마주 보는 뉴트럴그립은 광배근에 집중하기 유리하다. 어깨나 팔꿈치에 문제가 있다면 언더그립이나 뉴트럴그립이 편할 수 있다.

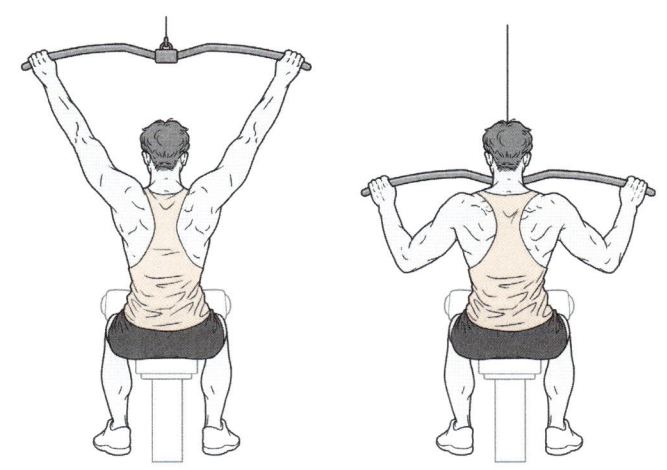

넓은 그립 랫 풀다운

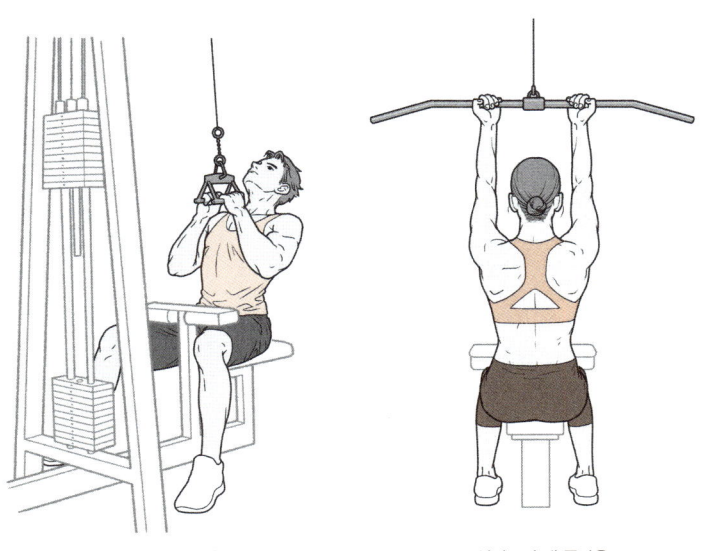

뉴트럴그립 랫 풀다운   언더그립 랫 풀다운

여러 가지 그립의 랫 풀다운

로우
무거운 물체나 기구 등을 정면에서 내 쪽으로 당기는 운동

단련 부위 주된 자극 : 허리를 포함한 등 전체 ┃ 보조 자극 : 팔의 이두근
부담 부위 어깨, 허리
사용 기구 바벨, 덤벨, 머신, 케이블 머신, 밴드, 맨몸 등

- 몸을 숙이고 밑에서 당겨 올리는 방식도 있고, 몸을 세우고 앞에서 당기는 방식도 있다. 상체가 흔들리지 않도록 가슴받이나 팔로 지지하면 허리 부담이 적어진다.
- 높은 곳에서 당겨 내리는 하이 로우와 밑에서 당기는 로우 로우를 구분하기도 한다. 정면에서 케이블을 당기는 운동은 '롱풀'이라고도 한다.
- 초보 때는 견갑골을 고정하고 당기는 동작에만 집중한다. 익숙해지면 풀어줄 때 견갑골을 앞으로 내밀어 등을 최대한 이완한 뒤 견갑골부터 당기고 팔을 당긴다.
- 기구가 없다면 누운 자세로 고정된 난간이나 가구를 붙들고 몸을 끌어올리는 '인버티드 로우' 형태로 하기도 한다. 인버티드 로우는 코어 단련에도 유용하다.
- 바벨을 쓰는 로우는 허리 부담이 크다. 허리가 불안하다면 원암 덤벨 로우를 활용한다.

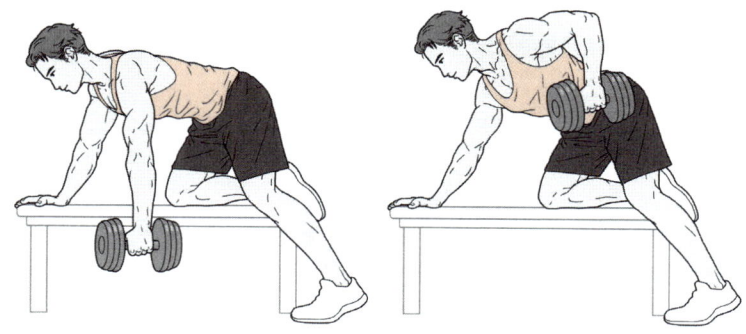

원암 덤벨 로우

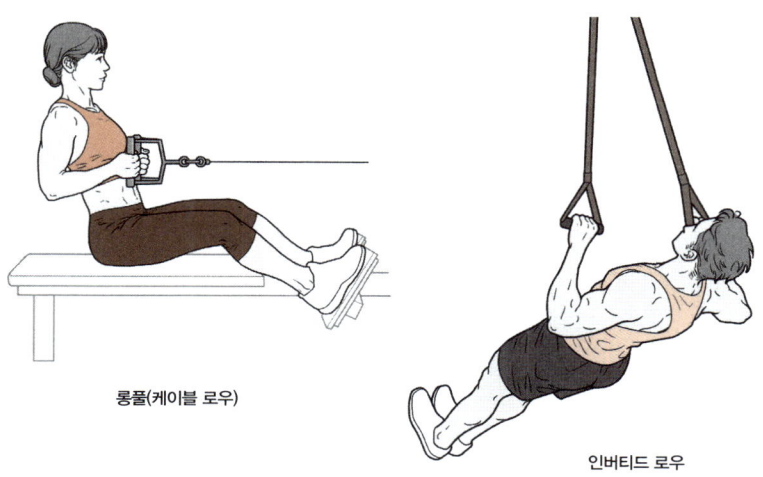

롱풀(케이블 로우)

인버티드 로우

여러 가지 로우

백 익스텐션
전용 벤치에 발을 고정하고 허리를 앞으로 굽혔다가 펴서 올리는 체중부하 운동

단련 부위	주된 자극 : 등 하부, 척추 주변 ▎ 보조 자극 : 엉덩이, 햄스트링
부담 부위	허리
사용 기구	백 익스텐션 벤치(로만 체어), GHD
비슷한 운동	슈퍼맨, 프론 코브라, GHR(글루트햄 레이즈)

- 허리를 곧게 유지한 상태에서 천천히 내려갔다 올라간다. 동작을 전반적으로 느리게 한다.
- 윗부분에서 허리를 강제로 뒤로 젖혀 무리해서 올라가지 않는다.
- 팔을 슈퍼맨처럼 앞으로 내밀면 힘들어지고, 차려 자세로 몸에 붙이면 쉬워진다.
- 허리에 부담이 클 수 있는 운동이므로 초보자이거나 통증이 있다면 플랭크나 버드독을 먼저 한다.

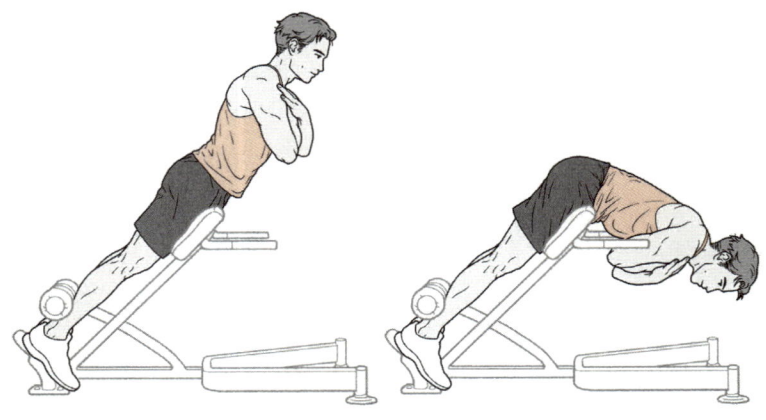

백 익스텐션

스트레이트 암 풀다운

팔을 펴고 풀다운 머신의 손잡이를 잡아 내리는 머신 운동

단련 부위　주된 자극 : 등의 광배근 ▌보조 자극 : 팔의 삼두근
사용 기구　케이블 머신
비슷한 운동　풀오버

- 귀 옆까지 팔을 뻗어 올렸다가 몸통에 가까워질 때까지 쭉 내린다. 팔은 편 상태를 유지한다.
- 몸통은 최대한 고정한다. 몸통을 숙이며 체중 반동으로 내려선 안 된다.
- 견갑골은 억지로 고정하지 않고 자연스럽게 움직인다.
- 가벼운 무게로 10~15회 이상 실시한다.
- 수영, 노르딕 스키에도 유용한 보조운동이다.

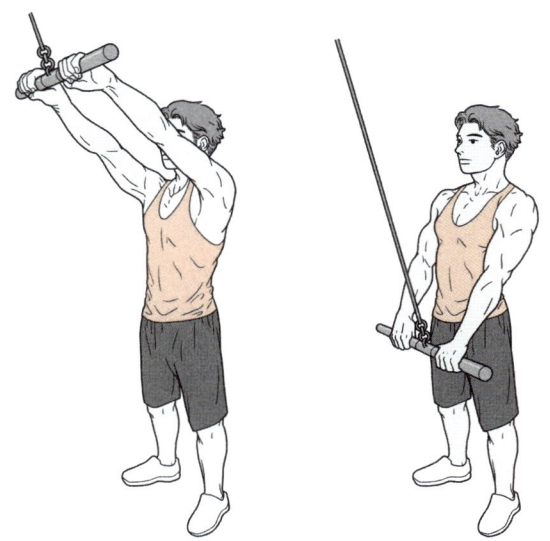

스트레이트 암 풀다운

페이스풀
정면에서 얼굴을 향해 케이블 손잡이를 당기는 운동

단련 부위 주된 자극 : 후면 삼각근과 중·하부 승모근 ▌보조 자극 : 등 상부 속 근육(능형근)
사용 기구 케이블 머신
비슷한 운동 벤트오버 래터럴 레이즈

- 견갑골을 앞으로 쭉 내밀었다가 뒤로 쭉 당겨 모으는 동작이 중요하다.
- 팔은 최대한 힘을 빼고 견갑골 주변 근육과 등의 힘으로 당긴다.
- 케이블 높이는 얼굴 높이가 원칙이다. 당길 때 계속 앞으로 중심을 잃는다면 케이블을 높게 두고 몸을 뒤로 기울여서 하기도 한다.
- 어깨 교정과 재활 운동으로도 쓰이며, 가벼운 무게로 여러 번 하는 것이 원칙이다.

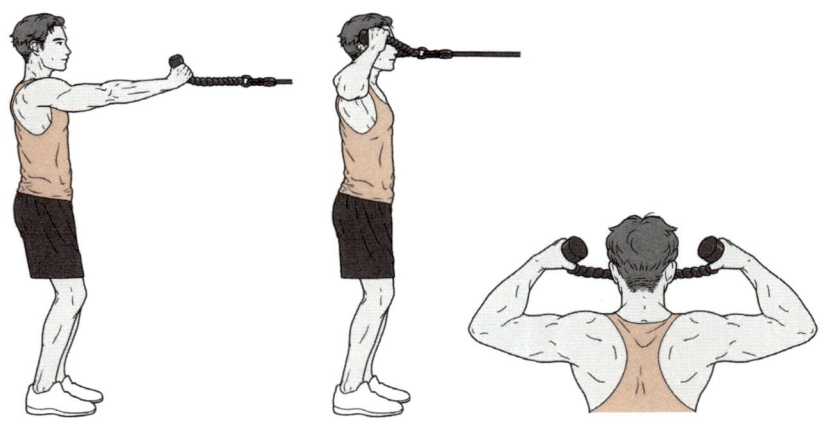

케이블 페이스풀

슈러그

양팔에 무거운 것을 쥐고 어깨를 으쓱하는 운동

단련 부위 주된 자극 : 어깨 위쪽(상부 승모근) ┃ 보조 자극 : 등 상부(중·하부 승모근, 능형근)
사용 기구 덤벨, 바벨, 스미스 머신, 트랩 바
비슷한 운동 데드리프트의 마지막 단계

- 어깨를 정확히 위로 으쓱하는 것이 아니라 약간 뒤로 당기며 견갑골을 모아야 상부 승모근을 자극한다.
- 무거운 무게를 쓰는 운동이므로 준비 자세에서 다치기 쉽다. 벤치나 의자 등을 사용해 기구를 미리 허벅지 높이에 세팅해 놓는다.
- 목에 과하게 힘이 들어가 뭉치기 쉽다. 목과 턱에는 힘을 주지 않도록 주의한다.

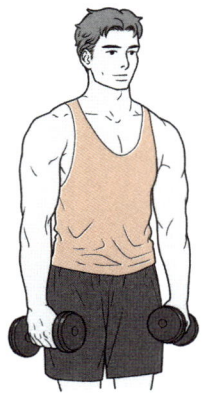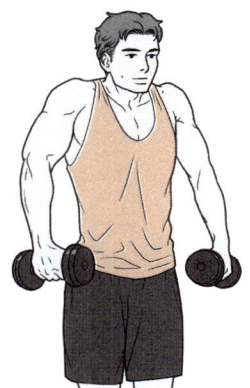

덤벨 슈러그

가슴과 어깨운동

가슴과 어깨는 몸의 정면에 있다 보니 시각적으로 가장 주목받는 부위입니다. 흔히 가슴 근육과 어깨 근육을 별개로 설명하지만, 이 둘은 어깨 관절에서 팔을 어느 방향으로 움직이느냐의 차이일 뿐 근본적으로는 한 무리의 근육입니다. 가슴에는 어깨 관절에서 팔을 앞으로 밀어내는 근육이 있고, 어깨에는 팔을 위로 밀어내는 근육들이 있죠. 이 부위의 운동들은 대표적인 '미는 운동(Push)'입니다.

어깨 관절은 팔을 움직이는 기초가 된다는 점에서 기능적으로도 굉장히 중요합니다. 어깨는 쇄골과 견갑골을 잇는 '견쇄관절', 견갑골과 팔뼈를 잇는 '오목위팔관절'의 두 단계로 이루어집니다. 즉 어

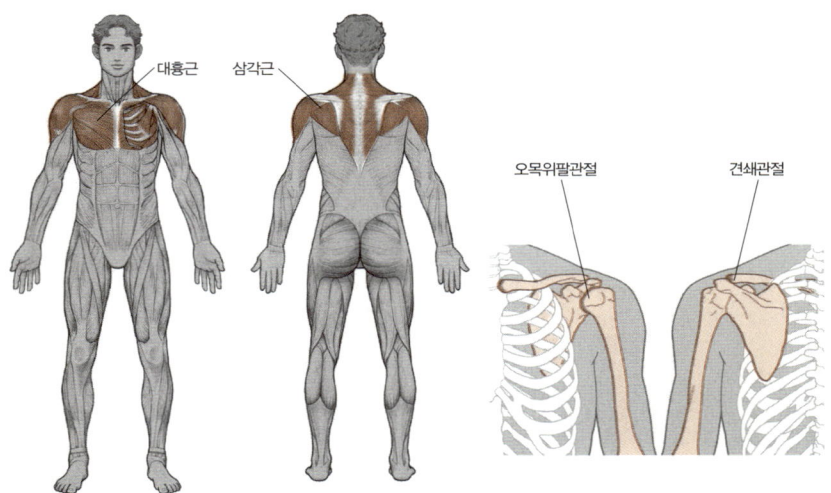

어깨 주변의 뼈와 근육

깨는 경첩이 두 개 달린 접이식 문처럼 움직이므로 그만큼 자유롭습니다. 어깨는 인체에서도 가장 가동 범위가 넓고 유연한데, 문제는 자유도와 안정성은 서로 타협이 안 된다는 점입니다. 즉 자유도가 높은 만큼 안정성은 떨어지다 보니 잘 다치는 관절이기도 합니다.

중년 이후에 손꼽히는 고질병인 오십견은 정확한 명칭이 '유착성 관절낭염'으로 '오목위팔관절'에 염증이 생겨 움직임이 뻣뻣해지는 질병입니다. 한마디로 경첩에 녹이 슨 거죠. 그래도 오십견은 치료하면 회복이 잘 되는 편입니다.

어깨에서 또 하나 조심해야 할 근육이 '회전근개' 4총사입니다. 회전근개는 '오목위팔관절'에서 견갑골과 팔뼈를 각 방향에서 붙들어 매고 있는 극상근(위쪽), 극하근과 소원근(뒤쪽), 견갑하근(앞쪽)의 4개 근육을 말합니다. 회전근개 손상은 오십견과 함께 어깨 퇴행의 대표적인 질환인데, 치료도 어렵고 예후도 나쁩니다.

회전근개 손상은 대개 증상 없이 천천히 진행되고, 자각증상을 느끼기 시작하면 이미 상당히 악화한 경우가 많습니다. 운동을 강도 높게 한다면, 시간 차이일 뿐 언젠가는 맞닥뜨리게 되죠. 팔을 머리 뒤로 넘겨서 한다는 뜻의 '비하인드 넥' 동작처럼 회전근개에 유독 큰 부담이 되는 종목도 있습니다. '자세만 바르면 다치지 않는다' 따위의 말은 가려서 들어야 합니다. 자신이 부상 단계까지 아직 가지 않았거나, 그저 운 좋게 내구성 좋은 어깨를 타고났을 뿐이니까요. 위험이 큰 운동은 피하거나 줄여서 하는 것이 현명한 선택입니다.

어깨를 둘러싼 근육들을 알아보겠습니다. 가슴의 넓적한 대흉근은 언뜻 엄청 큰 근육처럼 보이지만 보기만큼 크지 않습니다. 상체에서 가장 큰 근육은 등의 승모근이고, 그다음은 어깨의 삼각근, 그리고 근소한 차이로 팔의 삼두근이 뒤를 잇죠. 겉보기에 엄청 커 보이는 대흉근과 광배근은 나란히 4, 5위를 차지합니다. 운동을 엄청나게 하지 않은 대부분의 사람들은 이 두 근육의 두께가 종잇장처럼 얇기 때문이죠.•

아무튼, 어깨의 양옆, 이른바 '어깨뽕'을 만드는 삼각근과 불룩한 가슴팍을 만드는 대흉근은 기능적으로도, 미용 측면에서도 굉장히 중요한 근육입니다. 기대만큼은 아니어도 큰 근육인 것이 사실이고요.

가슴과 어깨는 밀어야 하는 각 방향마다 주된 역할을 하는 근육이 다르다 보니 운동 종목도 다소 많습니다. 그중에는 회전근개나 전면 삼각근처럼 유독 심하게 혹사당하는 근육도 있습니다. 그러니 퇴행이 본격화하는 중년 이후에는 종목과 중량을 세심하게 선택해야 합니다. 무게 기록에 큰 뜻이 있지 않다면 중간 이하의 무게로, 대신 세트당 여러 번 드는 방식으로 하는 것이 좋습니다.

바벨 운동은 중량을 높이는 데는 좋지만 팔 간격이 고정되어 있어 부상 위험은 다소 큽니다. 그러니 꼭 바벨을 써야 하는 몇몇 중요한 종목을 빼면 덤벨이나 케이블을 함께 활용하고, 몸풀기나 재활, 65세 이상의 노년층에서는 부담이 덜한 밴드를 적극 활용합니다.

가슴과 어깨운동의 종류와 우선순위

필수 운동	벤치프레스(체스트 프레스) : 가슴, 어깨, 팔의 삼두근 오버헤드 프레스(숄더 프레스 머신) : 어깨, 팔의 삼두근 푸시업 : 가슴과 어깨, 팔의 삼두근

• Upper limb muscle volumes in adult subjects : Katherine R.S. Holzbaur. Journal of Biomechanics (2006)

중요 운동	딥스 : 가슴, 삼두근, 어깨의 삼각근(전면)
보조 운동	체스트 플라이 : 가슴 사이드 래터럴 레이즈 : 어깨의 삼각근(측면) 프론트 레이즈 : 어깨의 삼각근(전면) 벤트오버 래터럴 레이즈, 리어 델토이드 머신 : 어깨의 삼각근(후면)

벤치프레스
벤치에 누워 중량물을 가슴 위로 밀어 올리는 운동

단련 부위 주된 자극 : 가슴, 팔(삼두근), 어깨(전면삼각근) ▌보조 자극 : 어깨(측면삼각근)
부담 부위 어깨, 팔꿈치, 손목
사용 기구 바벨, 덤벨, 스미스 머신, 전용 머신
변형 운동 － 머리 쪽을 높인 인클라인 벤치프레스는 가슴 위쪽과 어깨를 많이 쓰는 운동이 된다.
－ 머리 쪽을 낮춘 디클라인 벤치프레스는 가슴 아래쪽 운동이지만, 효용과 안전 문제로 최근에는 거의 하지 않는다.
비슷한 운동 체스트프레스 머신

- 바벨은 유두 위치에서 시작해 눈 위로 비스듬히 밀어 올린다.
- 견갑골을 뒤로 당겨서 등판에 꽉 붙인 상태로 해야 어깨 부담이 적다.
- 전완은 수직을 유지한다.
- 그립을 넓게 잡고 팔꿈치를 벌리면 가슴은 강하게 자극하지만 어깨 부담이 크다. 그립을 좁게 잡고 팔꿈치를 몸에 붙이면 어깨 부담이 주는 대신 팔의 삼두근을 많이 쓴다. 팔꿈치를 45도 벌린 각도가 무난하다.

- 허리 뒤가 등판에서 많이 뜨면 허리 통증이 오기 쉽다. 요통이 있으면 수건 등을 받쳐준다.
- 덤벨을 쓰면 가슴근육을 최대로 이완·수축하기에 유리하다. 단, 준비 자세가 어렵고, 난이도가 높다.

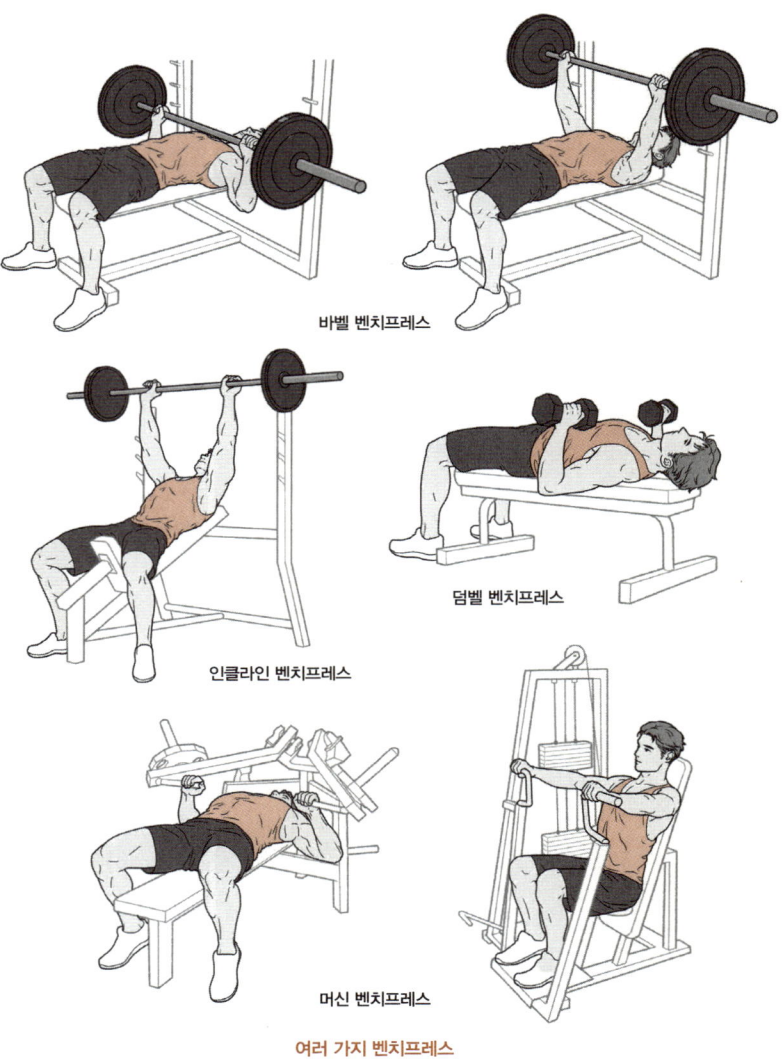

바벨 벤치프레스

덤벨 벤치프레스

인클라인 벤치프레스

머신 벤치프레스

여러 가지 벤치프레스

오버헤드 프레스(밀리터리 프레스)
중량물을 머리 위로 밀어 올리는 운동

단련 부위　주된 자극 : 어깨(삼각근), 팔(삼두근) ▌보조 자극 : 어깨(승모근), 가슴(상부)
부담 부위　어깨, 팔꿈치, 허리
사용 기구　바벨, 덤벨, 스미스 머신, 전용 머신
비슷한 운동　밀리터리 프레스, 푸시프레스, 저크, 파이크 푸시업

- 바벨은 어깨보다 조금 넓게 잡고, 전완은 수직을 유지한다. 허리를 튕겨 반동을 쓰지 않는다.
- 등받이가 있는 벤치에 앉아서 하면 반동을 줄일 수 있다.
- 바벨을 쓰면 봉이 턱에 걸리기 때문에 수직으로는 올라갈 수 없다. 턱을 뒤로 빼고 상체를 뒤로 기울이며 바벨이 얼굴에 스치듯 밀어 올린 후, 다시 상체와 고개를 세운다.
- 덤벨을 쓰면 기구가 턱에 걸리지 않아 몸 측면에서 수직으로 올릴 수 있어 삼각근에 집중하기에 유리하다. 덤벨은 하단에서는 어깨 양옆으로 벌리고, 상단에서는 중앙으로 모아준다.
- 몸통은 거의 움직이지 않고 팔만 위아래로 움직이는 동작을 밀리터리 프레스라고 하며, 삼각근에 집중하기 쉬워 주로 보디빌딩에서 쓴다.
- 상체의 반동을 이용해 기구를 밀어 올리는 동작을 '푸시프레스'라고 하며, 상·하체 모두의 반동을 이용해 밀어 올리는 동작을 '저크'라고 한다. 저크는 역도 용상의 마무리 동작이다.

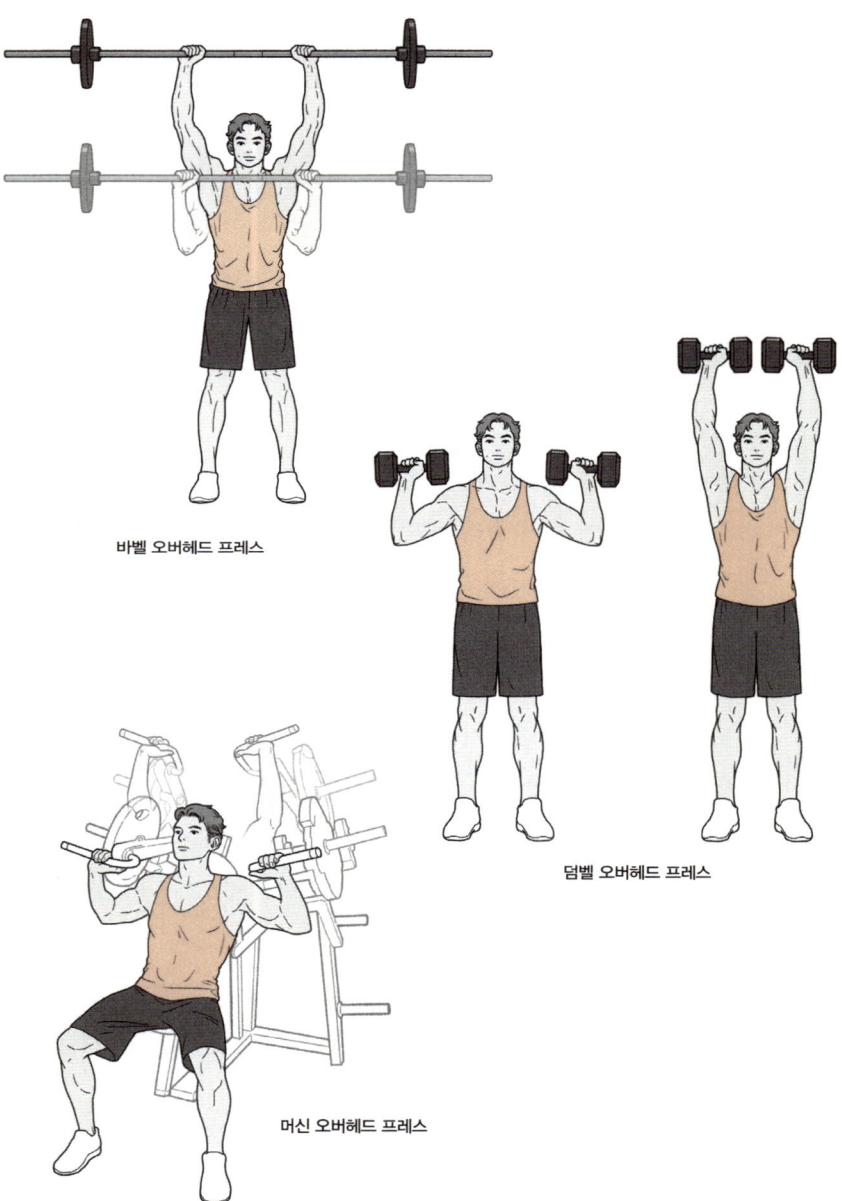

바벨 오버헤드 프레스

덤벨 오버헤드 프레스

머신 오버헤드 프레스

여러 가지 오버헤드 프레스

푸시업
바닥에 엎드려 몸을 밀어 올리는 체중부하 운동

단련 부위	주된 자극 : 가슴, 어깨(전면 삼각근), 팔(삼두근) ▎보조 자극 : 어깨(측면 삼각근), 코어
부담 부위	어깨, 팔꿈치, 손목
사용 기구	맨몸, 푸시업 바
비슷한 운동	벤치프레스, 딥스

- 엉덩이를 쳐들거나 늘어뜨리지 않고 머리부터 발끝까지 곧게 편다.
- 가슴이 바닥에 닿을 만큼 내려갔다 올라온다.
- 전완은 수직을 유지한다. 팔꿈치만 옆으로 벌리지 않는다.
- 벤치프레스를 위아래로 뒤집은 운동이다. 양손을 넓게 딛고 팔꿈치를 벌리면 가슴 자극은 강해지지만 어깨 부담이 크다. 좁게 딛고 팔꿈치를 몸에 붙이면 어깨 부담은 줄지만 팔의 삼두근을 많이 쓴다. 팔꿈치가 45도 정도 벌어진 자세가 무난하다.
- 푸시업 바를 쓰면 손목과 어깨 부담이 줄어든다.
- 머리 쪽을 높게 두고 하는 인클라인 푸시업은 힘이 덜 들어 여성, 초보자에게 적합하다. 다리를 올린 디클라인 푸시업은 힘이 더 들어 중·상급자에게 적합하다. 더 강한 자극이 필요하면 배낭을 메는 등의 응용으로 난이도를 높일 수 있다.

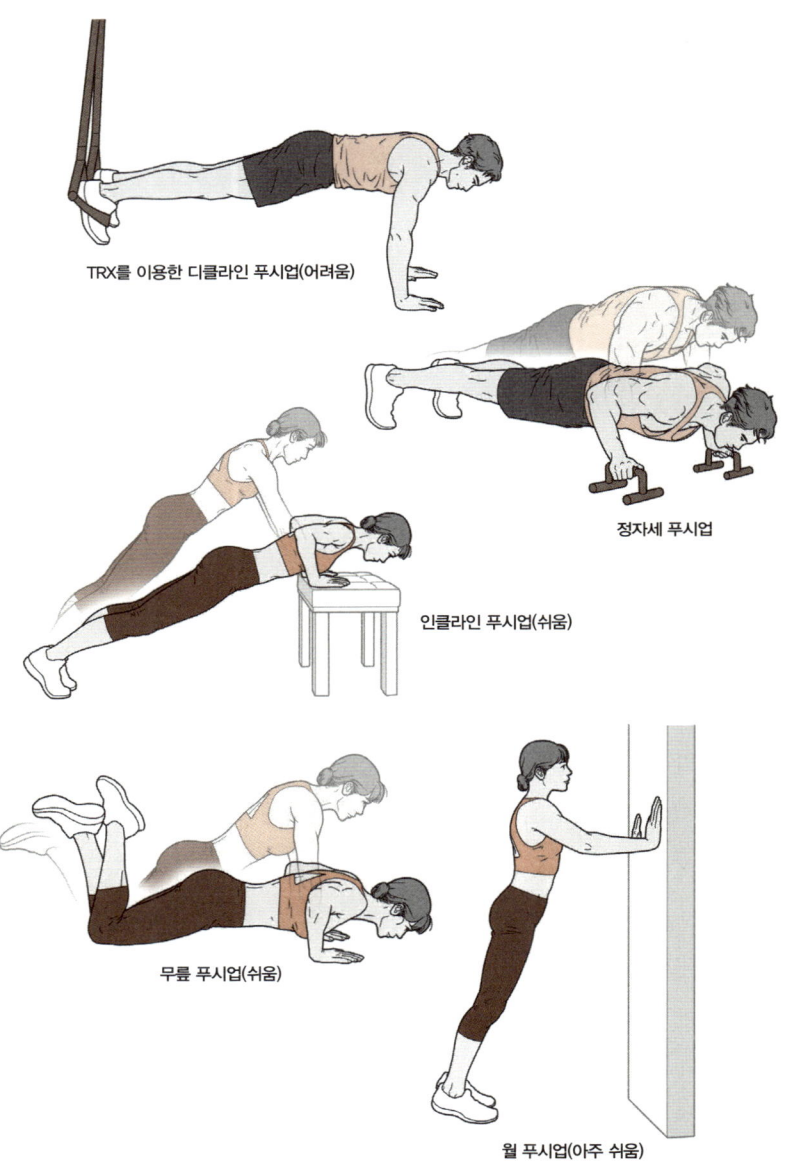

여러 가지 푸시업

딥스
두 개의 손잡이에 체중을 싣고 몸을 위로 밀어 올리는 체중부하 운동

단련 부위 주된 자극 : 가슴, 팔(삼두근), 어깨(전면 삼각근)
부담 부위 어깨, 팔꿈치
사용 기구 딥 바, 링, TRX, 보조 머신
비슷한 운동 푸시업, 디클라인 벤치프레스

- 가슴 하부를 단련할 목적으로 하지만 힘이 많이 들고 부상 빈도가 높다. 비만하거나 1회도 못 한다면 보조 머신을 이용한다.
- 팔꿈치를 90도보다 더 꺾어 내려가면 어깨나 팔꿈치를 다치기 쉽다.
- 상체를 앞으로 기울이고 가슴을 앞으로 움츠리며 해야 가슴을 충분히 자극한다.
- 어깨 부상이 잦은 운동이다. 몸이 가볍고 어깨가 튼튼하지 않다면 중년 이상에서는 보조 머신이나 푸시업을 권한다.

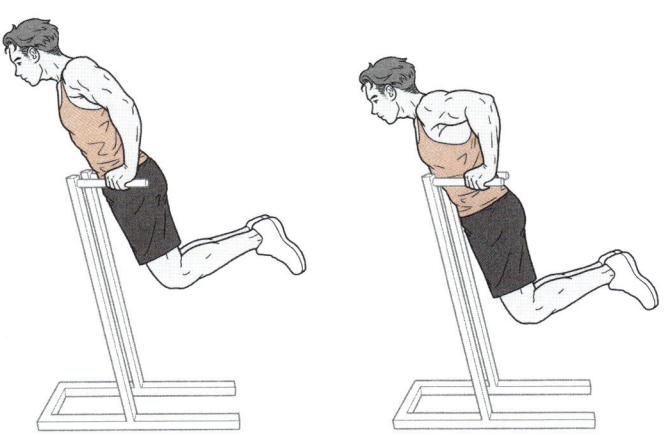

기본 딥스

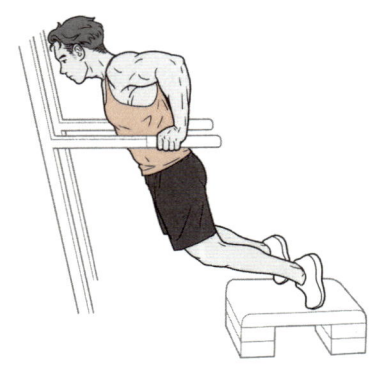
발판 보조 딥스

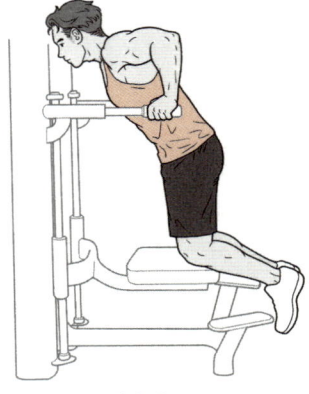
머신 딥스

체스트 플라이
팔을 옆으로 벌렸다가 앞으로 모아 가슴을 단련하는 운동

단련 부위　　주된 자극 : 가슴　▎보조 자극 : 팔(오훼완근, 이두근)
사용 기구　　덤벨, 전용 머신, 케이블 머신

- 팔을 벌렸을 때는 팔꿈치를 살짝 굽히고, 앞으로 모았을 때는 곧게 펴야 이두근이 관여하지 않고 대흉근에 집중하기 좋다.
- 덤벨을 쓰면 가슴을 벌린 하단에만 자극이 집중된다. 너무 무거운 덤벨은 가슴을 충분히 펴지 못하기 때문에 하단까지 내릴 수 있는 가벼운 무게를 쓴다.
- 머신이나 케이블은 모든 구간으로 자극이 고루 나뉜다. 머신이 있다면 적극 사용한다.
- 어깨를 지나치게 많이 벌리면 부상을 당하기 쉽다.
- 손에서 힘을 빼야 가슴에 집중하기 좋다.

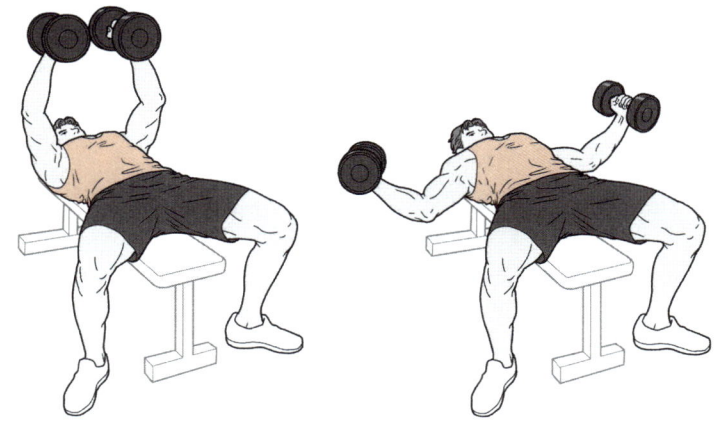

덤벨 플라이

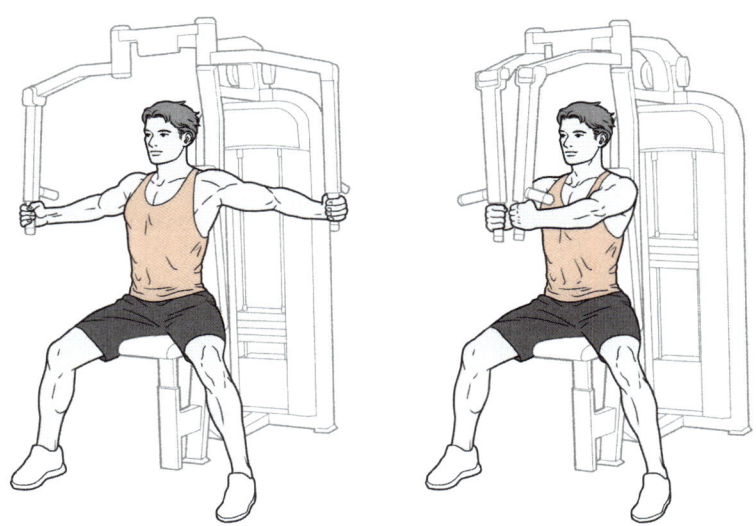

머신 체스트 플라이

Part 04 힘과 근육을 위한 운동

사이드 래터럴 레이즈

똑바로 서거나 앉은 상태에서 팔꿈치를 양옆으로 올려 어깨를 단련하는 운동

단련 부위 주된 자극 : 어깨(측면 삼각근)
부담 부위 어깨(회전근개)
사용 기구 덤벨, 케이블, 전용 머신
비슷한 운동 업라이트 로우

- 허리를 퉁퉁 튕기며 반동을 주지 않는다. 벤치에 앉아서 하면 반동을 줄일 수 있다.
- 견갑골은 추켜올리지 않고 동작 내내 고정한다.
- 가벼운 중량을 써야 하는 종목이다. 초보자는 1~3kg으로 시작하고, 10회 이상의 많은 횟수로 한계치까지 한다.
- 하단 자극이 중요하지만 덤벨은 하단 자극이 낮은 단점이 있다. 케이블, 머신이 있다면 적극적으로 활용한다.
- 팔꿈치는 팔이 수평이 될 때까지만 올린다. 그 이상 올리면 어깨를 다치기 쉽다.
- 기구를 잡은 손에는 힘을 빼고 팔꿈치를 올린다는 느낌으로 한다.

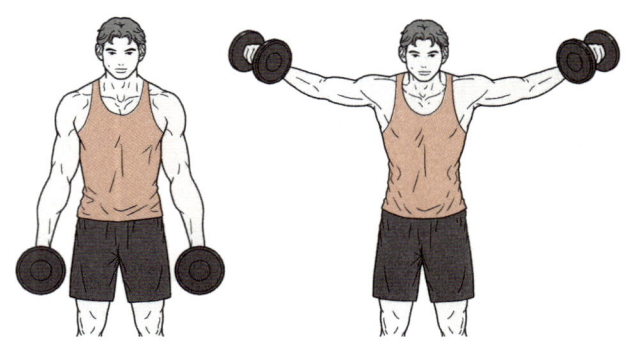

덤벨 사이드 래터럴 레이즈

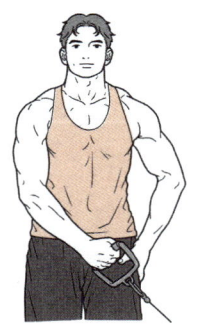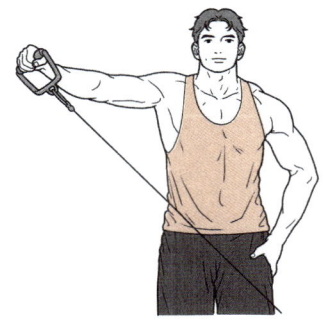

케이블을 이용한 사이드 래터럴 레이즈

벤트오버 래터럴 레이즈
상체를 앞으로 숙이고 팔꿈치를 등 쪽으로 올려 어깨 뒷면을 자극하는 운동

단련 부위 주된 자극 : 어깨(후면 삼각근) ▌보조 자극 : 팔(삼두근)
부담 부위 어깨(회전근개)
사용 기구 덤벨, 케이블, 전용 머신(리어 델토이드 머신)
비슷한 운동 페이스풀

- 허리를 튕기며 반동을 주지 않는다. 벤치에 앉아 몸을 숙이고 하면 반동을 줄일 수 있다.
- 이 운동도 가벼운 중량을 쓰며, 10회 이상의 많은 횟수로 한계치까지 한다.
- 하단 자극이 중요하지만 덤벨은 하단 자극이 거의 없다. 케이블이나 리어 델토이드 머신이 있다면 적극적으로 활용한다.
- 견갑골을 고정하고 팔꿈치는 등 높이까지만 올린다.
- 손에서 힘을 빼고 팔꿈치를 올린다는 느낌으로 한다.

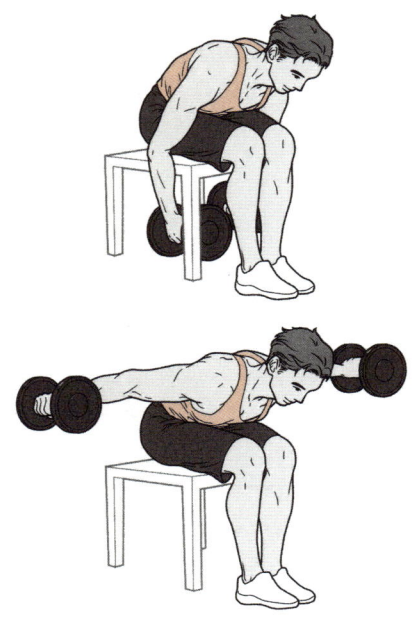

덤벨 벤트오버 래터럴 레이즈

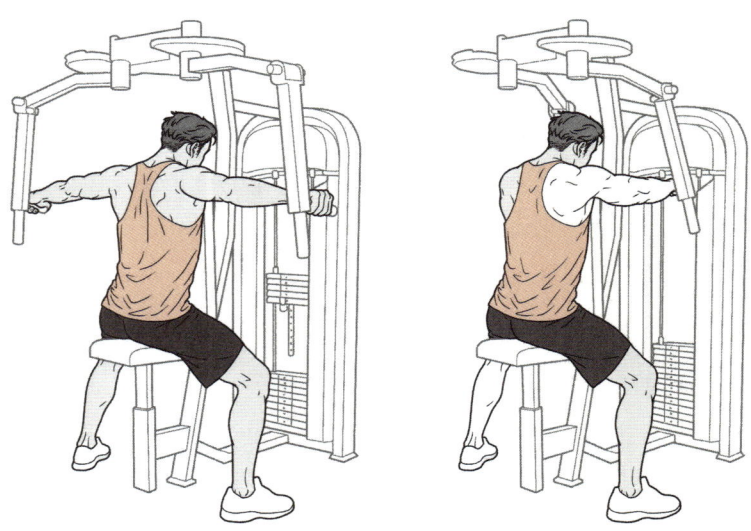

리어 델토이드 머신

프론트 레이즈
똑바로 서서 팔꿈치를 앞으로 올려 어깨를 단련하는 운동

단련 부위　　주된 자극 : 어깨(전면 삼각근) ┃ 보조 자극 : 팔(이두근)
부담 부위　　어깨(회전근개)
사용 기구　　덤벨, 케이블, 바벨
비슷한 운동　업라이트 로우

- 허리를 튕기며 반동을 주지 않는다. 감당할 수 없는 무거운 중량은 피해야 한다.
- 견갑골은 고정하고, 어깨 가동 범위가 허용하는 선까지 올린다. 이마 높이까지 올려도 좋다.
- 덤벨, 바벨을 쓰면 하단에서 자극이 없으므로 케이블이나 업라이트 로우로 대신하기도 한다.
- 손에서 힘을 빼고 팔꿈치를 올린다는 느낌으로 한다.
- 전면 삼각근은 다른 운동에서도 많이 쓰이므로 사이드 래터럴 레이즈, 벤트오버 래터럴 레이즈와 비교하면 중요도는 낮다.

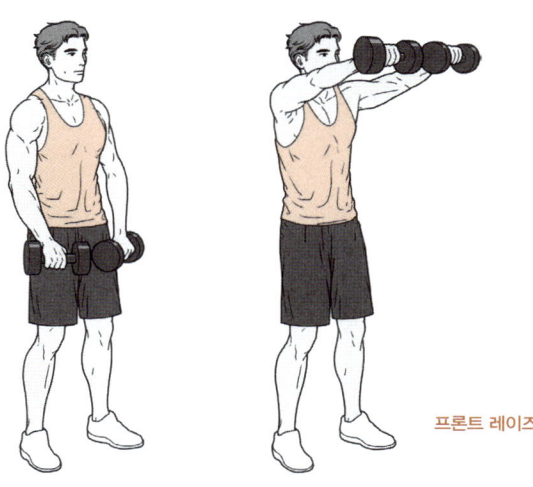

프론트 레이즈

업라이트 로우
선 상태에서 손잡이를 가슴 앞으로 끌어올리는 운동

단련 부위	주된 자극 : 어깨(전면·측면 삼각근) ▎보조 자극 : 어깨(상부 승모근)
부담 부위	어깨(회전근개)
사용 기구	덤벨, 바벨, 케틀벨 등
비슷한 운동	프론트 레이즈, 사이드 래터럴 레이즈

- 어깨를 높이 드는 동작이 없어서 오십견 등으로 팔을 높이 들지 못할 때 오버헤드 프레스를 대체하는 운동이 된다.
- 두 가지 버전이 있다. 원칙적으로는 어깨 측면 위주로 단련하며, 기구를 배와 가슴에 스치듯 붙이고 올린다. 이 자세에선 팔꿈치가 어깨보다 올라가면 어깨를 다칠 수 있다.
- 몸을 앞으로 약간 기울이고, 프론트 레이즈 하듯 팔꿈치와 기구를 몸에서 앞쪽으로 10cm 이상 떨어뜨리면 팔꿈치를 더 높이 올릴 수도 있다. 역도의 '하이 풀'과 비슷한 자세로 어깨 전체를 자극해 오버헤드 프레스를 대체하는 운동이 될 수 있다. 통증이 있다면 중단한다.

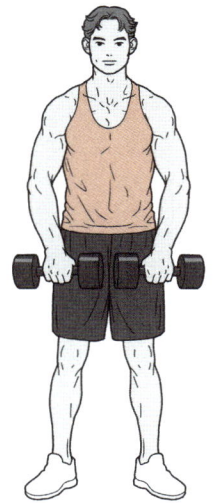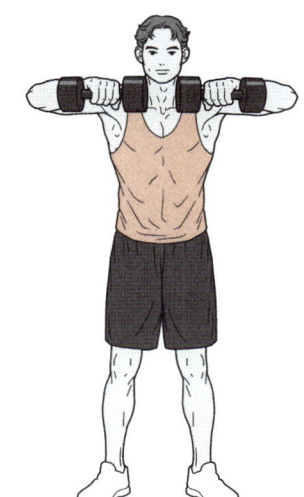

기본 업라이트 로우

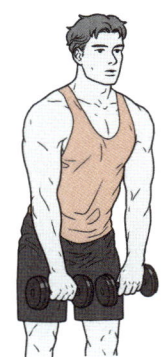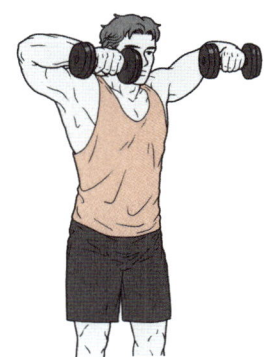

변형 업라이트 로우
(덤벨을 몸 앞쪽으로 멀리 떨어뜨린 자세)

업라이트 로우

팔과 전완 운동

팔운동은 어깨보다 아래 단계의 관절을 움직이는 운동을 말합니다. 우리 몸에서 큰 힘은 몸통의 큰 근육이 내고, 팔은 보조적인 힘을 더하며 동작을 세밀하게 제어합니다. 그렇다 보니 등이나 가슴, 어깨 같은 몸통 운동에서는 팔도 기본적으로 함께 단련됩니다. 턱걸이나 로우 같은 '당기는' 운동은 팔 앞쪽의 이두근과 전완을 씁니다. 벤치프레스나 푸시업 같은 '미는' 운동은 삼두근을 단련합니다.

그러니 팔운동이 필수는 아니지만 팔을 많이 쓰는 운동의 경기력을 위해서, 또는 굵은 팔에 집중적으로 투자하고 싶다면 팔운동을 고려하게 됩니다.

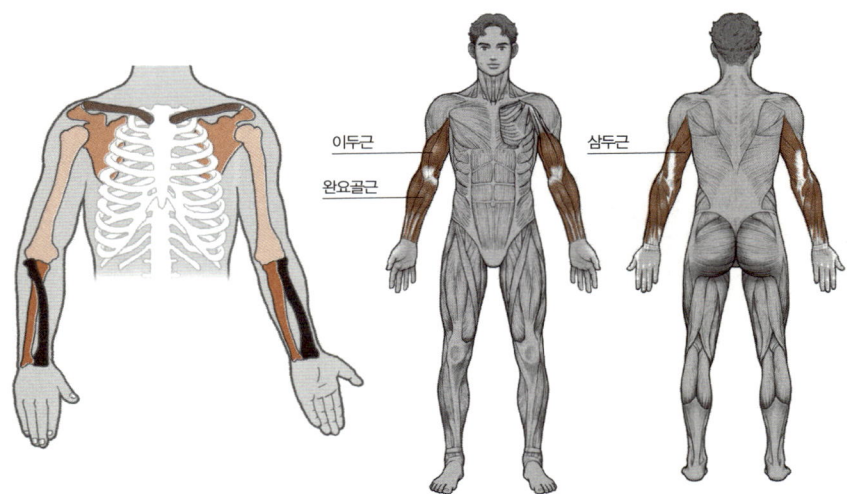

팔의 뼈와 근육들

팔의 대표적인 관절은 팔꿈치 관절(주관절)과 손목 관절입니다. 앞서 적었듯이, 우리 몸은 자유도가 높은 관절과 자유도가 낮은 관절이 번갈아 나타납니다. 어깨는 자유도가 높은 대신 잘 다치지만, 그 아래의 팔꿈치는 자유도가 낮고 견고해서 허리나 어깨, 무릎에 비해서는 부상이나 퇴행이 적은 편입니다.

그래도 흔한 부상은 있는데, 팔꿈치 안쪽 힘줄에 문제가 생기는 골프엘보(내측상과염), 바깥쪽 힘줄에 문제가 생기는 테니스 엘보(외측상과염)가 대표적입니다. 골프의 드라이브샷이나 테니스의 백핸드 스트로크에서 충격을 받는 부위라는 뜻으로 이런 이름이 붙었죠. 골프나 테니스를 하지 않아도 팔을 격하게 쓰는 운동이나 팔을 혹사하는 직군에서도 생길 수 있습니다.

근력운동으로 한정하면, 턱걸이처럼 당기는 운동에서는 골프엘보가 흔하고, 벤치프레스나 푸시업처럼 미는 운동에서는 테니스 엘보가 흔하죠. 미는 운동에서는 팔꿈치 뒤쪽의 삼두근 힘줄이 다치는 일도 많습니다.

팔꿈치를 움직이는 근육은 주로 윗팔(상완)에 있는데, 팔꿈치를 굽히는 근육은 팔 앞쪽의 이두근과 상완근이, 팔꿈치를 펴는 근육은 팔 뒤쪽의 삼두근이 있죠. 아래팔(전완)에 있는 완요골근도 이두근과 함께 팔을 굽히는 역할을 합니다.

팔꿈치에서 한 단계 내려간 손목 관절은 다시 자유도 높은 관절이 됩니다. 앞뒤로 꺾고, 좌우로 돌리고, 비틀고, 손가락을 움직이는 등등 다양한 동작을 합니다. 손과 손목은 동물 중 오직 인간만 할 수 있는 섬세한 동작을 수행하는 복잡하고 정밀한 기관입니다. 그 말은 다치기도 쉽고, 다치면 회복이 힘들다는 말도 됩니다. 실제로 손목 부상은 치료가 어렵고 고질병이 되는 경우가 많아서 특히 주의해야 합니다.

손목과 손을 움직이는 근육은 주로 전완에 있는데, 자잘한 근육들이 각 방향으로 복잡하게 얽혀 있죠.

손목에서 더 내려가면 손가락 관절인데, '악력'이라는 중요하고 현실적인 이슈가 있습니다. 악력은 실생활에 친화적인 근력이지만, 나이가 많아지면 급속히 약해져 일상에 큰 불편을 주기도 합니다.

젊은 사람들도 꽉 잠긴 병뚜껑을 열지 못하거나, 오래된 볼트를 풀지 못해 난감했던 적이 있을 겁니다. 여기에는 손목 힘과 악력 두 가지가 작용하는데, 전완에서 손목을 움직이는 자잘한 근육의 상당수는 악력에도 관여합니다. 그래서 손목 힘과 악력은 어느 한쪽을 단련하면 나머지도 따라서 강해지는 특성이 있습니다.

고령자에게 악력 훈련은 굉장히 유용한데, 근신경을 통해 전신의 근력과 두뇌 기능에도 긍정적인 영향을 준다고 알려져 있습니다. 게다가 악력 운동은 다른 근력운동에 비해 치명적인 부상 위험도 낮다는 장점이 있습니다.

팔운동의 종류와 우선순위

상완 운동	컬 : 이두근, 상완근, 완요골근 삼두 익스텐션 : 삼두근
전완 및 악력 운동	리스트(손목) 컬 : 손바닥 측 위주 전완근 리버스 리스트 컬 : 손등 측 위주 전완근 악력기 : 손바닥 측 위주 전완근 추 감기 : 전완근 전반

이두 컬
팔꿈치를 폈다가 힘을 주어 굽히는 운동

단련 부위　주된 자극 : 팔(이두근, 상완근, 완요골근) ▌보조 자극 : 어깨(전면 삼각근)
부담 부위　팔꿈치
사용 기구　바벨, 덤벨, 전용 머신, 케이블

- 팔꿈치는 몸 옆에 고정하고, 상체는 앞뒤로 통통 튕겨 운동하지 않는다. 팔을 앞으로 내밀어 기댈 수 있는 프리처 컬 벤치가 있으면 활용한다.
- 팔꿈치는 거의 굽히지 않고 어깨로 팔 전체를 올리며 팔을 굽힌다고 착각하기 쉽다. 감당 못 할 무게를 썼을 때 흔하다.
- 팔꿈치를 펼 때는 5~10%쯤 남을 때까지 살짝 덜 펴고, 위로는 최대한 굽혀 올린다.
- 바벨을 이용하는 컬이 비교적 쉽다. 손목이 불편하면 구불구불한 컬 바를 사용한다. 덤벨 컬이나 케이블 컬은 익숙해진 후에 한다.
- 손바닥이 위로 향하는 언더그립이 원칙이지만, 전완을 함께 단련하기 위해 오버그립이나 손바닥이 마주 보는 뉴트럴그립도 쓴다. 뉴트럴그립 컬을 해머 컬이라 한다.

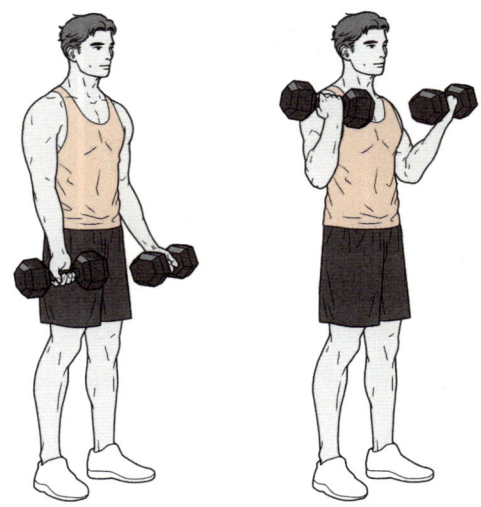

덤벨을 이용한 이두 컬

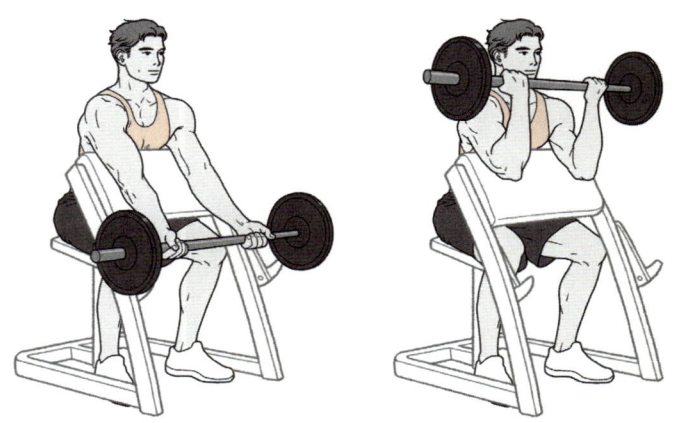

프리처 컬 벤치와 바벨을 이용한 이두 컬

삼두 익스텐션
팔꿈치를 굽힌 상태에서 힘을 주어 펴는 운동

단련 부위   주된 자극 : 팔(삼두근)
부담 부위   팔꿈치, 어깨
사용 기구   바벨, 덤벨, 케이블

- 삼두 익스텐션은 다양한 자세로 할 수 있다. 서서, 누워서, 앉아서도 할 수 있으며, 각각의 이름도 있다. 하지만 크게 보아 팔을 위로 올린 상태에서 펴는 익스텐션, 팔을 내려 몸에 붙이고 펴는 익스텐션으로 구분한다.
- 연구 결과, 팔을 머리 쪽으로 두는 익스텐션이 삼두 발달에 대체로 유리하지만 어깨에는 부담이 된다. 오버헤드 익스텐션, 라잉 익스텐션이 여기에 해당한다.
- 팔을 내리고 하는 익스텐션은 삼두 발달에는 불리하나 관절에 부담은 덜하다. 푸시다운, 킥백이 여기에 해당한다. 푸시다운은 케이블이 필수이며, 킥백은 덤벨을 쓸 수 있지만 케이블이 유리하다.
- 팔을 굽혔을 때 팔꿈치가 옆으로 벌어지지 않아야 한다.

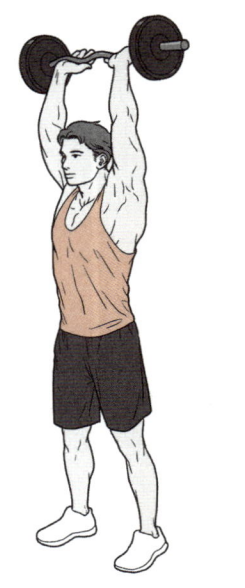
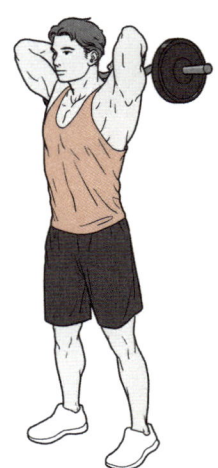

바벨 삼두 익스텐션

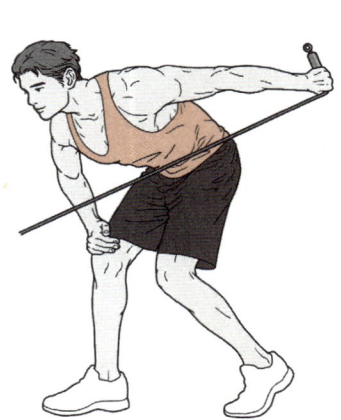

케이블 삼두 킥백

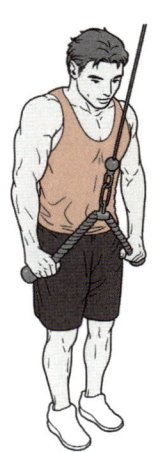

케이블 프레스다운

(리버스) 리스트컬
기구를 잡고 손목을 꺾어 올리는 전완 운동

단련 부위 주된 자극 : 전완의 굴근과 신근
부담 부위 손목
사용 기구 바벨, 덤벨
대체 운동 추 감기

- 손목을 손바닥 쪽으로 굽히면 손바닥쪽 굴근을 단련하는 리스트 컬이 된다. 손목을 손등 쪽으로 굽히면 손등쪽 신근을 단련하는 리버스 리스트 컬(리스트 익스텐션)이 된다.
- 전완과 손목은 무릎 위나 기구 위에 고정하고 해야 팔이 피로하지 않다.
- 굴근 운동은 손가락까지 펴서 근육을 최대한 늘렸다가 다시 조여야 운동 효과를 최대화할 수 있다.
- 굴근에 비해 신근의 근력은 70% 이하이므로 리버스 리스트 컬은 리스트 컬보다 가벼운 무게를 쓰며, 바벨보다 덤벨이 안전하다.
- 자세가 틀어지면 손목 부상을 당하기 쉬운 운동이므로 가벼운 중량을 쓴다.

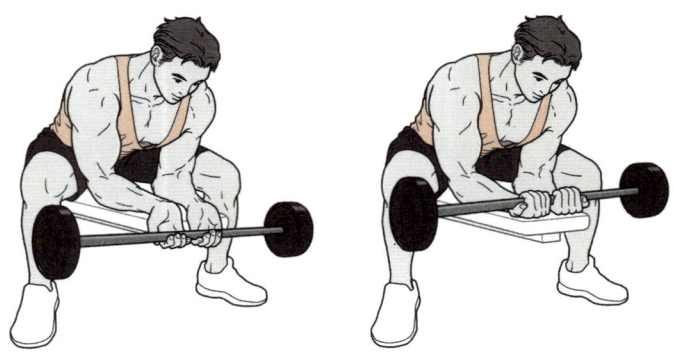

바벨 리스트컬

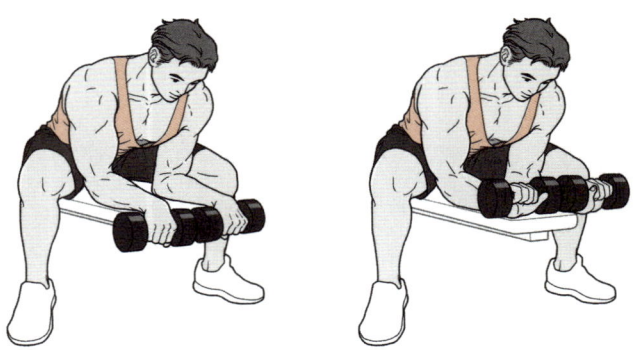

덤벨 리버스 리스트컬

악력기

전용 기구를 악력으로 조여 전완과 손가락을 단련하는 운동

단련 부위　주된 자극 : 전완근 전반
부담 부위　손목과 손가락 관절
사용 기구　전용 기구
비슷한 운동　핀치그립 운동

- 악력기는 강도가 고정된 제품이 있고, 다이얼 등으로 강도를 조절할 수 있는 제품이 있다.
- 악력 기르기가 목적이라면 약하게 많은 횟수로 운동하기보다는 강한 악력기를 3~5회 이내로 힘들게 조이는 방식으로 훈련한다.
- 건강을 위한 팔운동이 목적이라면 20회 남짓까지도 가능하지만 그 이상 수십에서 수백의 과한 횟수는 손목에 큰 부담을 줄 수 있다. 다른 근력운동처럼 5세트 이내가 적당하다.
- 악력을 기르는 운동이지만 어깨부터 팔 전체에 힘이 들어간다. 팔꿈치나 어깨에 부상이 있다면 통증이 생길 수도 있으니 삼간다.

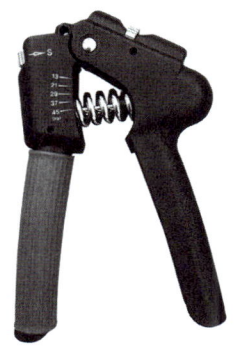

악력기

추 감기

무게를 매단 추를 손바닥 혹은 손등 쪽으로 말아서 감아올리는 전완 운동

단련 부위 주된 자극 : 전완과 손가락 전체 ▎보조 자극 : 팔의 이두근
부담 부위 손목과 손가락
사용 기구 전용 기구
비슷한 운동 (리버스) 리스트컬

- 전완 전반을 단련하는 좋은 운동이지만 전용 기구가 필요한 것이 흠이다.
- 어깨와 팔이 먼저 피로해져 전완에 집중하기 어렵다면 받침대나 책상, 랙 등에 손목이나 전완을 기대고 할 수 있다.
- 손목의 해부학적인 각도와 기구의 형태가 일치하지 않아 손목에 부담이 될 수 있다. 추를 4~5번 올리고 나면 쉬어주자.

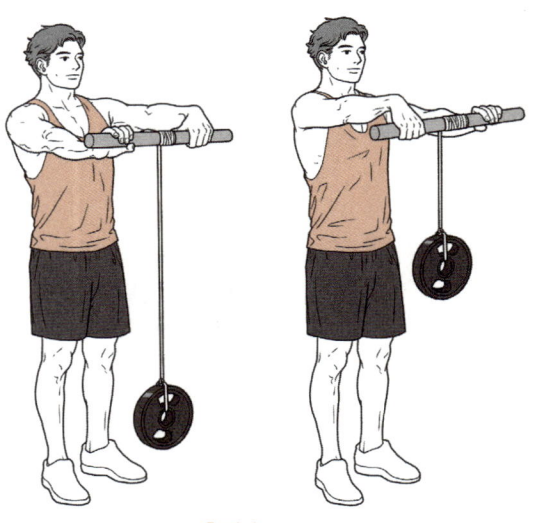

추 감기

chapter 03
실전 체력과 스포츠를 위한 근력운동

최근에는 몸매를 만들려는 이들 말고도 근력운동에 관심을 갖는 새로운 그룹이 생겨났습니다. 바로 골프나 테니스, 달리기, 사이클 등 '취미 차원의 스포츠를 하는' 분들이죠. 몇 년만 거슬러 올라가도 이런 경기 스포츠를 즐기는 일반인이 '근력운동까지' 해야 한다고는 생각하지 않는 분위기였습니다.

그런데 이젠 그런 분위기도 달라졌습니다. 이유가 무엇인지, 기존에 알던 근력운동과 스포츠를 위한 근력운동은 뭐가 다른지를 살펴보고, 중장년층에서 많이 하는 운동에 필요한 근력운동 구성을 알아보겠습니다.

종목과 구성은 취미로 하는 일반인 레벨의 중장년층에 맞춰 선별했습니다. 각 종목의 기술 훈련이나 민첩성, 유연성 훈련은 해당 종목의 전문가 영역인 만큼, 여기서는 오직 근력운동만 다루었습니다. 여기서는 다루지 않은 종목이라도 가장 비슷한 종목을 활용하면 되겠습니다.

근력운동의 세 가지 길 – 근벌크, 근력, 파워

앞에서 적었듯, 나이가 들면서 두드러지게 떨어지는 신체 능력은 근력이 아니라 파워입니다.

파워는 순간적으로 빠르게 힘을 내는 능력을 말하는데, 기계에 비유하자면 단 몇 초 만에 시속 100km로 치고 나가는 스포츠카를 떠올리면 됩니다. 반면, 근력은 느리지만 무거운 짐을 싣고 움직일 수 있는 대형 화물차를 생각하면 되고요.

파워가 좋은 사람은 남들보다 더 높이 점프하고, 배구에서도 위력적인 스파이크를 내리꽂아 상대방의 블로킹을 뚫어버립니다. 이쯤에서 감이 왔겠지만, 대부분의 종목에서 실전 경기력은 근력보다는 파워에 큰 영향을 받습니다. 대표적인 종목이 역도 그리고 100미터 달리기 같은 단거리 달리기죠.

그럼 파워를 이루는 요소는 뭘까요? 대표적인 요소는 근력이고, 여기에 순발력, 수축 속도, 반응 속도, 결합조직의 탄력 같은 요인이 있습니다. 이 중 가장 중요한 것이 근력인 만큼, 대개 근력이 좋을수록 파워도 좋아집니다. 그러니 파워를 기르는 가장 쉬운 방법도 더 무거운 기구로 근력운동을 해서 근력을 키우는 것입니다. 파워에 목숨을 거는 단거리 육상선수는 울룩불룩한 근육질의 몸을 만들죠.

문제는 나이가 들면 근력은 그대로인데 파워만 떨어진다는 점입니다. '다른 조건'들이 나빠지기 때문이죠. 파워의 전제조건은 근육이 빠르게 움직이는 것인데, 나이가 들수록 운동신경이 느려지고, 근육과 뼈를 잇는 힘줄 같은 결합조직의 강도와 탄력도 약해져 실제로는 빨리 힘을 주는 능력을 잃어갑니다. 결국 근력보다 파워가 훨씬 빠르게 떨어지게 됩니다.

예를 들어, 젊을 때는 발을 헛디뎌도 번개같이 다른 발에 힘을 가해 중심을 잡던 사람도, 나이가 들면 다른 발이 제때 힘을 내지 못해 넘어지면서 병원 신세를 지게 됩니다.

그렇다면 파워를 기르는 운동은 없을까요? 여기서 근력운동을 접하는 세 가지 관점이 나옵니다.

대부분의 보디빌딩 자료에서는 '천천히, 근육의 수축에 집중해서 최대로 자극되게'라고 말할 겁니다. 이것은 근벌크를 중시하는 전형적인 보디빌딩식 관점입니다. 맞는지 틀리는지를 따질 일이 아니라 그저 하나의 방식입니다. 온라인 자료 등에서 이런 내용을 보면 보디빌딩 자료라고 생각하면 됩니다. 근육의 크기를 키우는 것이 1순위라면 보디빌더 방식을 따라 하면 됩니다. 자신의 최대 무게 1RM의 50~80%를 쓰는 것이 보통입니다.

또 다른 영역의 근력운동에서는 더 강한 힘을 강조합니다. 흔히 '스트렝스 운동'이라고 하죠. 여기서는 부상을 당하지 않는 한도 내에서 최대 중량을 들기 위한 모든 테크닉을 동원합니다. 이것은 근력을 중시하는 파워리프팅, 스트렝스 트레이닝 관점의 접근입니다. 근력이 주목적이라면 이 방식을 따르면 됩니다. 여기서는 자신의 최대 무게 1RM의 80% 이상을 쓰는 것이 보통입니다.

이 방식으로 운동한다고 근육의 크기가 자라지 않는 것은 아닙니다. 거대한 체구를 가진 파워리프터의 근육량은 여느 보디빌더 못지않죠. 다만 근육의 크기나 미적인 비례는 주된 관심사가 아닐 뿐입니다. 이들에게선 자글자글한 복근이나 볼록한 이두근은 보기 어려운 대신, 힘을 쓰는 중심점인 허리가 굵은 것이 특징이죠. 허리가 잘록한 보디빌더의 체형과는 딱 봐도 차이가 큽니다.

마지막으로, 일반인에게 가장 생소한 영역이 파워트레이닝입니다. 파워를 기르는 것이 주목적인 근력운동입니다. 보통은 운동선수의 기초체력 훈련, 크로스핏처럼 신체 능력을 최우선으로 하는 운동에서 중요하게 다룹니다.

골프든 테니스든 달리기든 자신이 주력하는 운동 종목이 따로 있고, 그 운동의 기량을 높이기 위해 근력운동을 한다면 보디빌딩이나 스트렝스 개념의 운동보다는 파워트레이닝이 대체로 유리합니다. 파워트레이닝도 근육의 크기는 키우지만 보디빌딩식 운동, 스트렝스 운동보다는 불리합니다. 거대한 근육은 수축 속도를 떨어뜨리고 너무 많은 에너지를 써서 실전 경기에서는 오히려 독이 되는 때도 많죠.

그럼 파워트레이닝은 어떻게 할까요? 무게와 속도의 콤비네이션이라고 생각하면 됩니다. '내가 감당할 수 있는 무게를, 최대한 빠르게' 움직이는 것이 핵심입니다. 보디빌딩식 운동과는 상극이죠? 자기 체중을 쓴다면 제자리 점프나 단거리 달리기가 될 테고, 기구라면 역도처럼 역동적으로 무언가를 움직이는 동작이 됩니다.

그럼 구체적인 파워트레이닝으로는 뭐가 있을까요? 일단 처음부터 파워트레이닝으로 설계된 운동을 하는 겁니다.

- 스내치나 클린, 저크 같은 역도 동작
- 점프나 던지기, 전력 달리기처럼 순간적인 파워를 내는 동작
- 케틀벨 스윙이나 로잉머신, 불가리안 백 스핀처럼 반복적으로 파워를 내

는 동작

웬만한 중장년의 일반인은 보기만 해도 '아니, 이 나이에 저걸 하라고?'라는 말이 절로 나올 수 있습니다. 위에 언급한 운동법들이 파워를 높이는 특효약이라는 것은 부정할 수 없지만 배우기도 어렵고, 조금이라도 자세가 흐트러지면 부상 위험도 높습니다. 젊어서부터 운동을 해온 경우가 아니라면 선뜻 추천하기 어렵습니다. 그나마 두 번째와 세 번째 범주는 강도를 낮추고 제대로 배운다면 아주 못 할 정도는 아닙니다.

그렇다면 좀 더 쉬운 파워 운동법을 찾아보죠. 가장 쉬운 방법은 이미 익숙한 근력운동을 절반 이하의 무게 또는 맨몸으로 최대한 빠르게 하는 방식입니다. 아래는 그런 예제들입니다.

- 평소 빈 봉으로 바벨 스쿼트를 10회 하던 사람이 맨몸으로 제자리에서 점프 스쿼트 10회 하기
- 한 다리씩 천천히 일어나는 일반적인 런지 대신, 순간적으로 점프해서 앞뒤의 다리를 바꾸는 점핑 런지 하기
- 30kg 바벨로 오버헤드 프레스를 하던 사람이 10kg 경량 봉으로 '팍' 밀어 올리는 푸시프레스 하기
- 누워서 가슴 위로 공을 힘껏 던졌다가 받기

이때는 필요하면 전신 반동을 쓰기도 합니다. 여기서 반동은 치팅이 아니라 주어진 신체 조건을 최대한 활용하는 기량의 하나니까요. 대개 반동은 무거운 무게를 억지로 들려다가 나오기 때문에 부상을 불러오는 주범입니다. 하지만 한 손으로 휘두를 수 있을 만큼 가벼운

무게로 반동을 쓰며 운동하는 것은 몸의 기능을 단련하는 좋은 운동이 될 수 있죠.

파워트레이닝에서 가벼운 무게를 쓰는 이유는 자신의 최대 무게의 30~50% 정도에서 가장 높은 파워가 나오기 때문입니다. 이보다 무거우면 동작이 굼떠지고, 너무 가벼우면 운동이 제대로 안 되죠. 이 정도면 나이가 있어도 할 만하겠죠?

파워트레이닝은 근력운동에서도 앞 순서에 실시합니다. 지쳤을 때 제일 먼저 떨어지는 능력이 파워이기 때문이죠. 근력운동 후반에 파워트레이닝을 하려 하면 파워다운 파워를 쓸 수가 없습니다.

파워를 적극적으로 늘리고 싶다면, 이제부터 근력운동을 할 때 '최소한 첫 세트만이라도' 가벼운 중량으로 빠르게 움직이는 운동을 해보면 어떨까요?

 쉬어가기 편측성 운동을 꼭 해야겠다면

편측성 운동은 골프나 야구, 테니스나 배드민턴처럼 몸 한쪽만 또는 비대칭으로 쓰는 운동을 말합니다. 이들 중 상당수는 대중적으로 많이 보급된 레저 운동이기도 하죠.

문제는, 사람은 태생적으로 잘 쓰는 팔다리가 정해져 있다는 점입니다. 이런 운동에서도 쓰는 쪽 근육만 쓰면서 몸 한쪽에만 부담이 집중되어 척추나 어깨, 팔의 부상 빈도가 높아집니다. 테니스 엘보와 골프 엘보가 그렇고, 오른손잡이 골퍼는 스윙할 때 힘을 받는 왼쪽 무릎이 주로 손상됩니다. 타이거 우즈가 허리와 왼쪽 무릎을 포함해 총 스무 번이 넘는 수술을 받은 것은 유명하죠. 관절 건강 측면에서는 선뜻 추천하기 어려운 종목들입니다.

그래도 이런 편측성 운동을 해야겠다면 좌우를 맞출 수 있는 근력운동을 반드시 병행하고, 조금이라도 몸에 이상이 생기면 즉시 중단하고 진단받아야 합니다. 이미 척추나 고관절 등에 문제가 있다면 이런 운동은 되도록 피하거나 횟수를 줄입니다.

근육을 위한 근력운동 vs 경기를 위한 근력운동

어떤 운동이든 열심히 하면 근육은 발달합니다. 달리기라면 하체가 많이 발달할 테고, 테니스를 한다면 상·하체 모두 비슷하게 발달할 겁니다. 그에 비해 근력운동은 근육 그 자체를 타깃으로 하는 운동입니다. 다른 기량은 길러주지 못해도 최소한 근육 발달에는 급행열차입니다.

그렇다 보니 다른 운동을 하면서 추가로 근력운동까지 할 필요를 못 느낄 수 있습니다. '어차피 필요한 근육은 생길 텐데 뭣 하러 또?'라거나, 근력운동 할 시간에 한 시간 더 달리거나 한 경기 더 뛰는 것이 낫다고 생각하는 게 과거의 일반적인 관점이었습니다. 심지어 근력운동을 하면 근육이 너무 커져서 오히려 경기력에는 나쁘다고 생각하던 때도 있었습니다.

이런 믿음에는 약간의 사실과 오해가 뒤섞여 있습니다. 가장 큰 오해는 '근력운동=보디빌더 운동'이라고 착각한 것입니다. 근력운동에 관한 자료를 찾아보면 대부분 보디빌더나 피트니스 트레이너가 쓴 내용이니 이런 오해도 무리는 아닙니다. 그런 자료를 참고한다면 목적에 맞지 않는 결과물을 얻을 수도 있습니다. 마라톤 선수에게 거대한 흉근과 우람한 팔근육은 쓸모없는 정도를 넘어 귀한 에너지만 잡아먹는 불청객인 것처럼요.

하지만, 보디빌딩의 관점을 버리고 근육을 효율적으로 키울 수만 있다면 근력운동은 경기력을 높이는 훌륭한 수단이 됩니다. 이런 스포츠를 하려는 일반인 상당수는 아직 그 운동을 소화할 수 있는 몸이 아닙니다. 장시간 달리기에는 하체 근력이 부족하고, 골프의 드라이버 샷을 완벽하게 구사하기에는 코어의 파워가 부족합니다. '하다 보면 늘겠지(?)'라는 마음으로 시작해도 초반에는 힘보다 기술이 훨씬 빨리 발달하기 때문에 갈수록 힘이 따르지 못하는 상황이 됩니다. 그러다가 결국 다치게 되죠.

운 좋게 부상은 면했다 해도 어느 순간부터는 근력과 기초체력이 기량의 발목을 잡는 단계가 옵니다. 달리기도 조깅까지는 잘 되지만 기록이 오르지 않고, 골프도 아무리 스윙을 가다듬어도 비거리가 늘지 않죠.

이런 운동을 한다면 운동을 배우는 초반부터, 그게 어렵다면 최소한 필요성을 느꼈을 때라도 근력운동을 해서 기술과 힘 사이의 틈을 메워줘야 합니다. 그래서 각 종목별로 개별적인 근력운동 프로그램은 꼭 필요합니다.

달리기, 걷기, 등산을 위한 근력운동

달릴 때 근육은 추진력을 내는 원천이면서 관절을 탄탄하게 잡아 안정시키는 구조물 역할도 합니다. 하체 근력은 기록뿐 아니라 부상 예방에도 중요하죠. 많이 달리면 다리 근육도 알아서 강해질 거라고 생각하지만, 실제로 달리는 능력과 경력이 하체 근육 발달과 같이 가지 않을 수도 있습니다.

달릴 때 필요한 대표적인 능력은 심폐기능, 달리는 기술, 근력이 있는데, 심폐 능력은 일단 달리기 시작하면 굉장히 빨리 발달합니다. 100m만 달려도 허덕대던 사람이 한 달만 제대로 연습하면 1km 이상을 너끈히 달릴 수 있습니다. 그런데 이때는 아직 근육 발달이 덜 되어서 달릴 때 뼈와 관절이 모든 충격을 받습니다. 설상가상으로 달리는 기술까지 부족하죠.

달리는 기술은 이 책의 범위를 벗어나니 따로 배우거나 나름 터득한다 치고, 문제는 근력입니다. 달리기로 발달하는 근력은 근력운동으로 키우는 것보다는 더딜 수밖에 없고, 일상에서 하체 힘을 거의 쓸 일이 없는 사람이 근력이 발달할 때까지 마냥 기다리는 것은 위험이 큽니다. 실제로 제법 경력이 있는 달리기 동호인 중에도 생각 외로 하체 근력이 약한 사람이 많습니다.

실전을 위한 근력운동은 가장 빨리 피로해지는 능력, 즉 파워를 단련하는 운동을 제일 먼저 합니다. 그 뒤에 해당 종목에서 주력하는 부위를 운동하고, 기타 부위를 마지막으로 운동합니다.

하체

하체운동은 파워 운동으로 시작합니다. 방향 전환이나 점프에 필요한 발목이나 종아리 근육은 파워트레이닝으로 단련합니다. 쪼그려 앉은 스쿼트 자세에서 벌떡 일어나는 점프 스쿼트, 한쪽 발을 써서 발판 위로 힘차게 올라가는 파워 스텝업이 유용합니다.

그 뒤에 일반 근력운동을 시작합니다. 하체 근력운동은 대개 스쿼트를 대표선수로 꼽지만, 실전 달리기에서는 한 다리를 쓰는 런지의 중요성도 못지않습니다.

스쿼트는 하체의 대퇴사두를 기르는 데는 비교 대상이 없을 정도지만, 두 다리를 쓰다 보니 중심을 잡는 근육이 상대적으로 덜 쓰입니다. 또 달릴 때의 킥 동작은 뒷면의 햄스트링과 엉덩이 근육이 중요한데, 바벨 백스쿼트는 햄스트링을 거의 쓰지 않고, 엉덩이도 덜 씁니다.

그에 비해 런지는 한 다리로 중심을 잡아야 해서 중심을 잡는 주변 보조근육을 더 쓰고, 햄스트링과 엉덩이도 스쿼트보다 더 씁니다. 그래서 스쿼트는 안 해도 런지는 꼭 하라고 하죠.

그밖에 한 다리 데드리프트도 유용한데, 다리 전체와 엉덩이, 균형감과 함께 코어까지 고루 단련할 수 있기 때문입니다.

스쿼트는 무릎이 90도 정도 굽는 얕은 스쿼트도 무방합니다. 파워리프터처럼 스쿼트 자체가 목적이라면 깊이 내려가는 스쿼트가 필요하겠지만, 달리기가 주목적인 중장년이라면 바닥까지 푹 앉는 스쿼트가 필수는 아닙니다. 장거리 달리기는 관절 굴곡을 그 정도로 쓸 일이 거의 없는 데다, 이미 유연성도 떨어진 중장년이 굳이 부상 위험까지 감수할 필요는 없습니다. 실제로 연구에서도 달리기 기록으로 전이되는 효과는 깊은 스쿼트보다 얕게 앉는 스쿼트가 더 좋았거든요.

그럼 어느 정도의 강도로 할까요? 걷기만 한다면 맨몸 하체운동도 무방하지만, 달리기에서는 그 이상이 필요합니다. 맨몸 스쿼트나 런지를 연속 20회 이상 할 수 있다면 무게를 추가합니다. 이때 바벨을 지고 하는 백 스쿼트는 운동으로는 좋지만 부담도 크고 배우기도 어렵습니다. 그에 비해 덤벨 스쿼트, 트랩 바 데드리프트나 런지는 배우기도 쉽고 부상 위험도 낮습니다. 그러니 덤벨이나 트랩 바를 쓸 수 있다면 이 운동을 우선합니다.

트랩 바 데드리프트(282쪽)는 이름은 데드리프트이지만 사실상 스쿼트와 데드리프트의 중간으로, 특히 실전 스포츠에서는 바벨이나 덤벨 스쿼트 대신 안전하게 할 수 있는 운동으로 널리 씁니다.

덤벨 스쿼트(258쪽)는 덤벨을 바닥에 놓은 상태에서 잡고 시작하려면 최소한 첫 회는 아주 깊이 앉아야 합니다. 그래서 첫 힘을 줄 때 허리가 말리거나 앞뒤로 중심을 잃는 등 실수를 자주 합니다. 덤벨을 바닥에 두지 말고 시작 전에 미리 받침대나 의자 등에 올려놓고 '위에서부터 내려가며' 첫 회를 시도하는 것이 안전합니다.

런지는 균형감이 중요한 운동이므로 굳이 무거운 중량을 쓸 필요는 없습니다. 가볍게 들고, 빠른 속도로 일어나는 파워 성격의 운동이 유리합니다. 바벨보다는 중심을 잃었을 때 바로 바닥에 놓을 수 있는 덤벨이 좀 더 안전하고, 헬스장에서는 스미스 머신을 이용해도 됩니다.

• Matthew R Rhea et al : Joint-Angle Specific Strength Adaptations Influence Improvements in Power in Highly Trained Athletes / Human Movement (2016)

하체운동의 중량을 결정할 때는 달리는 거리도 고려해야 합니다. 몇백 미터를 달리는 단거리 육상선수는 무거운 중량으로 하체운동을 하지만, 조깅이나 3~10km 이상을 달린다면 그 정도까지 강한 근력은 필요 없습니다. 20kg의 빈 봉이나 체중 절반 정도의 가벼운 기구로 운동해도 됩니다.

횟수는 20회 이내가 적당합니다. 50회, 100회처럼 터무니없이 많은 횟수는 오히려 좋지 않습니다. 힘을 써야 힘이 세집니다. 지구력 훈련은 달리기만으로 충분하니 지나치게 반복해서 진을 뺄 필요는 없습니다. 맨몸 스쿼트를 20~30회 이상 연속으로 할 수 있고 중량을 실어서 높여가기 시작했다면 걷기를 졸업하고 느린 달리기부터 슬슬 시작해도 됩니다.

코어와 상체

플랭크 같은 코어 운동은 달리기에서도 필수입니다. 달리기처럼 좌우 양쪽에 번갈아 힘이 가해지는 종목에서는 일반 플랭크보다는 사이드 플랭크나 한쪽 다리를 들고 하는 비대칭 플랭크가 더 유리합니다.

다음의 표는 필요한 근력운동 예제입니다. 이 운동들을 하루에 다 하기에는 현실적으로 시간과 체력의 제약이 있으니, 나열한 종목 중 선택해서 요일별로 번갈아 해도 됩니다.

또 이 책을 읽는 분들은 달리기에 몸을 최적화해야 하는 전문 선수가 아니라 그저 취미로 달리는 만큼, 근육이 많고 보기에도 좋은 몸을 원할 때 추가하면 좋겠다 싶은 운동을 옵션으로 함께 적었습니다. 어디까지나 보기 좋은 몸을 위한 옵션으로, 필요 없다면 빼도 됩니다.

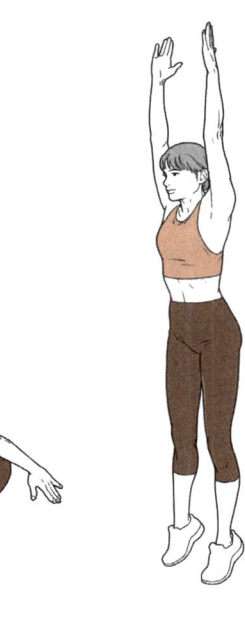

점프 스쿼트

달리기를 위한 근력운동 예제(주 2~3회)

파워 운동	점프 스쿼트 혹은 파워 스텝업 : 10회×3세트
하체 근력운동	스쿼트 : 10~20회×5세트(맨몸, 빈 봉, 덤벨, 트랩 바) 런지 : 좌우 각각 15회×4세트(맨몸, 빈 봉, 덤벨, 스미스 머신) 한 다리 데드리프트 : 좌우 각각 10~15회×3세트
상체, 코어 근력운동	니업 : 좌우 각각 10회×3세트 (사이드) 플랭크 혹은 버드독 : 30~60초×4세트 푸시업 : 한계치까지×5세트
옵션	오버헤드 프레스 : 10회×4세트 인버티드 로우 : 10~15회×4세트

사이클링을 위한 근력운동

사이클링도 달리기처럼 양다리를 번갈아 사용합니다. 이때 상체와 하체는 대각선 방향으로 전진과 후진을 어긋나게 수행하는데, 코어가 중간에서 힘을 전달하는 역할을 하죠. 그래서 달리기처럼 사이클링에서도 코어가 중요합니다.

그런데 달리기와 사이클링을 위한 근력운동에는 미묘한 차이가 있습니다. 무릎과 고관절의 각도죠. 자전거를 탈 때는 달릴 때에 비해 무릎과 고관절이 더 많이 굽습니다. 그래서 달리기에는 엉덩이가 무릎보다 덜 내려가는 얕은 스쿼트를 권하지만, 사이클링에는 엉덩

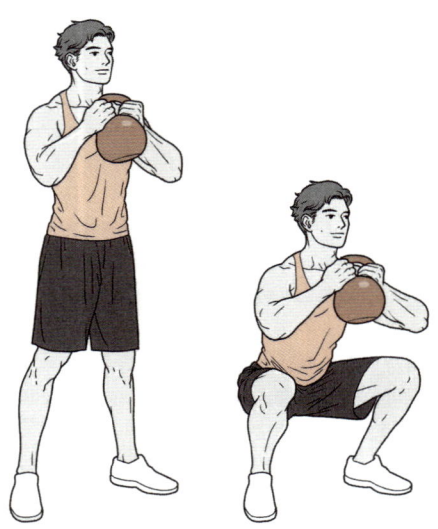

고블릿 스쿼트

이가 무릎 깊이 이하로 내려가는 풀 스쿼트를 권장합니다.

다만 이런 풀 스쿼트는 유연성과 균형감이 필요하고, 자세가 망가지면 부상 위험도 큽니다. 특히 유연성이 떨어지는 중장년층 이상에서 무거운 중량의 풀 스쿼트는 부담이 큽니다. 이때는 바벨 백스쿼트보다는 몸을 세우고도 깊이 내려가기 쉬운 고블릿 스쿼트 혹은 바벨을 가슴 위쪽에 드는 프론트 스쿼트가 비교적 안전합니다.

따라서 자신이 할 수 있는 범위까지는 이런 프리웨이트로 스쿼트를 하고, 비교적 안정적인 레그프레스 머신이나 스미스 머신을 보조 운동으로 활용해 깊은 굴곡을 훈련하는 편이 좋습니다.

사이클링에서는 산악자전거라면 모를까 코어 위쪽 상체의 중요성은 상대적으로 낮습니다. 그러니 건강과 근육량을 위해서는 상체 근력운동을 추가할 것을 권합니다. 사이클링만 열심히 해서는 보기 좋은 상체를 만들기 어렵다는 뜻이니까요.

사이클링을 위한 근력운동 예제(주 2~3회)

파워 운동	파워 스텝업 : 좌우 각각 20회×3세트
하체 근력운동	고블릿 스쿼트 : 12회×5세트 스미스 머신 런지 : 좌우 각각 15회×3세트 레그 프레스 : 15회×4세트
상체, 코어 근력운동	한 다리 플랭크 혹은 버드독 : 30~60초×4세트 푸시업 : 한계치까지×5세트 인버티드 로우 : 한계치까지×4세트
옵션	오버헤드 프레스 : 10~12회×4세트 (보조) 턱걸이나 랫 풀다운 : 10~12회×4세트

선수들이야 주 종목에 자신의 몸을 최적화해야 하지만, 건강을 위해 자전거를 타는 중장년이 전문 업힐(자전거를 타고 오르막을 오르는 일) 선수처럼 '왕 허벅지'에 젓가락 같은 상체를 지닌, 다소 불균형해 보이는 몸을 만들 필요는 없습니다. 그러니 상체 운동도 병행하기를 권합니다. 푸시업과 인버티드 로우는 상체 운동과 동시에 코어를 일정 수준으로 함께 단련한다는 차원에서 유용합니다.

그리고 파워를 키우는 운동으로는 발판을 좌우로 번갈아 뛰어오르는 파워 스텝업이 유용합니다.(273쪽 참조)

수영을 위한 근력운동

수영은 달리기나 사이클링과 달리 상체를 많이 사용하는 운동입니다. 특히 등과 어깨 주변 근육의 발달이 중요해서 수영을 위한 운동은 피트니스 목적의 운동과 비슷한 면이 많죠. 여기에 몸통 동작을 위한 코어 운동도 굉장히 중요합니다. 그에 비해 하체운동의 비중은 상대적으로 낮습니다. 달리기나 사이클링은 허벅지 앞면이나 종아리가 중요한 데 비해 수영은 킥 동작에 쓰이는 엉덩이와 후면 근육이 중요합니다.

수영에서 가장 중요한 등 근육 운동은 원칙적으로는 턱걸이가 가장 좋습니다. 하지만 중장년층은 어깨가 이미 손상되었거나 안전상 턱걸이를 하기 어려운 분이 많습니다. 여성들 중에도 턱걸이까지는 어려운 분이 많죠. 이 경우는 랫 풀다운이나 보조 기구를 이용한 턱걸이가 대용이 됩니다.

보조적인 등운동으로는 스트레이트암 풀다운이 있습니다. 이 운동은 마치 자유형 스트로크를 흉내 낸 것이 아닐까 싶을 만큼 움직임과 범위가 거의 같습니다. 헬스장에서는 케이블로 하면 되고, 없다면 밴드 등을 활용할 수 있습니다.

등과 어깨 못지않게 중요한 것이 코어 운동입니다. 수영에 유용한 코어 운동으로는 데드버그와 한 다리 플랭크가 있습니다. 둘 다 수영으로 전이되는 효과가 좋은 운동으로 알려져 있죠. 대중적인 코어 운동은 아니지만 수영에서 유용한 '플러터 킥'이라는 동작도 있습니다. 허리 뒤를 바닥에 붙이고 누운 자세에서 최대한 빠르게 두 다리로 킥 동작을 하는 운동입니다. 할로우바디 홀드를 설명할 때 강조했듯, 여기서도 허리 뒤가 바닥에서 떨어지면 절대 안 됩니다.

하체운동은 모든 경기 스포츠의 기본 하체운동인 스쿼트와 런지 중에서 고르거나 번갈아 하면 됩니다. 스쿼트는 바벨 백스쿼트가 기본이지만, 몸 앞으로 덤벨이나 케틀벨을 쥐고 하는 고블릿 스쿼트가 좀 더 안전합니다. 런지는 스미스 머신을 활용해도 됩니다.

수영을 위한 파워트레이닝으로는 코어와 엉덩이, 등 근육을 동시에 활용하는 역도의 클린 동작이 가장 좋습니다. 하지만, 이것 역시 운동능력이 떨어지는 중장년에게는 무리죠. 이때는 가벼운 무게의 케틀벨을 이용한 케틀벨 스윙이 가장 비슷한 방식으로 훈련하는 운

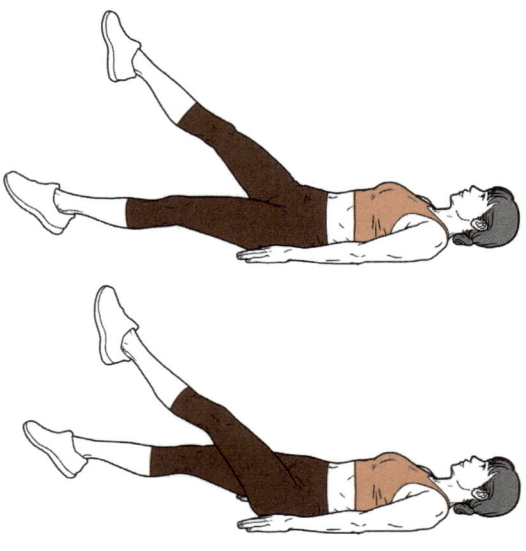

플러터 킥

동이 됩니다. 케틀벨 전문가가 하듯이 고중량으로 할 필요는 없습니다. 자기 체력에 따라 4~10kg 사이에서 20회 남짓 가능한 무게로 시작해 늘려 가면 됩니다.

수영을 위한 근력운동 예제(주 2~3회)	
파워 운동	케틀벨 스윙 혹은 클린 : 20회×3세트
상체, 코어 근력운동	턱걸이 혹은 랫 풀다운 : 12회×5세트(턱걸이는 가능한 개수로) 스트레이트암 풀다운 : 12회×3세트 (한 다리) 플랭크 : 30~60초×4세트 플러터 킥 : 30초간×3세트
하체 근력운동	스쿼트 혹은 런지 : 10~15회×4세트 데드리프트 : 10회×3세트
옵션	푸시업 혹은 덤벨 벤치프레스 : 10~15회×4세트

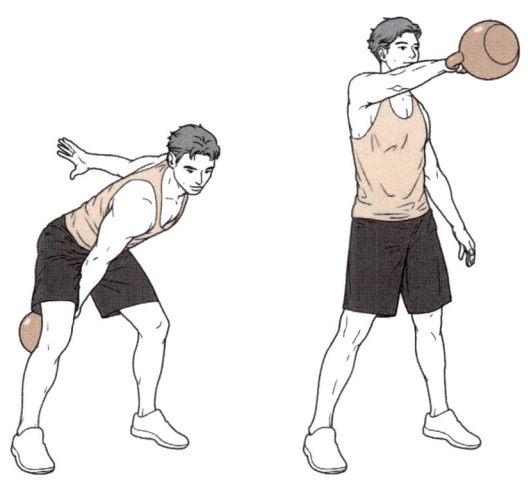

한 손 케틀벨 스윙

골프, 테니스 등 라켓 스포츠를 위한 근력운동

골프나 테니스, 탁구나 배드민턴, 야구의 타자처럼 라켓 혹은 배트를 쓰는 운동은 기본적으로 몸의 좌우를 비대칭으로 쓰는 편측성 운동입니다.

편측성 운동에서는 몸의 비대칭이 항상 문제가 됩니다. 우리는 대부분 좌우 사지 중 주로 쓰는 쪽이 정해져 있습니다. 오른손잡이 테니스 선수는 평생 오른손으로만 라켓을 잡고, 골퍼는 평생 오른쪽에서 왼쪽으로만 골프채를 휘두르죠. 한쪽에만 부담이 쏠릴 때는 좌우 대칭일 때에 비해 당연히 역학적으로 불리합니다. 근육은 물론 골격까지 조금씩 좌우가 변형되고, 특정 부위의 특정 면만 잘 다치죠. 예를 들어, 오른손잡이 골퍼는 오른쪽 허리와 왼팔 바깥쪽, 오른팔 안쪽이 악명 높은 고질병 부위입니다.

그렇다 보니 근골격계의 건강 차원에서 편측성 운동을 좋게 평가하기는 어렵지만, 이미 많은 종목이 대중적인 레저 스포츠로 자리 잡은 이상 최대한 안전하게 즐길 방법을 찾아야 합니다. 그래서라도 좌우 균형을 맞춰줄 수 있는 근력운동의 중요성이 높습니다.

편측성 운동은 앞서 다룬 달리기나 사이클링, 수영에 비해 코어의 좌우 방향 움직임이 굉장히 중요합니다. 그런 만큼, 복사근을 많이 쓰는 회전 운동이 필수입니다. 사지를 쓰는 근력운동도 바벨처럼 양쪽에서 동시에 힘을 주는 동작보다 덤벨처럼 좌우를 별도로 운동하는 방식이 필요합니다. 몸은 이미 한쪽만 집중적으로 사용하는 상황에 익숙해져 양쪽에 힘을 주려 해도 무의식중에 잘 발달한 쪽에 더 힘을 싣기 때문입니다. 그러니 운동도 좌우를 따로 해서 독립적으로 힘을 쓰게 만들어야 합니다.

지금까지 대부분의 운동에서는 등 근육이 상대적으로 더 중요했지만, 라켓을 쓰는 운동은 미는 동작이 많은 만큼 가슴근육의 역할도 커집니다. 즉 앞서 언급한 종목에서는 보지 못한 종목으로 구성해야 합니다.

우선 코어 운동으로는 주로 지지력을 훈련했던 이전 종목과 다르게 코어를 파워 있게 움직이는 동작이 주가 됩니다. 대표적인 종목이 우드찹입니다. 우드찹은 덤벨 혹은 케이블 등을 쥐고 대각선으로 빠르게 움직이는 동작으로, 복사근을 위주로 코어와 등 근육을 동시에 사용하는 운동이죠. 파워 운동인 만큼, 무거운 덤벨이나 케이블을 쓰지는 않습니다. 자신이 다룰 수 있는 최고 무게의 절반 정도의 무

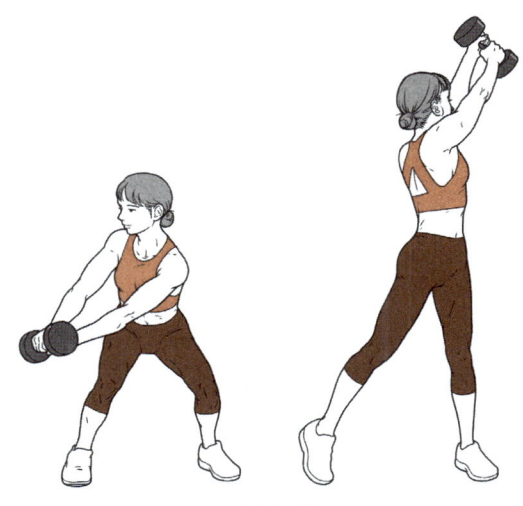

덤벨 우드찹

게로 최대한 빠르게 여러 번 반복하는 동작이 필요합니다.

　허리 문제 등으로 우드촙이 어렵다면 케이블이나 덤벨을 쥐고 하는 몸통 트위스트 동작으로 대체할 수 있습니다.(282쪽 참조)

　여기에 또 다른 파워 운동으로 코어와 엉덩이, 하체 후면을 쓰는 운동을 추가합니다. 젊고 힘이 좋다면 한 손으로 하는 케틀벨 클린이나 스내치를 추천하지만, 이 종목들은 난이도가 높고 사선 운동인 만큼 허리 부상 위험도 높습니다. 그래서 중장년 이상의 초보자에게 권하기는 어렵습니다. 처음 하는 분들은 4~10kg의 가벼운 무게로 시작하는 한 손 케틀벨 스윙이 유용합니다.

　등운동으로는 양팔을 각각 쓰는 덤벨 로우나 케이블 로우(롱풀)가 유용합니다. 위에서 당기는 풀업, 풀다운보다는 앞에서 당기는 로우가 우선입니다.

　여기에 가슴운동으로 벤치프레스나 인클라인 벤치프레스를 합니다. 과거에는 가슴이 커지면 둔해진다고 해서 가슴운동을 피했지만,

테니스, 골프 등 라켓운동을 위한 근력운동 예제(주 2~3회)

파워 운동	덤벨 우드촙 : 좌우 각각 10회×5세트 한 손 케틀벨 스윙 : 좌우 각각 20회×3세트
상체, 코어 근력운동	케이블 트위스트 : 좌우 각각 12회×4세트 덤벨 로우 혹은 롱풀 : 12회×4세트 (인클라인) 덤벨 벤치프레스 : 10~15회×5세트
하체 근력운동	런지 : 좌우 각각 10~12회×5세트 데드리프트 : 10회×3세트
옵션	사이드 래터럴 레이즈 : 12~15회×4세트

최근에는 가벼운 덤벨을 쓰는 벤치프레스나 인클라인 벤치프레스를 추가하는 추세입니다.

 엉덩이와 하체에서는 전면보다 후면의 중요성이 높습니다. 후면을 위해서는 데드리프트와 런지가 기본이 되는데, 편측성 운동의 특성상 한 다리를 쓰는 런지가 특히 유용합니다.

축구를 위한 근력운동

한때 조기축구회는 중년 남성들의 대표적인 취미 레저 활동이었습니다. 최근에는 레저 활동의 범주가 넓어지면서 과거와 같은 조기축구 붐은 잦아들었지만, 주기적으로나 가끔이라도 축구를 하는 사람은 여전히 많습니다.

축구는 많이 달려야 하는 운동인 만큼, 달리기와 마찬가지로 하체와 코어 운동이 기본 축이 됩니다. 다만 취미로 하는 달리기처럼 오랜 시간 느리게 달리는 것이 아니라, 20~30미터 남짓 빠르게 달리다 멈추고, 방향 전환을 반복하고, 때로는 킥을 해야 합니다. 일반적인 달리기보다는 파워 성격의 운동 비중이 큰 것이 특징이죠. 달리기에서도 다룬 점프 스쿼트와 파워 스텝업을 모두 기본으로 시작합니다.

일반적인 하체운동도 굳이 무리해서 깊은 스쿼트를 하기보다는 무릎이 90도 정도만 굽는 얕은 스쿼트도 무방합니다. 이때 트랩 바를 이용하면 특히 유용하죠. 여기에 런지의 일종인 불가리안 스플릿 스쿼트가 유용하고, 방향 전환이 많은 만큼 허벅지의 각 방향 근육을 모두 단련하는 사이드 런지를 권합니다.

코어 운동은 달리기 능력에 직접적으로 도움이 되는 사이드 플랭크, 버드독을 필수로 합니다.

여기에 상체 근력운동을 추가하는데, 축구는 달리기와 다르게 직접적인 신체 충돌이 잦고 몸싸움도 해야 하기 때문입니다. 이때 추가할 수 있는 상체 운동은 인버티드 로우 같은 등운동, 푸시업이나 벤치프레스, 오버헤드 프레스 같은 밀기 운동입니다.

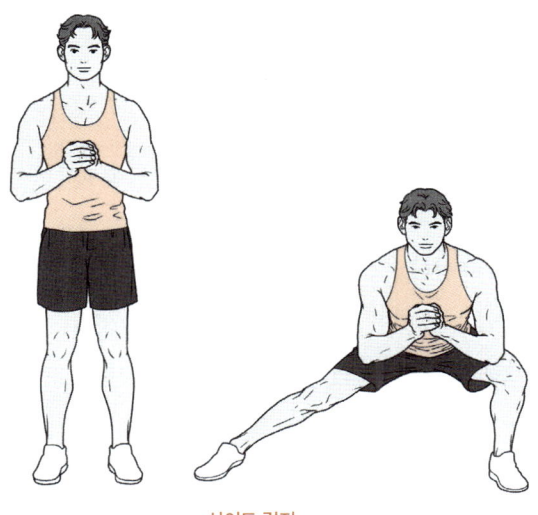

사이드 런지

축구를 위한 근력운동 예제(주 2~3회 이상)

파워 운동	점프 스쿼트 또는 파워 스텝업 : 10~20회×3세트 (맨몸, 덤벨, 트랩 바)
하체 근력운동	스쿼트 : 10~20회×5세트(맨몸, 빈 봉, 덤벨, 트랩 바) 불가리안 스플릿 스쿼트 : 좌우 각각 10회×3세트(맨몸, 빈 봉, 덤벨, 스미스 머신) 사이드 런지 : 좌우 각각 10회×3세트
상체, 코어 근력운동	사이드 플랭크 또는 버드독 : 30~60초×4세트 인클라인 벤치프레스 : 10~12회×4세트 인버티드 로우 : 10~15회×4세트

맺음말

하루 30분만 투자하면
인생이 달라집니다

퇴근하고 뭐 하시나요? 가방 던져놓고 소파에 앉아 넷플릭스부터 켜시나요? 중년을 맞이하신 아우님, 누님, 언니, 형님 여러분. 다들 바쁘시죠? 그래도 딱 30분만 내 보세요. 씻기 전 딱 30분만 투자해서 어떤 운동이든 해 보세요.

어차피 퇴근했으니 씻어야 할 테고, 번거롭게 운동복 갈아입을 필요도 없습니다. 그냥 외투만 벗고, 빈방에서 속옷 바람으로라도 하세요. 꼭 체계적으로 짜인 운동일 필요는 없습니다. 버스나 지하철에서 일찍 내려 30분을 걸어도 되고, 일찍 들어가 집까지 계단을 걸어서 오르고, 들어가서는 30분간 스쿼트와 푸시업만 해도 됩니다. 계획을 짜면 더 좋겠지만 그게 싫다면 그때그때 하고 싶은, 생각나는 운동을 해도 됩니다. 유튜브로 줌바댄스, 30분 서킷 트레이닝 켜놓고 따라 해도 됩니다.

무슨 종목이든 운동이라 이름 붙은 것을 하루에 딱 30분만 해도 몸과 건강은 확 달라집니다. 거창하게 시작하지 않아도 됩니다. 하루 30분, 주당 3시간 정도만 운동해도 건강 지표와 몸매 모두가 눈에 띄게 달라집니다.

제가 운동에 관해 책과 자료를 쓰고는 있지만 현실에서는 운동을 거의 하지 않거나 아예 담을 쌓고 사는 사람이 훨씬 많습니다. 각종 SNS와 연예인들 사이에서는 몸짱이 흔하디 흔하지만 현실에서는 그런 몸짱 찾기 어렵잖아요? 40대 넘어가면 배만 안 나와도, 어깨만 조금 넓어도 상위 10%입니다. 그 정도는 30분, 아니 그보다 짧은 운동으로도 가능합니다. 손만 뻗으면 따먹을 수 있는 쉬운 사과죠.

30분 운동이 짧아 보일지는 모르겠지만 투자가 늘어도 결과물은 그에 비례해 늘지는 않는다는 '수확체감의 원칙'은 운동에도 적용됩니다. 운동 안 하는 것에 비하면 30분이라도 운동하는 게 수백 배 유익하지만 거기서 두 배 늘린다고 두 배의 효과를 더 얻는 건 아닙니다. 운동 시간을 두 배로 늘려 한 시간을 한들 10%쯤 효과를 더 얻을지 모르겠습니다. 길어질수록 투자한 시간 대비 얻는 결과물은 점점 쪼그라듭니다.

30분 운동은 바쁜 현대인이 시간 투자 대비 최대의 효율을 얻을 수 있는 운동 시간의 밑바닥 마지노선이죠. 우리 한국 사람들, 성질 급하고 뭐든 빨리 끝내야 하잖아요?

몸이 달라지고, 자신감도 높아지면 그때 가서 1시간짜리 '제대로 해 보는' 버전의 운동에 관심을 둬도 되지만 당장은 아니어도 상관없습니다. 하루 30분 운동만으로도 당신의 남은 인생은 충분히 달라질 수 있으니까요. 욕심내지 말고, 너무 따지지 말고, 깊이 생각하지 말고 일단 시작하고 보세요. 시작만 하면 어떻게든 다 됩니다.

부록

가정식과 외식 메뉴(밥/면류)

식당 외식 메뉴 (전국 평균치)		중량 (g)	열량 (kcal)	탄수화물	단백질	지방	당류
밥류	일반 김밥	200	318	57.6	7.3	6.5	0.5
	참치김밥	250	424	64.8	12.7	12.7	0.6
	볶음밥	400	773	112.7	18.8	27.5	0.9
	불고기덮밥	500	669	102.4	28.6	16.2	4.4
	비빔밥	500	707	114.8	19.9	18.6	25.7
	모둠 초밥 10개	300	462	76.4	25.4	6.06	8.7
	오므라이스	450	730	112.5	21.5	21.6	10.4
	잡채밥	650	885	159.5	19.5	18.8	2.8
	카레라이스	500	672	126.0	13.5	12.7	5.0
	잡곡밥	250	390	82.3	12.0	1.3	0.3
면류	간짜장	650	825	134.2	22.3	22.0	12.2
	삼선짜장	700	804	126.5	33.6	18.1	10.2
	짜장면	650	797	133.6	19.8	20.3	7.8
	짬뽕	1000	688	100.6	28.2	19.2	3.4
	삼선짬뽕	900	662	101.7	39.6	10.8	1.1
	라면	550	526	77.6	14.8	17.8	0.6
	떡라면	700	743	118.6	19.3	21.3	0.3
	고기만두	250	452	48.6	16.3	21.4	2.9
	군만두	250	685	88.1	17.5	29.2	4.2
	김치만두	250	421	57.6	15.6	14.2	3.0
	떡국	800	711	147.2	20.6	4.5	0.5
	만둣국	700	434	47.8	21.4	17.4	3.1
	떡만둣국	700	625	110.7	20.1	11.3	0.2
	막국수	550	600	114.9	21.0	6.3	23.4
	잔치국수	700	599	118.5	21.1	4.51	0.7
	열무국수	800	431	69.6	15.0	10.2	18.6
	물냉면	800	552	112.9	15.8	4.1	23.2

	식당 외식 메뉴	중량(g)	열량(kcal)	탄수화물	단백질	지방	당류
면류	비빔냉면	550	623	122.4	19.5	6.1	27.0
	쫄면	450	602	109.6	18.4	10.0	24.2
	비빔국수	550	618	109.9	18.8	11.5	23.6
	수제비	800	647	128.4	20.8	5.6	4.3
	해물칼국수	900	628	123.9	22.8	4.6	3.8
	닭칼국수	900	663	94.7	42.2	12.8	5.3
	쌀국수	600	320	55.1	15.6	4.2	4.3
	해물 크림 파스타	500	918	87.0	30.4	49.8	8.4
	오일 파스타	400	647	89.4	19.6	23.4	1.4
	크림 파스타	400	838	73.8	21.8	50.6	9.2
	토마토 파스타	500	643	93.2	24.4	19.2	15.6
	우동(일본식)	700	422	74.2	13.4	7.9	2.5

가정식과 외식 메뉴(탕/죽/찜류)

	식당 외식 메뉴 (전국 평균치)	중량(g)	열량(kcal)	탄수화물	단백질	지방	당류
탕류 (밥제외)	갈비탕*	670	363	2.7	57	13.8	0
	곰탕*	600	145	0.7	20.6	6.7	0
	꼬리곰탕*	500	135	4.2	22.5	3.2	0
	도가니탕*	500	198	4.1	41.8	1.6	0
	시래기 된장국	450	99	11	6.7	3.1	1.3
	북엇국	400	111	3.3	15.6	3.9	0.5
	삼계탕	900	914	35	96.1	43.2	0
	선짓국*	600	174	7.4	23.2	5.7	0
	설렁탕*	500	118	1.8	21.3	2.9	0
	육개장	440	130	6.5	16.2	4.3	3.3
	순대국	800	540	17.3	43.5	33.0	0
	어묵국	350	107	13.4	5.2	3.6	0.3
	감자탕*	530	376	12.0	33.4	21.5	0
	조기 매운탕	600	384	17.3	35.1	19.4	4.3
	돼지 김치찌개	200	91	2.1	8.5	5.4	0.1
	내장탕*	600	424	10.1	34.9	27.1	0.3
	닭볶음탕	300	332	25.6	35.7	9.7	1.3
	동태찌개	200	87	3.4	12.2	2.7	0.3
	두부 된장찌개	270	110	6.9	8.8	5.2	2.7

분류	메뉴	중량(g)	열량(kcal)	탄수화물	단백질	지방	당류
탕류 (밥제외)	부대찌개	600	737	61.6	35.2	38.9	1.1
	순두부찌개	200	86	2.6	9.1	4.3	1.2
	알탕	520	203	9.1	33.1	3.8	0.0
	청국장찌개	200	94	3.8	10.1	4.2	0.0
	콩비지 찌개	400	276	14.3	27.0	12.3	13.0
	추어탕	350	188	10.7	11.3	11.1	0.0
	뼈해장국	800	206	8.5	25.6	7.8	5.1
죽류	깨죽	800	515	79.3	13.7	15.9	3.6
	잣죽	700	874	155.3	19.2	19.6	2.4
	전복죽	800	591	114.3	12.6	9.3	0.2
	동지 팥죽	600	498	97.8	18.4	3.7	1.7
	호박죽	300	198	26.3	7.7	6.8	14.2
찜류	새우젓 달걀찜	200	116	0.1	10.0	8.1	0.0
	돼지고기 수육	300	937	7.1	59.7	74.5	7.2
	소갈비찜	250	495	13.1	49.9	27.0	4.3
	순대	220	411	78.6	6.0	8.0	3.1
	아귀찜	400	311	17.5	48.3	5.3	0.7
	족발*	250	583	2.3	65.1	34.8	0.0

* 뼈나 힘줄, 껍질 등 결합조직을 많이 써서 조리한 음식(곰탕, 꼬리곰탕, 도가니탕, 설렁탕, 족발, 내장탕 등)의 단백질 일부는 체내 흡수와 활용이 안 되는 경화단백질이므로 실제로 흡수·활용되는 단백질은 이보다 적을 수 있다.

가정식과 외식 메뉴(구이/전/볶음/튀김류)

분류	식당 외식 메뉴 (전국 평균치)	중량(g)	열량(kcal)	탄수화물	단백질	지방	당류
구이류*	갈치구이	250	481	0.4	62.0	25.8	0.4
	고등어구이	250	668	1.9	59.2	47.2	0.4
	소 양념갈비	300	989	26.2	60.1	71.6	13.9
	삼겹살 구이	200	934	0.7	45.1	83.4	0
	곱창구이	150	640	5.5	16.7	61.3	0.2
	닭꼬치	70	177	13.4	11.6	8.6	3.2
	돼지갈비	350	941	29.1	72.7	59.4	11.4
	소불고기	200	177	18.3	12.8	5.8	3.4
	햄버그스테이크	200	458	20.8	27.0	29.7	5.3
	황태구이	200	438	26.9	47.8	15.4	14.2

		중량(g)	열량(kcal)	탄수화물	단백질	지방	당류
전류	김치전	150	282	34.5	7.1	12.9	1.6
	녹두빈대떡	100	208	20.9	8.0	10.3	0.1
	동그랑땡	150	309	12.7	19.6	20	1.0
	명태전	150	268	10.5	22.6	15.0	0.2
	달걀말이	100	176	2.6	12.0	13.0	0.1
	떡갈비	250	677	29.1	43.9	42.8	8.9
	파전	150	293	34.8	6.8	14.0	0.8
	해물파전	150	276	30.1	11.0	12.4	0.4
볶음류	낙지볶음	200	187	21.7	14.9	4.5	7.6
	닭갈비	400	596	44.9	45.9	25.8	21.2
	순대볶음	400	582	76.7	20.7	21.3	5.4
	제육볶음	200	351	18.2	23.0	20.7	8.2
	떡볶이	200	304	60.5	7.6	3.5	6.8
	오징어볶음	100	121	12.6	10.5	3.2	4.7
	잡채	150	204	38.8	2.1	4.5	2.7
튀김류	닭강정	100	310	28.4	15.9	14.8	6.6
	프라이드치킨	300	903	48.8	65.2	49.7	1.5
	양념치킨	300	828	63.4	53.3	40.2	18.8
	등심 돈가스	200	624	38.5	33.0	37.5	3.7
	치즈돈가스	250	755	41.8	42.0	46.7	3.6
	생선가스	200	653	46.6	24.3	41.1	2.0
	탕수육	200	457	51.8	17.5	19.9	17.1

* 육류는 구우면 수분이 빠져나와 날것일 때보다 단위 중량당 열량과 영양소 밀도가 높아진다.

가정식과 외식 메뉴(떡/기타 간식류)

	식당 외식 메뉴 (전국 평균치)	중량 (g)	열량 (kcal)	탄수화물	단백질	지방	당류
떡류	가래떡	100	208	47.5	3.8	0.3	0
	송편	100	224	45.0	4.9	2.7	1.1
	모듬 찰떡	100	223	47.4	5.7	1.2	4.6
	백설기	70	160	36.8	2.6	0.3	5.0
	시루떡	100	217	47.5	5.5	0.6	3.2
	인절미	100	221	45.4	5.7	1.9	1.9
기타 간식	콤비네이션 피자	200	477	64.9	26.8	12.3	7.8
	치즈피자	200	553	71.2	31.4	15.8	6.8

		중량(g)	열량(kcal)	탄수화물	단백질	지방	혈당지수 GI
기타 간식	포테이토 피자	250	628	71.6	28.0	25.5	8.5
	팥빙수	400	479	86.3	12.4	9.4	60.7
	스타벅스 카라멜 프라푸치노(톨)™	355	300	–	4	–	39
	감자튀김	150	460	56.4	5.5	23.6	0.4
	맥모닝 에그머핀™	139	291	–	18	–	4.1
	맥도날드 빅맥™	213	514	–	56	–	7.0
	버거킹 와퍼™	278	619	–	29	–	10.5
	KFC 징거버거™	203	378	–	21	–	2.0
	맘스터치 싸이버거™	200	506	–	23	–	3.0
	롯데리아 불고기버거™	154	390	–	17	–	8.0
	던킨 도너츠 던킨 글레이즈드™	45	210	–	3	–	7.0

주요 농산물

농산물 (생것)		중량(g)	열량(kcal)	탄수화물	단백질	지방	혈당지수 GI (가공/조리)
쌀	백미	100	345	79.5	6.4	0.4	76(밥)
	현미	100	348	70.6	10	2.7	62(밥)
	찹쌀	100	359	81.9	7.4	0.4	88(밥)
콩	대두	100	409	33.0	36.2	14.7	20(삶은 것)
	강낭콩	100	350	64.0	21.0	1.0	40(베이크빈)
귀리(오트밀)		100	348	64.9	13.2	8.2	55(오트밀)
보리(압맥)		100	316	74.4	9.3	1.8	66(압착)
호밀(가루)		100	351	75.8	8.5	1.6	62(100% 빵)
통밀(가루)		100	372	71.5	11.9	1.6	69(100% 빵)
옥수수(전체)		100	142	29.4	4.9	1.2	65(삶은 것)
고구마		100	131	31.1	1.4	0.2	75(찐 것)
감자		100	53	16.1	1.9	0.0	80(찐 것)
바나나		100	79	21.9	1.1	0.1	54(생것)
사과		100	49	14.4	0.2	0.0	38(생것)
귤		100	40	10.5	0.5	0.1	43(생것)
포도		100	54	15.0	0.7	0.1	46(생것)
딸기		100	34	8.9	0.8	0.2	41(생것)

	100	187	6.2	2.5	18.7	15(생것)
아보카도	100	187	6.2	2.5	18.7	15(생것)
볶은 땅콩	100	572	19.9	28.5	46.2	15(볶은 것)
호두	100	693	7.9	15.5	72.0	15(생것)
건조 아몬드	100	583	20.1	23.4	50.0	15(말린 것)
단호박	100	70	18.0	1.7	0.2	75(찐 것)
토마토	100	16	4.3	1.0	0.2	15(생것)
꿀	100	294	79.7	0.2	0	61(생것)

육류와 어패류

육류/어패류		중량 (g)	열량 (kcal)	탄수화물	단백질	지방	포화지방
닭	가슴살	100	98	0	23.0	1.0	0.3
	날개	100	218	0.2	17.5	15.2	3.2
	다리	100	144	0	19.4	7.7	2.3
오리	전육	100	330	0.1	19.0	27.6	10.0
	살코기	100	142	0	17.7	8.1	2.8
돼지	전지	100	185	0	16.3	12.3	4.4
	삼겹살	100	330	0.5	17.2	28.2	9.7
	목살	100	214	0	17.2	16.4	5.9
	사태	100	146	0	19.8	7.7	2.8
소 등심	1++	100	286	0	16.9	22.8	9.0
	3등급	100	109	0	21.3	2.9	–
소 채끝	1++	100	258	0	17.8	21.0	7.2
	3등급	100	105	0	22.4	2.0	–
소 우둔	1++	100	152	0	21.2	7.8	3.0
	3등급	100	96	0	22.5	1.0	–
양고기		100	224	0.1	18.8	15.3	6.9
달걀		60	78	2.0	7.5	4.4	1.5
오징어		100	87	0.2	18.8	1.4	0.4
명태/동태		100	74	0	17.5	0.7	0.2
대구		100	79	0.3	19.5	0.3	0.1
고등어		100	172	0	20.2	10.4	2.9
삼치		100	104	0	20.1	2.9	0.8
바지락		100	70	3.2	12.3	0.9	0.2
굴		100	93	5.1	10	3.6	0.7

중년 운동의 정석

초판 1쇄 인쇄 2025년 8월 25일
초판 1쇄 발행 2025년 9월 1일

지은이 • 수피
펴낸이 • 심남숙
펴낸곳 • ㈜한문화멀티미디어
등록 • 1990. 11. 28. 제 21-209호
주소 • 서울시 강남구 봉은사로 317 아모제논현빌딩 6층
전화 • 영업부 2016-3500 | 편집부 2016-3507
www.hanmunhwa.com

만든 사람들
기획 • 진정근 | 책임 편집 • 강정화
디자인 • 오필민디자인 | 본문 그림 • 신은정
인쇄 • 천일문화사

ⓒ 수피, 2025
ISBN 978-89-5699-494-9 03510

• 저자와의 협의에 따라 인지를 생략합니다.
• 잘못된 책은 본사나 서점에서 바꾸어 드립니다.
• 이 책은 저작권법에 따라 보호를 받는 저작물이므로 본사의 허락 없이 임의로
  내용의 일부를 인용하거나 전재, 복사하는 행위를 금합니다.

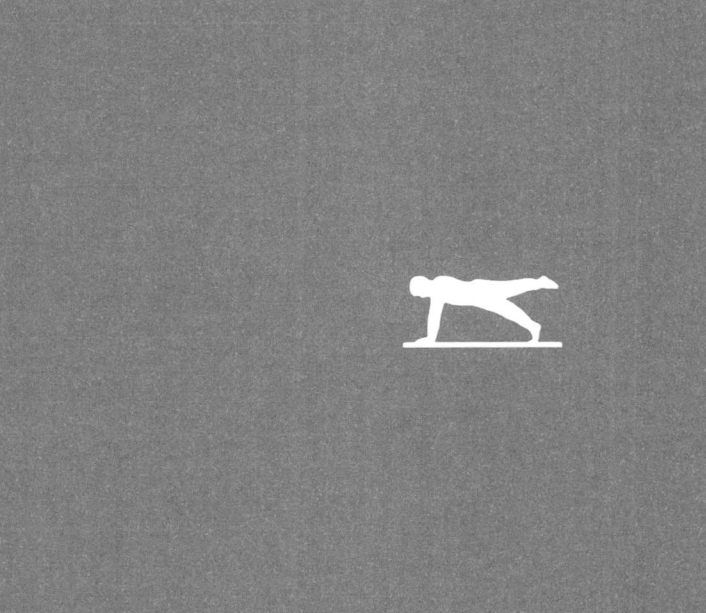

THE ESSENCE OF MIDDLE-AGED EXERCISE